高等学校人体结构与功能系列教材

呼 吸 系 统

薛 冰 李 丽 主编

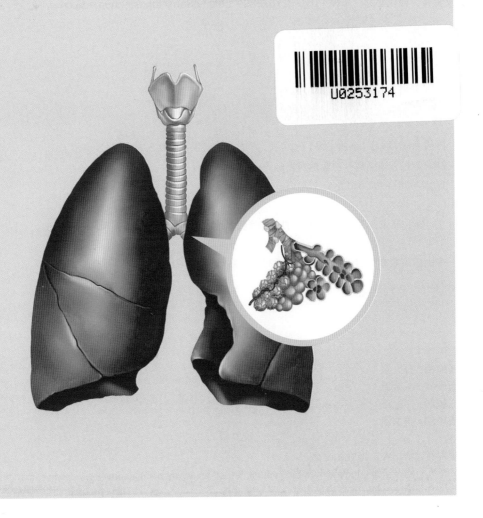

清華大学出版社
北 京

内 容 简 介

《呼吸系统》以呼吸系统器官为轴线，对基础医学教育中内容高度相关的七门医学核心课程进行深度融合，阐述呼吸系统的发生、形态结构、生理功能，呼吸系统常见疾病的病理改变、病理生理学机制、诊断及治疗策略等。教材注重结构与功能、生理与病理相衔接，强调基础医学知识与临床问题密切结合。部分章节采取病例引导形式，有助于提高学生用理论知识解释临床问题的能力，培养学生临床思维能力。本教材主要供临床医学类学生使用，也可作为口腔医学、预防医学、护理学等专业及执业医师资格考试的参考教材。

图书在版编目（CIP）数据

呼吸系统 / 薛冰 , 李丽主编 . — 北京 : 清华大学出版社 , 2023.7（2024.8 重印）
高等学校人体结构与功能系列教材
ISBN 978-7-302-64021-9

Ⅰ . ①呼… Ⅱ . ①薛… ②李… Ⅲ . ①呼吸系统—高等学校—教材 Ⅳ . ① R322.3

中国国家版本馆CIP数据核字（2023）第126355号

责任编辑：孙　宇
封面设计：王晓旭
责任校对：李建庄
责任印制：曹婉颖

出版发行：清华大学出版社
网　　　址：https://www.tup.com.cn, https://www.wqxuetang.com
地　　　址：北京清华大学学研大厦 A 座　　　　邮　　编：100084
社 总 机：010-83470000　　　　　　　　　　　邮　　购：010-62786544
投稿与读者服务：010-62776969，c-service@tup.tsinghua.edu.cn
质量反馈：010-62772015，zhiliang@tup.tsinghua.edu.cn

印 装 者：三河市天利华印刷装订有限公司
经　　销：全国新华书店
开　　本：210mm×285mm　　　　印　张：19　　　字　数：452 千字
版　　次：2023 年 8 月第 1 版　　　　　　　　　印　次：2024 年 8 月第 2 次印刷
定　　价：89.00 元

产品编号：103339-01

主 编 简 介

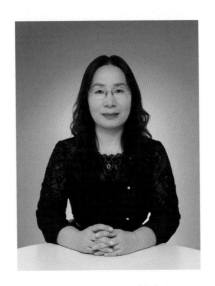

薛 冰 副教授

　　病理学与病理生理学博士、山东大学基础医学院教授、博士研究生导师，人体结构与功能学融合课程负责人；兼任山东省病理生理学会理事、山东生病理生理学会病理生理虚拟教研室主任、山东省消化免疫专业委员会常务委员等职。研究方向为胃肠道炎症与免疫；近年来主持三项国家自然科学基金、多项省部级科研项目，主持一项山东省精品课程和多项山东大学教改课题；主编、副主编、参编多部教材，以通讯作者、第一作者在国际知名期刊发表论文多篇。获第四届全国高等医学院校青年教师教学基本功比赛二等奖。

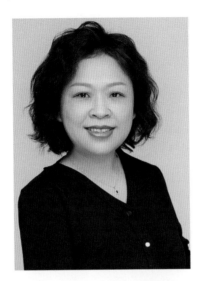

李　丽　主任医师

　　病理学与病理生理学博士，山东大学基础医学院主任医师、副教授、病理学系副主任。从事病理学教学、科研和临床诊断工作二十余年，兼任中华医学会病理学分会青年委员、山东省住院医师培训临床病理质控专家组组长、山东省医学会病理学分会副主任委员、山东省研究型医院协会临床病理学分会副主任委员等。研究方向：乳腺癌的发生机制与早期分子诊断，子宫内膜癌的分子发生机制。近年来主持国家自然科学基金、省部级课题十余项，以第一作者或通讯作者发表 SCI 收录论文及核心期刊论文三十余篇，主编、参编多部著作。

高等学校人体结构与功能系列教材

·编 委 会·

《呼吸系统》

编委会

主　编　薛　冰　李　丽

副主编　王　晖　张艳敏

编　委（按姓氏拼音排序）

李　丽　山东大学基础医学院

李　艳　山东第一医科大学附属肿瘤医院

李志爽　山东大学第二医院

刘慧青　山东大学基础医学院

马汉宸　山东大学第二医院

马晓斌　山东第一医科大学附属省立医院

孙　霞　山东大学基础医学院

王　晖　山东大学第二医院

吴　珍　山东大学第二医院

吴凤霞　山东大学基础医学院

薛　冰　山东大学基础医学院

姚　伟　山东大学基础医学院

姚树桐　山东第一医科大学临床与基础医学院

翟　茜　山东大学齐鲁医院

张文程　山东大学齐鲁医院

张艳敏　山东大学基础医学院

赵云雪　山东大学基础医学院

丛书前言

"高等学校人体结构与功能系列教材"秉承国际医学教育改革和发展的核心理念，打破学科之间的壁垒，将人体解剖学、组织学与胚胎学、生理学、病理生理学、病理学、药理学、诊断学七门内容高度相关的医学核心课程以器官系统为主线进行了整合，形成《人体结构与功能基础》《神经系统》《运动系统》《血液与淋巴系统》《心血管系统》《呼吸系统》《消化系统》《泌尿系统》《内分泌与生殖系统》共九本书，系统阐述了各器官的胚胎发生、正常结构和功能、相关疾病的病因和发病机制、疾病发生后的形态及功能改变、疾病的诊断和相关药物治疗等内容。

本套教材根据"全面提高人才自主培养质量，着力造就拔尖创新人才"要求，坚持精英医学人才培养理念，在强调"内容精简、详略有方"的同时，力求实现将医学知识进行基于人体器官的实质性融合，克服了整合教材常见的"拼盘"做法，有利于帮助医学生搭建机体结构 – 功能 – 疾病 – 诊断 – 药物治疗为基础的知识架构。多数章节还采用案例引导的方式，在激发学生学习兴趣的同时，引导学生运用所学知识分析临床问题，提升知识应用能力。

为推进教育数字化，建设全民终身学习的学习型社会，编写组还制作了配套的在线开放课程并在慕课平台免费开放，为医学院校推进数字化教学转型提供了便利。建议选用本套教材的学校改变传统的"满堂灌"教学模式，积极推进混合式教学，将学生线上学习基础知识和教师线下指导学生内化与拓展知识有机结合，使以学生为中心、以能力提高为导向的医学教育理念落到实处。本套教材还支持学生以案例为基础（CBL）和以问题为中心（PBL）的自主学习，辅以实验室研究型学习和临床见习，从而进一步提高医学教育质量，实现培养高素质医学人才的目标。

本套教材以全国高等医学院校临床医学类、口腔医学类、预防医学类和基础医学类五年制、长学制医学生为主要目标读者，并可作为临床医学各专业研究生、住院医师等相关人员的参考用书。

感谢山东大学出版基金、山东大学基础医学院对于本套教材编写的鼎力支持，感谢山东数字人科技股份有限公司提供的高清组织显微镜下图片，感谢清华大学出版社在本书出版和插图绘制过程中给予的支持和帮助。

本套教材的参编作者均为来自山东大学等国内知名医学院校且多年从事教学科研工作的一

线教师，他们将多年医学教学积累的宝贵经验有机融入教材中。不过由于时间仓促、编者水平有限，教材中难免会存在疏漏和错误，敬请广大师生和读者提出宝贵意见，以利今后在修订中进一步完善。

刘传勇　易　凡

2022 年 11 月

前　言

秉承国际医学教育改革和发展理念，人体结构与功能系列教材以器官、系统为主线，整合医学基础核心课程，实现了形态结构、生理功能、病理生理改变、疾病诊断与药物治疗等相关内容的实质性融合。"高等学校人体结构与功能系列教材"于2022年启动编写，包括九本教材，《呼吸系统》是其中之一。

本教材践行以学生为中心的教育理念，以呼吸系统器官为轴线，在器官水平对基础医学教育中内容高度相关的七门医学核心课程进行深度融合，阐述呼吸系统的发生、形态结构、生理功能、呼吸系统常见疾病的病理改变及病理生理学机制、诊断、治疗策略等。教材由浅入深，注重结构与功能、生理与病理相衔接，强调基础医学知识与临床问题密切结合。部分章节采用病例引导形式，有助于提高学生用理论知识解释临床问题的能力，培养学生临床思维能力。

本教材共分12章，包括呼吸系统概述、鼻和喉、气管和支气管、胸膜和胸膜疾病、纵隔和纵隔疾病、肺的结构、肺的呼吸功能、缺氧、肺疾病、抗感染药物、呼吸功能不全、呼吸系统疾病相关症状。

本教材的参编作者均为长期工作在教学科研一线的基础医学教师和临床医务工作者，具有丰富的融合课程教学和课程建设经验。他们在教材编写过程中，力求深入浅出、突出重点，同时兼顾某些研究领域的新进展。为方便学习，教材编委会设计制作在线开放课程并在慕课平台上线，为医学院校开展线上线下相结合的混合式教学提供便利。本教材主要供临床医学类学生使用，也可作为口腔医学、预防医学、护理学等专业及执业医师资格考试的参考教材。

感谢参与本教材编写工作的编委会成员的大力支持和通力合作。在编写过程中，大家集思广益、字斟句酌，对编写大纲及章节内容进行了反复梳理和细致打磨，力求将最好的内容呈现给读者。特别感谢系列教材编委会主任刘传勇教授，对本教材进行了通篇审校，其严谨细致、一丝不苟的工作态度值得我们敬重和学习。最后，感谢清华大学出版社在本书的出版和插图绘制过程中给予的大力支持。

在编写过程中，尽管编者已尽了最大努力，但由于时间仓促，疏漏和错误在所难免，请广大同行专家、师生和读者们不吝指教，以便在下一版中完善。

编　者
2023 年 6 月

目　录

第一章　呼吸系统概述

第一节　概述

一、呼吸的概念

组织细胞在新陈代谢过程中不断消耗 O_2 并产生 CO_2。因此，机体需要不断从外界空气中摄取 O_2，排出 CO_2。这种机体与外界环境之间的气体交换过程，称为呼吸（respiration）（图 1-1-1）。呼吸是机体维持正常代谢和生命活动所必需的基本功能之一，呼吸一旦停止，生命便将终止。执行机体与环境之间进行气体交换的器官，总称为呼吸系统（respiratory system），主要包括呼吸道（鼻、咽、喉、气管、支气管）和肺。

在人和其他高等动物中，整个呼吸过程包括外呼吸（external respiration）、气体在血液中的运输和内呼吸（internal respiration）。外呼吸包括肺通气（pulmonary ventilation）和肺换气（gas exchange），这几个环节相互衔接且同时进行。肺通气是整个呼吸过程的基础，肺通气发生异常，其他几个环节都会受到影响。呼吸肌收缩和舒张引起的胸廓节律性扩大和缩小，称为呼吸运动，是肺通气的动力，狭义的呼吸通常指呼吸运动或肺通气。

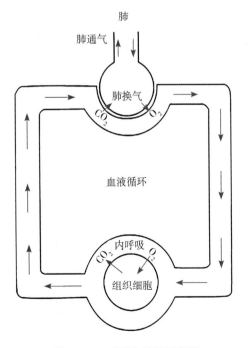

图 1-1-1　呼吸全过程示意图

Note

二、呼吸的意义

在动物机体的生命活动过程中，细胞需要利用氧气，通过生物氧化把糖、脂肪、蛋白质等营养物质转化为能量，同时产生二氧化碳、水和其他代谢产物。人体贮存的氧量非常有限，一个体重 70 kg 的人贮存氧量约为 1550 ml，基础状态下，耗氧量约为 250 ml/min。因此，即使应用体内全部贮存氧量，也仅仅可以维持生命活动 6 min 左右。一旦呼吸停止，机体将会因为缺氧而危及生命。

三、呼吸系统的非呼吸功能

除了呼吸功能外，呼吸系统还具有其他功能，称为非呼吸功能。例如，鼻有嗅觉功能；喉有发音功能；呼吸道有加温加湿和过滤清洁吸入气体的作用；气管内的黏液 – 纤毛转运系统能将气道内的异物推入喉内，是呼吸系统清除吸入颗粒的重要防御机制之一；肺有滤过功能，避免由各器官回流的栓子进入体循环；肺血管内皮细胞在代谢中具有重要作用；肺还具有贮血和调节酸碱平衡的作用。

（薛　冰）

第二节　胸廓检查

胸部（chest）指颈部以下和腹部以上的区域。胸廓由 12 个胸椎和 12 对肋骨、锁骨及胸骨组成，其骨骼结构见图 1-2-1。其前部较短，背部稍长。胸廓内含有心、肺等重要脏器。胸部检查的内容很多，包括胸廓外形、胸壁、乳房、胸壁血管、纵隔、支气管、肺、胸膜、心脏和淋巴结等。

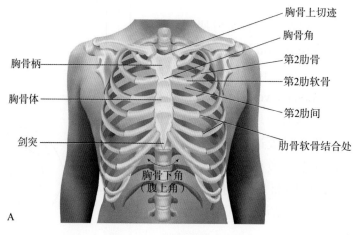

图 1-2-1　胸廓的骨骼结构

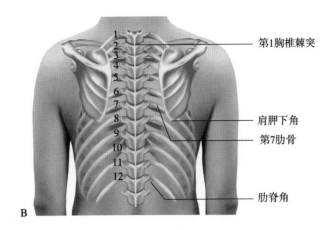

第1胸椎棘突

肩胛下角
第7肋骨

肋脊角

B

图 1-2-1（续）

A. 正面观；B. 背面观

　　胸部检查需要判断内在脏器的生理、病理状态。胸廓内各脏器的位置可通过体表检查并参照体表标志予以确定。体表标志包括胸廓上的骨骼标志、自然陷窝和一些人为划线及分区（图 1-2-2）。为准确标记正常胸廓内部脏器的轮廓和位置，以及异常体征的部位和范围，熟识胸廓上的体表标志具有十分重要的意义，借此可明确地反映和记录脏器各部分的异常变化在体表上的投影。

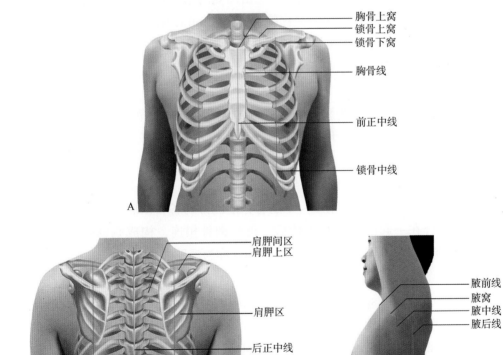

胸骨上窝
锁骨上窝
锁骨下窝

胸骨线

前正中线

锁骨中线

A

肩胛间区
肩胛上区

肩胛区

后正中线
肩胛下区

肩胛线

B

腋前线
腋窝
腋中线
腋后线

C

图 1-2-2　胸部体表标线与分区

A. 正面观；B. 背面观；C. 侧面观

Note

一、胸部的体表标志

（一）骨骼标志（图 1-2-1）

1. 胸骨柄

胸骨柄（manubrium sterni）为胸骨上端略呈六角形的骨块。其上部两端与左右锁骨的胸骨端相连接，下方则与胸骨体相连。

2. 胸骨上切迹

胸骨上切迹（suprasternal notch）位于胸骨柄的上方。正常情况下气管位于切迹正中。

3. 胸骨角

胸骨角（sternal angle）又称 Louis 角。位于胸骨上切迹下约 5 cm 处，由胸骨柄与胸骨体的连接处向前突起而成。其两侧分别与左右第 2 肋软骨连接，为计数肋骨和肋间隙顺序的主要标志。胸骨角还标志支气管分叉、心房上缘和上下纵隔交界，相当于第 4 或 5 胸椎的水平。

4. 腹上角

腹上角（epigastric angle）为左右肋弓（由两侧的第 7 ~ 10 肋软骨相互连接而成）在胸骨下端会合处所形成的夹角，又称胸骨下角（infrasternal angle），相当于横膈的穹窿部。正常 70° ~ 110°，体型瘦长者角度较小，矮胖者较大，深吸气时可稍增宽。其后为肝脏左叶、胃及胰腺的所在区域。

5. 剑突

剑突（xiphoid process）为胸骨体下端的突出部分，呈三角形，其底部与胸骨体相连。正常人剑突的长短存在很大的差异。

6. 肋骨

肋骨（rib）共有 12 对，于背部与相应的胸椎相连，由后上方向前下方倾斜，其倾斜度上方略小，下方稍大。第 1 ~ 7 肋骨在前胸部与各自的肋软骨连接，第 8 ~ 10 肋骨与 3 个联合在一起的肋软骨连接后，再与胸骨相连，构成胸廓的骨性支架。第 11 ~ 12 肋骨不与胸骨相连，其前端呈游离状，称为浮肋（free rib）。

7. 肋间隙

肋间隙（intercostal space）为两个肋骨之间的空隙，用以标记病变的水平位置。第 1 肋骨下面的间隙为第 1 肋间隙，第 2 肋骨下面的间隙为第 2 肋间隙，其余以此类推。大多数肋骨可在胸壁上触及，唯第 1 对肋骨前部因与锁骨相重叠，常不易触及。

8. 肩胛骨

肩胛骨（scapula）位于后胸壁第 2 ~ 8 肋骨。肩胛冈及其肩峰端均易触及。肩胛骨的最下端称肩胛下角（infrascapular angle）。被检查者取直立位、两上肢自然下垂时，肩胛下角可作为第 7 或第 8 肋骨水平的标志，或相当于第 8 胸椎的水平。此可作为后胸部计数肋骨的标志。

9. 脊柱棘突

脊柱棘突（spinous process）是后正中线的标志。位于颈根部的第 7 颈椎棘突最为突出，其下即为胸椎的起点，常以此处作为识别和计数胸椎的标志。

10. 肋脊角

肋脊角（costal spinal angle）为第 12 肋骨与脊柱构成的夹角。其前为肾脏和输尿管上端所在的区域。

（二）垂直线标志（图 1-2-2）

1. 前正中线

前正中线（anterior midline）又称胸骨中线。为通过胸骨正中的垂直线，即其上端位于胸骨柄上缘的中点，向下通过剑突中央的垂直线。

2. 锁骨中线

锁骨中线（midclavicular line）（左、右）为通过锁骨的肩峰端与胸骨端两者中点的垂直线，即通过锁骨中点向下的垂直线。

3. 胸骨线

胸骨线（sternal line）（左、右）为沿胸骨边缘与前正中线平行的垂直线。

4. 胸骨旁线

胸骨旁线（parasternal line）（左、右）为通过胸骨线和锁骨中线中间的垂直线。

5. 腋前线

腋前线（anterior axillary line）（左、右）为通过腋窝前皱襞沿前侧胸壁向下的垂直线。

6. 腋后线

腋后线（posterior axillary line）（左、右）为通过腋窝后皱襞沿后侧胸壁向下的垂直线。

7. 腋中线

腋中线（midaxillary line）（左、右）为自腋窝顶端于腋前线和腋后线之间向下的垂直线。

8. 肩胛线

肩胛线（scapular line）（左、右）为双臂下垂时通过肩胛下角与后正中线平行的垂直线。

9. 后正中线

后正中线（posterior midline）即脊柱中线，为通过椎骨棘突或沿脊柱正中下行的垂直线。

（三）自然陷窝和解剖区域

1. 腋窝

腋窝（axillary fossa）（左、右）为上肢内侧与胸壁相连的凹陷部。

2. 胸骨上窝

胸骨上窝（suprasternal fossa）为胸骨柄上方的凹陷部，正常气管位于其后。

3. 锁骨上窝

锁骨上窝（supraclavicular fossa）（左、右）为锁骨上方的凹陷部。相当于两肺上叶肺尖的上部。

4. 锁骨下窝

锁骨下窝（infraclavicular fossa）（左、右）为锁骨下方的凹陷部，下界为第 3 肋骨下缘。相当于两肺上叶肺尖的下部。

5. 肩胛上区

肩胛上区（suprascapular region）（左、右）为肩胛冈以上的区域，其外上界为斜方肌的上缘。相当于两肺上叶肺尖的下部。

6. 肩胛下区

肩胛下区（infrascapular region）（左、右）为两肩胛下角的连线与第 12 胸椎水平线之间的区域。后正中线将此区分为左右两部。

7. 肩胛间区

肩胛间区（interscapular region）（左、右）为两肩胛骨内缘之间的区域。后正中线将此区分为左右两部。

（四）肺和胸膜的界限

1. 气管

气管（trachea）自颈前部正中沿食管前方下行进入胸廓内，在平胸骨角即第 4 或 5 胸椎水平处分为左、右主支气管（图 1-2-3 A、B），分别进入左、右肺内。右主支气管粗短而陡直，左主支气管细长而倾斜。右主支气管又分为 3 支叶支气管（图 1-2-3 B），分别进入右肺的上、中、下 3 个肺叶（图 1-2-3 A）；左主支气管又分为 2 支叶支气管（图 1-2-3 B），分别进入左肺的上、下 2 个肺叶（图 1-2-3 A）。叶支气管各自再分支形成段支气管分别进入相应的肺段（图 1-2-3 B）。段支气管再逐级分支形成小支气管、细支气管、呼吸性细支气管（respiratory bronchiole）。每个呼吸性细支气管终末为一肺泡管，由此再分出许多肺泡囊（图 1-2-3 C）。支气管分支多者可达 23 级（图 1-2-3 D）。两侧肺部外形相似，仅左胸前内部由心脏占据。每个肺叶在胸壁上的投影有一定的位置，了解其投影的部位，对肺部疾病的定位诊断具有重要的意义（图 1-2-4）。

2. 肺尖

肺尖突出于锁骨之上，其最高点近锁骨的胸骨端，达第 1 胸椎的水平，距锁骨上缘约 3 cm。

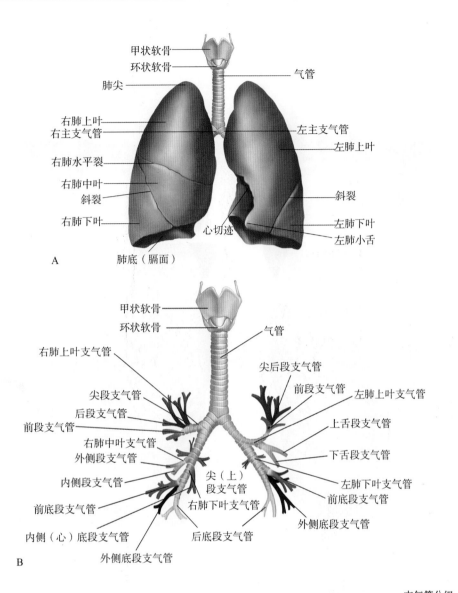

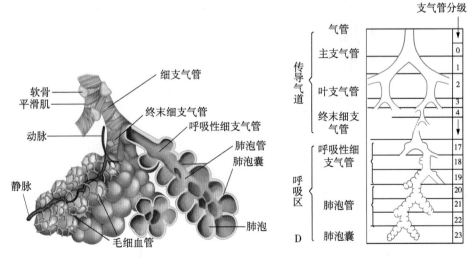

图 1-2-3　气道系统

A. 肺的分叶；B. 支气管分支；C. 肺泡管、肺泡囊；D. 支气管分支示意图

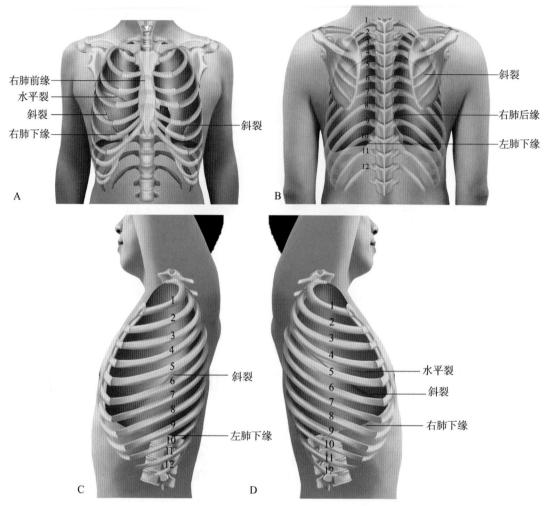

图 1-2-4　肺叶及叶间裂在胸壁上的投影位置

A. 正面观；B. 背面观；C. 左侧面观；D. 右侧面观

3. 肺上界

肺上界在前胸壁的投影呈一向上凸起的弧线。始于胸锁关节向上至第 1 胸椎水平，然后转折向下至锁骨中 1/3 与内 1/3 交界处。

4. 肺外侧界

肺外侧界由肺上界向下延伸而成，几乎与侧胸壁的内部表面相接触。

5. 肺内侧界

肺内侧界自胸锁关节处下行，于胸骨角水平处左右两肺的前内界几乎相遇。然后分别沿前正中线两旁下行，至第 4 肋软骨水平处分开，右侧几乎呈直线继续向下，至第 6 肋软骨水平处转折向右，下行与右肺下界连接。左侧于第 4 肋软骨水平处向左达第 4 肋骨前端，沿第 4 ~ 6 肋骨的前面向下，至第 6 肋软骨水平处再向左，下行与左肺下界连接。

6. 肺下界

左右两侧肺下界的位置基本相似。前胸部的肺下界始于第 6 肋骨，向两侧斜行向下，于锁骨中线处达第 6 肋间隙，至腋中线处达第 8 肋间隙。后胸壁的肺下界几乎呈一水平线，于肩胛线处位于第 10 肋骨水平。

7. 叶间肺界

两肺的叶与叶之间由胸膜脏层分开，称为叶间隙（interlobar fissure）。右肺上叶、中叶与下叶之间的叶间隙，和左肺上、下叶之间的叶间隙称为斜裂（oblique fissure）。两者均始于后正中线第 3 胸椎，向外下方斜行，在腋后线上与第 4 肋骨相交，然后向前下方延伸，止于第 6 肋骨与肋软骨的连接处。右肺下叶的前上面则与中叶的下面相接触。右肺上叶与中叶的分界呈水平位，称为水平裂（horizontal fissure），始于腋后线第 4 肋骨，终于第 3 肋间隙的胸骨右缘（图 1-2-4）。

8. 胸膜

覆盖在肺表面的胸膜（pleura）称为脏层胸膜（visceral pleura），覆盖在胸廓内面、膈上面及纵隔的胸膜称为壁层胸膜（parietal pleura）。胸膜的脏、壁两层在肺根部互相反折延续，围成左右两个完全封闭的胸膜腔（pleural cavity）。腔内为负压，使两层胸膜紧密相贴，构成一个潜在的无气空腔。胸膜腔内有少量浆液，以减少呼吸时两层胸膜之间的摩擦。每侧的肋胸膜与膈胸膜于肺下界以下的转折处称为肋膈窦（sinus phrenicocostalis），有 2 ~ 3 个肋间高度。由于其位置最低，当深吸气时也不能完全被扩张的肺所充满。

二、胸廓、胸壁

（一）胸壁血管与皮下气肿及胸壁压痛

检查胸壁（chest wall）时，除应注意营养状态、皮肤、淋巴结和骨骼肌发育的情况外，还应着重检查以下各项。

1. 静脉

正常胸壁无明显静脉可见，当上腔静脉或下腔静脉血流受阻建立侧支循环时，胸壁静脉可充盈或曲张。上腔静脉阻塞时，静脉血流方向自上而下；下腔静脉阻塞时，血流方向则自下而上。

2. 皮下气肿

胸部皮下组织有气体积存时称为皮下气肿（subcutaneous emphysema）。以手按压存在皮下气肿部位的皮肤，引起气体在皮下组织内移动，可出现捻发感或握雪感。用听诊器按压皮下气肿部位时，可听到类似捻动头发的声音。胸部皮下气肿多由于肺、气管、支气管、食管或胸膜受损后，气体自病变部位逸出，积存于皮下所致。也偶见于局部产气杆菌感染而发生。严重者气体可由胸壁皮下向头颈部、腹部或其他部位的皮下蔓延。

3. 胸壁压痛

正常情况下胸壁无压痛。肋间神经炎、肋软骨炎、胸壁软组织炎及肋骨骨折的患者，胸壁受累的局部可有压痛。骨髓异常增生者，常有胸骨压痛和叩击痛，见于白血病患者。

（二）正常胸廓外形与异常胸廓

正常胸廓（thorax）的大小和外形，个体间具有一些差异。一般来说两侧大致对称，呈椭圆形。双肩基本在同一水平上。锁骨稍突出，锁骨上、下稍下陷。但惯用右手者右侧胸大肌常较左侧发达，惯用左手者则相反。成年人胸廓的前后径较左右径短，两者的比例约为 1∶1.5。小儿和老年人胸廓的前后径略小于左右径或几乎相等，故呈圆柱形。正常人的胸廓及常见的胸廓外形改变见图 1-2-5。

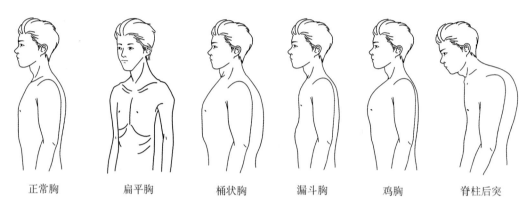

正常胸　　　扁平胸　　　桶状胸　　　漏斗胸　　　鸡胸　　　脊柱后突

图 1-2-5　正常胸廓及常见胸廓外形的改变

1. 扁平胸

扁平胸（flat chest）为胸廓呈扁平状，其前后径不及左右径的一半。见于瘦长体型者，亦可见于慢性消耗性疾病，如肺结核等。

2. 桶状胸

桶状胸（barrel chest）为胸廓前后径增加，有时与左右径几乎相等，甚或超过左右径，故呈圆桶状。肋骨的斜度变小，其与脊柱的夹角常大于 45°。肋间隙增宽且饱满。腹上角增大，且呼吸时改变不明显。见于严重慢性阻塞性肺疾病（chronic obstructive pulmonary disease，COPD）患者，亦可发生于老年或矮胖体型者。

3. 佝偻病胸

佝偻病胸（rachitic chest）为佝偻病所致的胸廓改变，多见于儿童。沿胸骨两侧各肋软骨与肋骨交界处常隆起，形成串珠状，称为佝偻病串珠（rachitic rosary）。下胸部前面的肋骨常外翻，沿膈附着的部位其胸壁向内凹陷形成的沟状带，称为肋膈沟（harrison groove）。若胸骨剑突处显著内陷，形似漏斗，称为漏斗胸（funnel chest）。胸廓的前后径略长于左右径，其上下距离较短，胸骨下端常前突，胸廓前侧壁肋骨凹陷，称为鸡胸（pigeon chest）。

4. 胸廓一侧变形

胸廓一侧膨隆多见于大量胸腔积液、气胸或一侧严重代偿性肺气肿。胸廓一侧平坦或下陷常见于肺不张、肺纤维化、广泛性胸膜增厚和粘连等。

5. 胸廓局部隆起

胸廓局部隆起见于心脏明显肿大、大量心包积液、主动脉瘤及胸内或胸壁肿瘤等；还见于肋软骨炎和肋骨骨折等，前者于肋软骨突起处常有压痛，后者于前后挤压胸廓

Note

时，局部常出现剧痛，还可于骨折断端处查到骨擦音。

6. 脊柱畸形引起的胸廓改变

严重者因脊柱前突、后突或侧突导致胸廓两侧不对称，肋间隙增宽或变窄；胸腔内器官与表面标志的关系发生改变。严重脊柱畸形所致的胸廓外形改变可引起呼吸、循环功能障碍。常见于脊柱结核、脊柱侧弯等。

（吴　珍）

第三节　肺部检查

一、视诊

（一）呼吸运动

健康人在静息状态下呼吸运动（respiratory movement）稳定而有节律。呼吸运动是借助膈和肋间肌的收缩和松弛来完成的，胸廓随呼吸运动而扩大和缩小，以带动肺的扩张和收缩。正常情况下吸气为主动运动，此时胸廓增大，胸膜腔内负压增高，肺扩张，空气经上呼吸道进入肺内。一般成人静息呼吸时，潮气量约为 500 ml。呼气为被动运动，此时肺脏弹力回缩，胸廓缩小，胸膜腔内负压降低，肺内气体随之呼出。因此，吸气和呼气与胸膜腔内负压、进出肺的气流以及胸内压力的变化密切相关。吸气时可见胸廓前部肋骨向上外方移动，膈肌收缩使腹部向外隆起；而呼气时则前部肋骨向下内方移动，膈肌松弛，腹部回缩。

膈肌的舒缩可引起腹腔内器官位移，造成腹部的明显起伏，以膈肌舒缩活动为主的呼吸运动称为腹式呼吸（abdominal breathing）；肋间外肌舒缩活动可引起胸部的明显起伏，以肋间外肌舒缩活动为主的呼吸运动称为胸式呼吸（thoracic breathing）。婴幼儿因肋骨的排列基本上与脊柱垂直，倾斜度小，肋骨运动不易扩大胸腔容量，因而主要依靠膈肌舒缩而呈腹式呼吸。正常男性的呼吸以膈肌运动为主，而形成腹式呼吸；女性的呼吸则以肋间肌的运动为主，故形成胸式呼吸，一般情况下，正常成年人的呼吸运动都呈腹胸混合式呼吸，只有在胸部或腹部活动受限时，才出现某种单一形式的呼吸运动。某些疾病可使呼吸运动发生改变，肺或胸膜疾病如肺炎、重症肺结核和胸膜炎等，或胸壁疾病如肋间神经痛、肋骨骨折等，因胸廓运动受限，均可使胸式呼吸减弱而腹式呼吸增强；腹膜炎、大量腹腔积液、胃肠道胀气、肝脾极度肿大、腹腔内巨大肿瘤及妊娠晚期时，膈肌向下运动受限，则腹式呼吸减弱，主要依靠肋间外肌舒缩而呈胸式呼吸。

（二）呼吸频率

正常成人静息状态下，呼吸为 12 ~ 20 次 / 分，呼吸与脉搏之比为 1 : 4。新生儿呼吸约为 44 次 / 分，随着年龄的增长而逐渐减慢。常见的呼吸类型及特点见图 1-3-1。

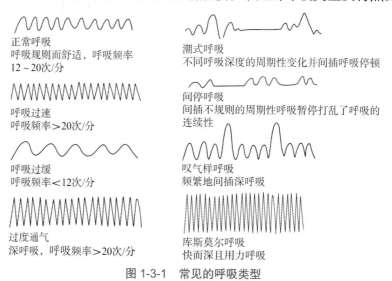

正常呼吸
呼吸规则而舒适，呼吸频率
12 ~ 20次/分

潮式呼吸
不同呼吸深度的周期性变化并间插呼吸停顿

呼吸过速
呼吸频率>20次/分

间停呼吸
间插不规则的周期性呼吸暂停打乱了呼吸的连续性

呼吸过缓
呼吸频率<12次/分

叹气样呼吸
频繁地间插深呼吸

过度通气
深呼吸，呼吸频率>20次/分

库斯莫尔呼吸
快而深且用力呼吸

图 1-3-1　常见的呼吸类型

1. 呼吸过速

呼吸过速（tachypnea）指呼吸频率超过 20 次 / 分。常见于发热、疼痛、贫血、呼吸困难、甲状腺功能亢进及心力衰竭等。一般体温每升高 1℃，呼吸大约增加 4 次 / 分。

2. 呼吸过缓

呼吸过缓（bradypnea）指呼吸频率低于 12 次 / 分。呼吸浅慢见于麻醉剂或镇静剂过量以及颅内压增高等。

3. 呼吸深度的变化

（1）呼吸浅快：见于呼吸肌麻痹、严重鼓肠、腹腔积液和肥胖等，以及肺部疾病，如肺炎、胸膜炎、胸腔积液和气胸等。

（2）呼吸深快：见于剧烈运动时机体供氧量增加，需要增加肺内气体交换的情况。当情绪激动或过度紧张时，也常出现呼吸深快，有过度通气的现象，此时动脉血二氧化碳分压（partial pressure of carbon dioxide in arterial blood，PCO_2）降低，发生呼吸性碱中毒，患者常感口周及肢端发麻，严重者可发生手足搐搦及呼吸暂停。严重代谢性酸中毒时，pH 降低引起呼吸加深加快，通过肺脏排出 CO_2，以调节酸碱平衡，常见于糖尿病酮症酸中毒和尿毒症酸中毒等，此种深长的呼吸又称为库斯莫尔呼吸（Kussmaul respiration）。影响呼吸频率和深度的常见因素见表 1-3-1。

表 1-3-1　影响呼吸频率和深度的常见因素

增加	减少
酸中毒（代谢性）	碱中毒（代谢性）
中枢神经系统病变（脑桥）	中枢神经系统病变（大脑）
焦虑	重症肌无力
阿司匹林中毒	麻醉药过量

Note

（三）呼吸节律

正常成人静息状态下，呼吸的节律基本上是均匀而整齐的。在病理状态下，往往会出现各种呼吸节律（respiratory rhythm）的变化。常见的呼吸节律改变见图 1-3-1。

1. 潮式呼吸

潮式呼吸又称陈 – 施呼吸（Cheyne-Stokes respiration），是一种由浅慢逐渐变为深快，然后再由深快转为浅慢，随之出现一段呼吸暂停后，又开始如上变化的周期性呼吸。潮式呼吸周期可长达 30 s 至 2 min，暂停期可持续 5 ~ 30 s，所以要较长时间仔细观察才能了解周期性节律变化的全过程。

2. 间停呼吸

间停呼吸又称比奥呼吸（Biots respiration），表现为有规律呼吸几次后，突然停止一段时间，又开始呼吸，即周而复始的间停呼吸。

以上两种周期性呼吸节律变化的机制是由于呼吸中枢的兴奋性降低，导致调节呼吸的反馈系统失常。只有缺氧严重或二氧化碳潴留至一定程度时，才能刺激呼吸中枢，促使呼吸恢复和加强；当积聚的二氧化碳呼出后，呼吸中枢又失去有效的兴奋性，使呼吸又再次减弱进而暂停。这种呼吸节律的变化多发生于中枢神经系统疾病，如脑炎、脑膜炎、颅内压增高及某些中毒，如糖尿病酮中毒、巴比妥中毒等。间停呼吸较潮式呼吸更为严重，预后多不良，常在临终前发生。然而，必须注意有些老年人深睡时亦可出现潮式呼吸，此为脑动脉硬化，中枢神经供血不足的表现。

3. 抑制性呼吸

抑制性呼吸是指胸部发生剧烈疼痛所致的吸气相突然中断，呼吸运动短暂地突然受到抑制，患者表情痛苦，呼吸较正常浅而快。常见于急性胸膜炎、胸膜恶性肿瘤、肋骨骨折及胸部严重外伤等。

4. 叹气样呼吸

叹气样呼吸表现在一段正常呼吸节律中插入一次深大呼吸，并常伴有叹息声。此多为功能性改变，见于神经衰弱、精神紧张或抑郁症。

常见的异常呼吸类型的病因和特点见表 1-3-2。

表 1-3-2　常见的异常呼吸类型的病因和特点

类型	特点	病因
呼吸停止	呼吸消失	心脏停搏
间停呼吸	规则呼吸后出现长周期呼吸停止又开始呼吸	颅内压增高，药物引起呼吸抑制，大脑损害（通常于延髓水平）
潮式呼吸	不规则呼吸呈周期性，呼吸频率和深度逐渐增加和逐渐减少导致呼吸暂停相交替出现	药物引起的呼吸抑制，充血性心力衰竭，大脑损伤（通常于脑皮质水平）
库斯莫尔呼吸	呼吸深快	代谢性酸中毒

二、触诊

（一）胸廓扩张度

胸廓扩张度（thoracic expansion）即呼吸时的胸廓动度，于胸廓前下部检查较易获得，因为该处胸廓呼吸时动度较大（图 1-3-2、图 1-3-3）。前胸廓扩张度的测定：检查者两手置于胸廓下面的前侧部，左右拇指分别沿两侧肋缘指向剑突，拇指尖在前正中线两侧对称部位，而手掌和伸展的手指置于前侧胸壁；后胸廓扩张度的测定：检查者将两手平置于患者背部，约于第 10 肋骨水平，拇指与中线平行，并将两侧皮肤向中线轻推。嘱患者做深呼吸运动，观察比较两手的动度是否一致。一侧胸廓扩张受限，见于大量胸腔积液、气胸、胸膜增厚和肺不张等。

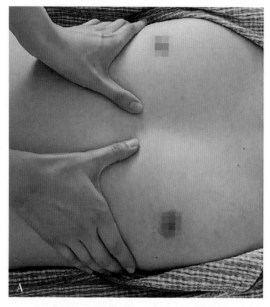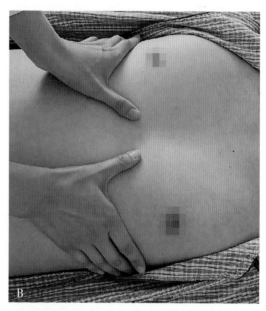

图 1-3-2　前胸廓扩张度检查方法

A.前胸呼气相；B.前胸吸气相

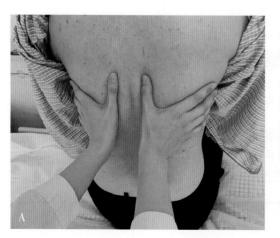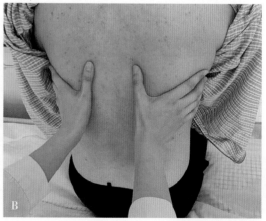

图 1-3-3　后胸廓扩张度检查方法

A.后胸部呼气相；B.后胸部吸气相

（二）语音震颤

语音震颤（vocal fremitus）为被检查者发出语音时，声波起源于喉部，沿气管、支气管及肺泡，传到胸壁所引起共鸣的振动，可由检查者的手触及，故又称触觉震颤（tactile fremitus）。根据其振动的增强或减弱，可判断胸内病变的性质。

检查者将左右手掌的尺侧缘或掌面轻放于两侧胸壁的对称部位，然后嘱被检查者用同等的强度重复发"yi"长音，自上至下、从内到外比较两侧相应部位语音震颤的异同，注意有无增强或减弱（图 1-3-4），语音震颤检查的部位及顺序见图 1-3-5。

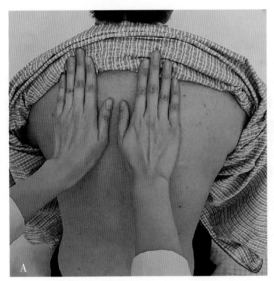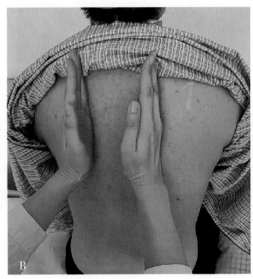

图 1-3-4 语音震颤检查手法

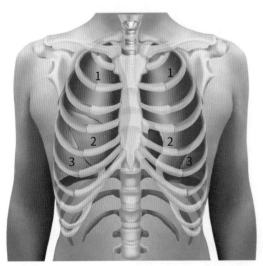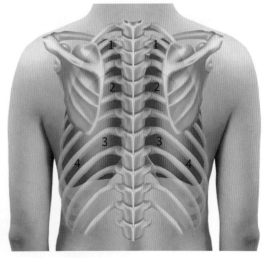

图 1-3-5 语音震颤检查部位及顺序

语音震颤的强弱主要取决于气管、支气管是否通畅，胸壁传导是否良好。正常人语音震颤的强度受发音的强弱、音调的高低、胸壁的厚薄以及支气管至胸壁距离的差异等因素的影响。一般来说，发音强、音调低、胸壁薄及支气管至胸壁的距离近者语音震颤强，反之则弱。此外，语音震颤在两侧前后的上胸部和沿着气管和支气管前后走向的区域，即肩胛间区及左右胸骨旁第1、2肋间隙部位最强，肺底最弱。因此，正常成人较儿童为强，男性和消瘦者较女性和肥胖者为强；前胸上部和右胸上部较前胸下部和左胸上部为强。

语音震颤减弱或消失，主要见于：①肺泡内含气量过多，如COPD；②支气管阻塞，如阻塞性肺不张；③大量胸腔积液或气胸；④胸膜显著增厚粘连；⑤胸壁皮下气肿。

语音震颤增强，主要见于：①肺泡内有炎症浸润，因肺组织实变使语颤传导良好，如大叶性肺炎实变期、大片肺梗死等；②接近胸膜的肺内巨大空腔，声波在空洞内产生共鸣，尤其是当空洞周围有炎性浸润并与胸壁粘连时，则更有利于声波传导，使语音震颤增强，如空洞型肺结核、肺脓肿等。

（三）胸膜摩擦感

胸膜摩擦感（pleural friction fremitus）指当急性胸膜炎时，因纤维蛋白沉着于两层胸膜，使其表面变得粗糙，呼吸时脏层胸膜和壁层胸膜相互摩擦，可由检查者的手感觉到，故称为胸膜摩擦感。通常于呼、吸两相均可触及，有如皮革相互摩擦的感觉。该征象常于胸廓的下前侧部触及。

必须注意，当空气通过呼吸道内的黏稠渗出物或狭窄的气管、支气管时，亦可产生一种震颤传至胸壁，应与胸膜摩擦感相互鉴别，一般前者可于患者咳嗽后而消失，而后者则否。

三、叩诊

（一）叩诊方法及注意事项

用于胸廓或肺部的叩诊方法有直接和间接叩诊法两种。

1. 直接叩诊法

医生右手中间三手指并拢，用其掌面直接拍击被检查部位，借助于拍击的反响和指下的震动感来判断病变情况的方法称为直接叩诊法（direct percussion）（图1-3-6）。适用于胸部范围较广泛的病变，如胸膜粘连或增厚、大量胸腔积液及气胸等。

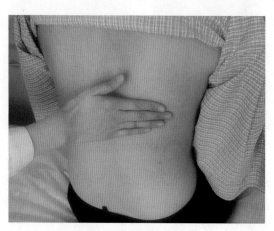

图 1-3-6　直接叩诊法

2. 间接叩诊法

间接叩诊法（indirect percussion）为医生将左手中指第二指节紧贴于叩诊部位，其他手指稍微抬起，勿与体表接触；右手指自然弯曲，用中指指端叩击左手中指远侧指间关节处或中节指骨的远端。因为该处易与被检查部位紧密接触，而且对于被检查部位的震动较敏感。叩击方向应与叩诊部位的体表垂直（图 1-3-7、图 1-3-8）。

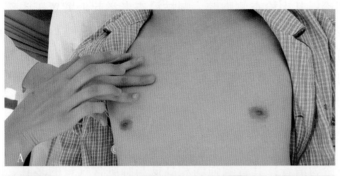

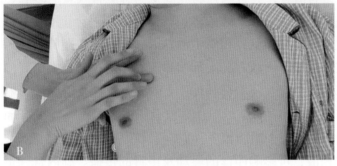

图 1-3-7　间接叩诊法

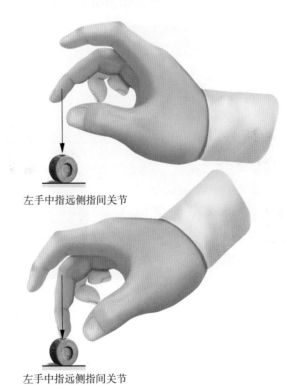

左手中指远侧指间关节

左手中指远侧指间关节

图 1-3-8　间接叩诊法示意图

　　叩诊时应以腕关节与掌指关节的活动为主，避免肘关节和肩关节参与运动。叩击动作要灵活、短促、富有弹性。叩击后右手中指应立即抬起，以免影响对叩诊音的判断。在同一部位叩诊可连续叩击 2 ~ 3 下，应避免不间断地、连续地快速叩击。

　　胸部叩诊时，被检查者取坐位或仰卧位，放松肌肉，两臂垂放，呼吸均匀。首先检查前胸，叩诊由锁骨上窝开始，然后沿锁骨中线、腋前线自第 1 肋间隙从上至下逐一肋间隙进行叩诊；其次检查侧胸壁，嘱被检查者举起上臂置于头部，自腋窝开始沿腋中线、腋后线叩诊，向下检查至肋缘；最后检查背部，被检查者向前稍低头，双手交叉抱肘，尽可能使肩胛骨移向外侧方，上半身略向前倾，叩诊自肺尖开始，沿肩胛线逐一肋间隙向下检查，直至肺底膈活动范围被确定为止。左右、上下、内外进行对比，并注意叩诊音的变化。

（二）正常肺部叩诊音及影响因素

　　正常胸部叩诊为清音，其音响强弱和高低与肺脏含气量的多寡、胸壁的厚薄以及邻近器官的影响有关。由于肺上叶的体积较下叶为小，含气量较少，且上胸部的肌肉较厚，故前胸上部较下部叩诊音相对稍浊；因右肺上叶较左肺上叶为小，且惯用右手者右侧胸大肌较左为厚，故右肺上部叩诊音亦相对稍浊；由于背部的肌肉、骨骼层次较多，故背部的叩诊音较前胸部稍浊；右侧腋下部因受肝脏的影响叩诊音稍浊，而左侧腋前线下方有胃泡的存在，故叩诊呈鼓音（图 1-3-9），又称 Traube 鼓音区。

　　胸壁组织增厚，如皮下脂肪较多，肌肉层较厚，乳房较大和水肿等，均可使叩诊音变浊。胸腔内积液，可影响叩诊的震动及声音的传播。肺内含气量、肺泡的张力、弹性等，均可影响叩诊音。如深吸气时，肺泡张力增加，叩诊音调亦增高。

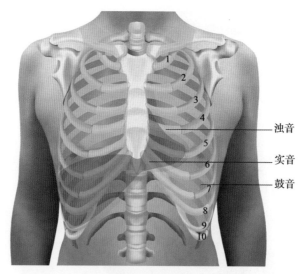

图 1-3-9　正常胸部叩诊音

（三）肺部的定界叩诊

1.肺界的叩诊

（1）肺上界：肺尖的上界，其内侧为颈肌，外侧为肩胛带。叩诊方法是自斜方肌前缘中央部开始叩诊为清音，逐渐叩向外侧，当由清音变为浊音时，即为肺上界的外侧终点。然后再由上述中央部叩向内侧，直至清音变为浊音时，即为肺上界的内侧终点。该清音带的宽度即为肺尖的宽度，正常为 4 ～ 6 cm，又称 Kronig 峡。因右肺尖位置较低，且右侧肩胛带的肌肉较发达，故右侧较左侧稍窄（图 1-3-10）。肺上界变窄或叩诊浊音，常见于肺结核所致的肺尖浸润、肺上沟瘤等。肺上界变宽，叩诊稍呈过清音，则常见于 COPD。

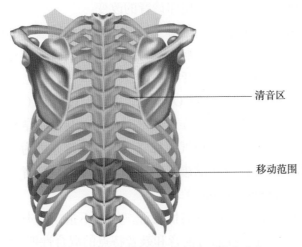

图 1-3-10　正常肺尖宽度与肺下界移动度

（清音区）
（移动范围）

（2）肺前界：正常的肺前界相当于心脏的绝对浊音界。右肺前界相当于胸骨线的位置。左肺前界则相当于胸骨旁线自第 4 ～ 6 肋间隙的位置。当出现心脏扩大、心肌肥厚、心包积液、主动脉瘤或肺门淋巴结明显肿大时，可使左、右两肺前界间的浊音区扩大；反之，COPD 时则可使其缩小。

（3）肺下界：两侧肺下界大致相同，平静呼吸时位于锁骨中线第 6 肋间隙上，腋中线第 8 肋间隙上，肩胛线第 10 肋间隙上。正常肺下界的位置可因体型、发育情况的不同而有所差异，如矮胖者的肺下界可上升 1 肋间隙，瘦长者可下降 1 肋间隙。病理情况下，肺下界降低见于 COPD、腹腔内脏下垂；肺下界上升见于肺不张、腹内压升高使膈肌上升，如鼓肠、腹腔积液、气腹、肝脾大、腹腔内巨大肿瘤及膈肌麻痹等。

2. 肺下界的移动度

即相当于呼吸时膈肌的移动范围。叩诊方法是：首先在平静呼吸时，于肩胛线上叩出肺下界的位置，嘱受检者做深吸气后在屏住呼吸的同时，沿该线继续向下叩诊，当由清音变为浊音时，即为肩胛线上肺下界的最低点。当受检者恢复平静呼吸后，同样先于肩胛线上叩出平静呼吸时的肺下界，再嘱做深呼气并屏住呼吸，然后再由下向上叩诊，直至浊音变为清音时，即为肩胛线上肺下界的最高点。最高至最低两点间的距离即为肺下界的移动度（图 1-3-10）。双侧锁骨中线和腋中线的肺下界可由同样的方法叩得。正常人肺下界的移动范围为 6 ～ 8 cm。移动范围的多寡与肋膈窦的大小有关，故不同部位肺下界移动范围亦稍有差异，一般腋中线及腋后线上的移动度最大。

肺下界移动度减弱见于肺组织弹性消失，如 COPD 等；肺组织萎缩，如肺不张和肺纤维化等；肺组织炎症和水肿。当胸腔大量积液、积气及广泛胸膜增厚粘连时肺下界及其移动度不能叩得。膈神经麻痹患者肺下界移动度亦消失。

（四）肺部的异常叩诊音

正常肺的清音区范围内，如出现浊音、实音、过清音或鼓音时则为异常叩诊音，提示肺、胸膜、膈或胸壁存在病理改变。异常叩诊音的类型取决于病变的性质、范围的大小及部位的深浅。一般距胸部表面 5 cm 以上的深部病灶、直径小于 3 cm 的小范围病灶或少量胸腔积液时，常不能发现叩诊音的改变。

肺部大面积含气量减少的病变，如肺炎、肺不张、肺结核、肺梗死及肺水肿等；肺内不含气的占位病变，如肺肿瘤、肺棘球蚴病或囊虫病、未液化的肺脓肿等；胸腔积液，胸膜增厚等病变，叩诊均为浊音或实音。

肺张力减弱而含气量增多时，如 COPD 等，叩诊呈过清音（hyperresonance）。肺内空腔性病变，如腔径大于 3cm，且靠近胸壁时，如空洞型肺结核、液化的肺脓肿和肺囊肿等，叩诊可呈鼓音。胸膜腔积气，如气胸时，叩诊亦可为鼓音。若空洞巨大，位置表浅且腔壁光滑或张力性气胸的患者，叩诊时局部虽呈鼓音，但因具有金属性回响，故又称为空瓮音（amphorophony）。

在肺泡壁松弛，肺泡含气量减少的情况下，如肺不张，肺炎充血期或消散期和肺水肿等，局部叩诊时可呈现一种兼有浊音和鼓音特点的混合性叩诊音，称为浊鼓音。

此外，胸腔积液时，积液区叩诊为浊音，积液区的下部浊音尤为明显，多呈实音。若积液为中等量，且无胸膜增厚、粘连者，患者取坐位时，积液的上界呈一弓形线，该线的最低点位于对侧的脊柱旁，最高点在腋后线上，由此向内下方下降，称为 Damoiseau 曲线（图 1-3-11）。

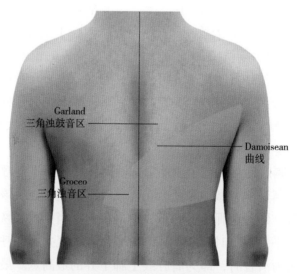

图 1-3-11　中等量胸腔积液的叩诊音区背面

该线的形成，一般认为是由于胸腔外侧的腔隙较大，且该处的肺组织离肺门较远，液体所承受的阻力最小之故。在 Damoiseau 曲线与脊柱之间可叩得一轻度浊鼓音的倒置三角区，称为 Garland 三角区。同样，叩诊前胸部时，于积液区浊音界上方靠近肺门处亦可叩得一浊鼓音区，称为 Skoda 叩响，该两个浊鼓音区的产生，认为是由于肺的下部被积液推向肺门，使肺组织弛缓所致。此外，在健侧的脊柱旁还可叩得一个三角形的浊音区，称为 Grocco 三角区。该区系由 Damoiseau 曲线与脊柱的交点向下延长至健侧的肺下界线，以及脊柱所组成，三角形的底边为健侧的肺下界，其大小视积液量的多寡而定。此三角形浊音区系因患侧积液将纵隔移向健侧移位所形成。

四、听诊

（一）听诊的方法与内容

听诊可分为直接听诊和间接听诊两种方法。

1. 直接听诊法

直接听诊法（direct auscultation）为医生将耳直接贴附于被检查者的体壁上进行听诊，这种方法所能听到的体内声音很弱。这是听诊器出现之前所采用的听诊方法，目前也只有在某些特殊和紧急情况下才会采用。

2. 间接听诊法

间接听诊法（indirect auscultation）是用听诊器（stethoscope）进行听诊的一种检查方法。此法方便，可以在任何体位听诊时应用，听诊效果好，应用范围广。

肺部听诊时，被检查者取坐位或卧位。听诊的顺序一般由肺尖开始，自上而下分别检查前胸部、侧胸部和背部。与叩诊相同，听诊前胸部应沿锁骨中线和腋前线；听诊侧胸部应沿腋中线和腋后线；听诊背部应沿肩胛线，自上至下逐一肋间进行，而且要在上下、左右对称的部位进行对比。被检查者微张口做均匀的呼吸，必要时可做较深的呼吸或咳嗽数声后立即听诊，这样更有利于察觉呼吸音及附加音的改变。

（二）正常呼吸音

正常呼吸音（normal breath sound）有以下几种。

1. 气管呼吸音

气管呼吸音（tracheal breath sound）为空气进出气管所发出的声音，粗糙、响亮且高调，吸气相与呼气相几乎相等，于胸外气管上面可闻及。因不说明临床上任何问题，一般不予评价。

2. 支气管呼吸音

支气管呼吸音（bronchial breath sound）为吸入的空气在声门、气管或主支气管形成湍流所产生的声音，颇似抬舌后经口腔呼气时所发出"ha"的音响，该呼吸音强而高调。吸气相较呼气相短，因吸气为主动运动，吸气时声门增宽，进气较快；而呼气为被动运动，声门较窄，出气较慢之故。且呼气音较吸气音强而高调，吸气末与呼气始之间有极短暂的间隙。

正常人于喉部、胸骨上窝、背部第 6、7 颈椎及第 1、2 胸椎附近均可闻及支气管呼吸音，且越靠近气管区，其音响越强，音调亦渐降低。

3. 支气管肺泡呼吸音

支气管肺泡呼吸音（bronchovesicular breath sound）为兼有支气管呼吸音和肺泡呼吸音特点的混合性呼吸音。其吸气音的性质与正常肺泡呼吸音相似，但音调较高且较响亮。其呼气音的性质则与支气管呼吸音相似，但强度稍弱，音调稍低，管样性质少些和呼气相短些，在吸气和呼气之间有极短暂的间隙。支气管肺泡呼吸音的吸气相与呼气相大致相同。

正常人于胸骨两侧第 1、2 肋间隙，肩胛间区第 3、4 胸椎水平以及肺尖前后部可闻及支气管肺泡呼吸音。当其他部位闻及支气管肺泡呼吸音时，均属异常情况，提示有病变存在。

4. 肺泡呼吸音

肺泡呼吸音（vesicular breath sound）为空气在细支气管和肺泡内进出移动产生的声音。吸气时气流经支气管进入肺泡，冲击肺泡壁，使肺泡由松弛变为紧张，呼气时肺泡由紧张变为松弛，这种肺泡弹性的变化和气流的振动是肺泡呼吸音形成的主要因素。

肺泡呼吸音为一种叹息样的或柔和吹风样的 "fu-fu" 声，在大部分肺野内均可闻及。其音调相对较低。吸气时音响较强，音调较高，时相较长，这是因为吸气为主动运动，单位时间内吸入肺泡的空气流量较大，气流速度较快，肺泡维持紧张的时间较长。反之，呼气时音响较弱，音调较低，时相较短，因为呼气为被动运动，呼出的气体流量逐渐减少，气流速度减慢，肺泡亦随之转为松弛状态。一般在呼气终止前呼气声即先消失，实际上并非呼气动作比吸气短，而是呼气末气流量太小，未能闻及其呼气声而已。

正常人肺泡呼吸音的强弱与性别、年龄、呼吸的深浅、肺组织弹性的大小及胸壁的厚薄等有关。男性肺泡呼吸音较女性强，因男性呼吸运动的力量较强，且胸壁皮下脂肪较少。儿童的肺泡呼吸音较老年人强，因为儿童的胸壁较薄且肺泡富有弹性，而老年人的肺泡弹性则较差。肺泡组织较多，胸壁肌肉较薄的部位，如乳房下部及肩胛下部肺泡呼吸音最强，其次为腋窝下部，而肺尖及肺下缘区域则较弱。此外，矮胖体型者肺泡呼吸音亦较瘦长者弱。四种正常呼吸音的特征比较见表 1-3-3 及图 1-3-12。

表 1-3-3　四种正常呼吸音比较

	气管呼吸音	支气管呼吸音	支气管肺泡呼吸音	肺泡呼吸音
强度	极响亮	响亮	中等	柔和
音调	极高	高	中等	低
吸：呼	1：1	1：3	1：1	3：1
性质	粗糙	管样	沙沙声，但管样	轻柔的沙沙声
正常听诊区域	胸外气管	胸骨柄	主支气管	大部分肺野

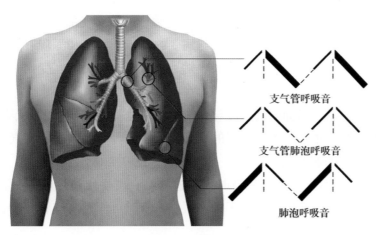

支气管呼吸音

支气管肺泡呼吸音

肺泡呼吸音

图 1-3-12　生理条件下呼吸音的分布及特点

（三）异常呼吸音

异常呼吸音（abnormal breath sound）有以下几种。

1. 异常肺泡呼吸音

（1）肺泡呼吸音减弱或消失：与肺泡内的空气流量减少或进入肺内的空气流速减慢及呼吸音传导障碍有关。可在局部，单侧或双肺出现。发生的原因有：①胸廓活动受限，如胸痛、肋软骨骨化和肋骨切除等；②呼吸肌疾病，如重症肌无力、膈肌瘫痪和膈肌升高等；③支气管阻塞，如 COPD、支气管狭窄等；④压迫性肺膨胀不全，如胸腔积液或气胸等；⑤腹部疾病，如大量腹腔积液、腹部巨大肿瘤等。

（2）肺泡呼吸音增强：双侧肺泡呼吸音增强，与呼吸运动及通气功能增强，使进入肺泡的空气流量增多或进入肺内的空气流速加快有关。发生的原因有：①机体需氧量增加，引起呼吸深长和增快，如运动、发热或代谢亢进等；②缺氧兴奋呼吸中枢，导致呼吸运动增强，如贫血等；③血液酸度增高，刺激呼吸中枢，使呼吸深长，如酸中毒等。一侧肺泡呼吸音增强，见于一侧肺部病变引起肺泡呼吸音减弱，此时健侧肺可发生代偿性肺泡呼吸音增强。

（3）呼气音延长：因下呼吸道部分阻塞、痉挛或狭窄，如支气管炎、支气管哮喘等，导致呼气的阻力增加，或由于肺组织弹性减退，使呼气的驱动力减弱，如 COPD 等，均可引起呼气音延长。

（4）断续性呼吸音：肺内局部性炎症或支气管狭窄，使空气不能均匀地进入肺泡，可引起断续性呼吸音，因伴短促的不规则间歇，故又称齿轮呼吸音（cogwheel breath sound），常见于肺结核和肺炎等。必须注意，当寒冷、疼痛和精神紧张时，亦可闻及断续性肌肉收缩的附加音，但与呼吸运动无关，应予鉴别。

（5）粗糙性呼吸音：为支气管黏膜轻度水肿或炎症浸润造成不光滑或狭窄，使气流进出不畅所形成的粗糙呼吸音，见于支气管或肺部炎症的早期。

2. 异常支气管呼吸音

如在正常肺泡呼吸音部位闻及支气管呼吸音，则为异常的支气管呼吸音，或称管样呼吸音（tubular breath sound），可由下列因素引起。

（1）肺组织实变：使支气管呼吸音通过较致密的肺实变部分，传至体表而易于闻及。支气管呼吸音的部位、范围和强弱与病变的部位、大小和深浅有关。实变的范围越大、越浅，其声音越强，反之则较弱。常见于大叶性肺炎的实变期，其支气管呼吸音强而高调，而且近耳。

（2）肺内大空腔：当肺内大空腔与支气管相通，且其周围肺组织又有实变存在时，音响在空腔内共鸣，并通过实变组织的良好传导，故可闻及清晰的支气管呼吸音，常见于肺脓肿或空洞型肺结核的患者。

（3）压迫性肺不张：胸腔积液时，压迫肺脏，发生压迫性肺不张，因肺组织较致密，有利于支气管音的传导，故于积液区上方有时可闻及支气管呼吸音，但强度较弱而且遥远。

3. 异常支气管肺泡呼吸音

为在正常肺泡呼吸音的区域内闻及支气管肺泡呼吸音。其产生机制为肺部实变区域较小且与正常含气肺组织混合存在，或肺实变部位较深并被正常肺组织所覆盖。常见于支气管肺炎、肺结核、大叶性肺炎初期或在胸腔积液上方肺膨胀不全的区域。

（四）啰音

啰音（crackles，rales）是呼吸音以外的附加音（adventitious sound），该音正常情况下并不存在，故非呼吸音的改变，按性质的不同可分为下列几种。

1. 湿啰音

吸气时气体通过呼吸道内的分泌物如渗出液、痰液、血液、黏液和脓液等，形成的水泡破裂所产生的声音称为湿啰音（moist crackles），又称水泡音（bubble sound）。或认为由于小支气管壁因分泌物黏着而陷闭，当吸气时突然张开重新充气所产生的爆裂音。

（1）湿啰音的特点：湿啰音为呼吸音外的附加音，断续而短暂，一次常连续多个出现，于吸气时或吸气终末较为明显，有时也出现于呼气早期，部位较恒定，性质不易变，中、小湿啰音可同时存在，咳嗽后可减轻或消失。

（2）湿啰音的分类：按啰音的音响强度可分为响亮性和非响亮性两种。①响亮性湿啰音：啰音响亮，是由于周围具有良好的传导介质，如实变，或因空洞共鸣作用的结果，见于肺炎、肺脓肿或空洞型肺结核。如空洞内壁光滑，响亮性湿啰音还可带有金属调。②非响亮性湿啰音：声音较低，是由于病变周围有较多的正常肺泡组织，传导过程中声波逐渐减弱，听诊时感觉遥远。

按呼吸道腔径大小和腔内渗出物的多寡分粗、中、细湿啰音和捻发音（图 1-3-13）。①粗湿啰音（coarse crackles）又称大水泡音：发生于气管、主支气管或空洞部位，多出现在吸气早期（图 1-3-14），见于支气管扩张、肺水肿及肺结核或肺脓肿空洞。昏迷或濒死的患者因无力排出呼吸道分泌物，于气管处可闻及粗湿啰音，有时不用听诊器亦可闻及，谓之痰鸣。②中湿啰音（medium crackles）又称中水泡音：发生于中等大小的支气管，多出现于吸气的中期（图 1-3-14），见于支气管炎、支气管肺炎等。③细湿啰音（fine crackles）又称小水泡音：发生于小支气管，多在吸气后期出现

Note

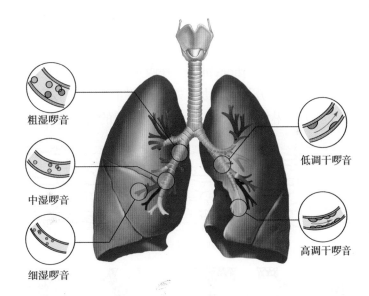

图 1-3-13　啰音发生的机制

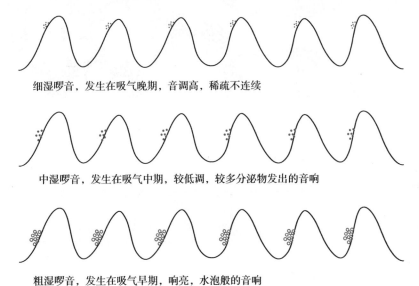

细湿啰音，发生在吸气晚期，音调高，稀疏不连续

中湿啰音，发生在吸气中期，较低调，较多分泌物发出的音响

粗湿啰音，发生在吸气早期，响亮，水泡般的音响

图 1-3-14　湿啰音示意图

（图 1-3-14）。常见于细支气管炎、支气管肺炎、肺淤血和肺梗死等。弥漫性肺间质纤维化患者吸气后期出现的细湿啰音，其音调高，近耳颇似撕开尼龙袋时发出的声音，谓之 Velcro 啰音。④捻发音（crepitus）：是一种极细而均匀一致的湿啰音，多在吸气的终末闻及，颇似在耳边用手指捻搓一束头发时所发出的声音。捻发音产生是由于细支气管和肺泡壁因分泌物存在而互相黏着陷闭，吸气时被气流冲开重新充气，发出高音调、高频率的细小爆裂音（图 1-3-15）。常见于细支气管和肺泡炎症或充血，如肺淤血、肺炎早期和肺泡炎等。但正常老年人或长期卧床的患者，于肺底亦可闻及捻发音，在数次深呼吸或咳嗽后可消失，一般无临床意义。

　　肺部局限性湿啰音，仅提示该处的局部病变，如肺炎、肺结核或支气管扩张等。两侧肺底湿啰音，多见于心力衰竭所致的肺淤血和支气管肺炎等。如两肺野满布湿啰音，则多见于急性肺水肿和严重支气管肺炎。

2. 干啰音

由于气管、支气管或细支气管狭窄或部分阻塞，空气吸入或呼出时形成湍流所产生的声音称为干啰音（wheezes，rhonchi）。呼吸道狭窄或不完全阻塞的病理基础包括炎症引起的黏膜充血水肿和分泌物增加、支气管平滑肌痉挛、管腔内肿瘤或异物阻塞，以及管壁被管外肿大的淋巴结或纵隔肿瘤压迫引起的管腔狭窄等（图 1-3-16）。

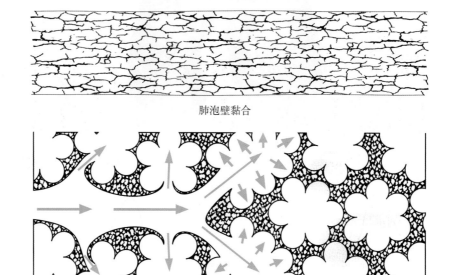

肺泡壁黏合

肺泡壁被吸入的空气展开

图 1-3-15　捻发音的发生机制

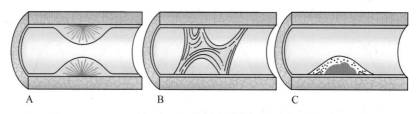

A　　　　　　　B　　　　　　　C

图 1-3-16　干啰音的发生机制

A. 管腔狭窄；B. 管腔内有分泌物；C. 管腔内有新生物或受压

（1）干啰音的特点：干啰音为一种持续时间较长带乐性的呼吸附加音，音调较高，基音频率为 300 ~ 500 Hz。持续时间较长，吸气及呼气时均可听及，但以呼气时为明显，干啰音的强度和性质易改变，部位易变换，在瞬间内数量可明显增减。发生于主支气管以上大气道的干啰音，有时不用听诊器亦可听及，谓之喘鸣。

（2）干啰音的分类：根据音调的高低可分为高调和低调两种。①高调干啰音（sibilant wheezes）又称哨笛音：音调高，其基音频率可达 500 Hz 以上，呈短促的"zhi-zhi"声或带音乐性。用力呼气时其音质常呈上升性，多起源于较小的支气管或细支气管（图 1-3-13、图 1-3-17）。②低调干啰音（sonorous wheezes）又称鼾音：音调低，其基音频率为 100 ~ 200 Hz，呈呻吟声或鼾声的性质，多发生于气管或主支气管（图 1-3-13、图 1-3-17）。发生于双侧肺部的干啰音常见于支气管哮喘、慢性支气管炎、COPD 和心源性哮喘等。局限性干啰音是由于局部支气管狭窄所致，常见于支

Note

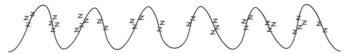
低调干啰音：响亮、低调、粗糙的响声，犹如鼾声，最常于吸气相或呼吸相连续听及；可因咳嗽后消失，常因黏液积聚于气管或大的支气管中所致

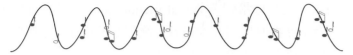
高调干啰音：乐性的响声，犹如短促的尖声，最常于吸气相或呼气相连续听及，通常于呼气时较响亮

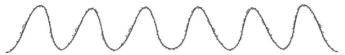
胸膜摩擦音：干性，摩擦性或刺耳的声音，常因胸膜面炎症引起；于吸气相或呼气相闻及，在前侧胸膜面最响亮

图 1-3-17　干啰音与胸膜摩擦音示意图

气管内膜结核或肿瘤等。

（五）语音共振的检查方法、特点及临床价值

语音共振（vocal resonance）的产生方式与语音震颤基本相同。嘱被检查者用一般的声音强度重复发"yi"长音，喉部发音产生的振动经气管、支气管、肺泡传至胸壁，由听诊器闻及。正常情况下，闻及的语音共振言词并非响亮清晰，音节亦含糊难辨。语音共振一般在气管和大支气管附近听到的声音最强，在肺底则较弱。语音共振减弱见于支气管阻塞、胸腔积液、胸膜增厚、胸壁水肿、肥胖及 COPD 等疾病。在病理情况下，语音共振的性质发生变化，根据听诊音的差异可分为以下几种。

1. 支气管语音

支气管语音（bronchophony）指语音共振的强度和清晰度均增加，常同时伴有语音震颤增强，叩诊浊音和闻及病理性支气管呼吸音，见于肺实变的患者。

2. 胸语音

胸语音（pectoriloquy）是一种更强、更响亮和较近耳的支气管语音，清晰可辨，容易闻及。见于大范围的肺实变区域。有时在支气管语音尚未出现之前，即可查出。

3. 羊鸣音

羊鸣音（egophony）表现为不仅语音的强度增加，其性质也发生改变，带有鼻音性质，颇似"羊叫声"。嘱被检查者说"yi-yi-yi"音，往往听到的是"a-a-a"，则提示有羊鸣音的存在。常在中等量胸腔积液的上方肺受压的区域闻及，亦可在肺实变伴有少量胸腔积液的部位闻及。

4. 耳语音

嘱被检查者用耳语声调发"yi-yi-yi"音，在胸壁上听诊时，正常人在能闻及肺泡呼吸音的部位，仅能闻及极微弱的音响，但当肺实变时，则可清楚地闻及增强的音调较高的耳语音（whispered pectoriloquy）。耳语音对诊断肺实变具有重要的价值。

Note

（六）胸膜摩擦音的发生机制、特点及病因

正常胸膜表面光滑，胸膜腔内并有微量液体存在。因此，呼吸时胸膜脏层和壁层之间相互滑动并无音响发生。然而，当胸膜面由于炎症、纤维素渗出而变得粗糙时，随着呼吸运动便可出现胸膜摩擦音（pleural friction rub）。其特征颇似用一手掩耳，以另一手指在其手背上摩擦时所闻及的声音。胸膜摩擦音通常于呼吸两相均可闻及，而且十分近耳，一般于吸气末或呼气初较为明显，屏气时即消失。深呼吸或在听诊器体件上加压时，摩擦音的强度可增加（图 1-3-17）。

胸膜摩擦音最常听到的部位是前下侧胸壁，因呼吸时该区域的呼吸动度最大。反之，肺尖部的呼吸动度较胸廓下部为小，故胸膜摩擦音很少在肺尖闻及。胸膜摩擦音可随体位的变动而消失或复现。当胸腔积液较多时，因两层胸膜被分开，摩擦音可消失，在积液吸收过程中当两层胸膜又接触时，可再出现。当纵隔胸膜发炎时，于呼吸及心脏搏动时均可闻及胸膜摩擦音。胸膜摩擦音常发生于纤维素性胸膜炎、肺梗死、胸膜肿瘤及尿毒症等患者。

（吴　珍）

第二章　鼻和喉

■ 鼻的结构与鼻咽癌
　◎ 外鼻的结构
　◎ 鼻腔的结构
　◎ 鼻旁窦的结构
　◎ 鼻咽癌

■ 喉的结构与喉癌
　◎ 喉的结构
　◎ 喉的组织学结构
　◎ 喉癌

第一节　鼻的结构与鼻咽癌

　　患者，男，54 岁，1 个月前无意间发现双侧颈部肿物，自行服消炎药，效果不佳。就诊后行 B 超检查，提示双侧颈部多发肿大淋巴结，大者约 2.9 cm×1.7 cm，遂行颈部淋巴结活检术。术中见淋巴结大者位于右侧胸锁乳突肌深面，与颈鞘粘连，活动度差，完整切除淋巴结送病理检查。患者一般状况可，无咳嗽、咳痰，无胸闷憋喘，无发热等症状。

　　问题：

　　（1）你的初步临床诊断是什么？鉴别诊断包括哪些？

　　（2）淋巴结活检病理镜下图像如图 2-1-1 所示，该病例病理诊断是什么？

　　（3）可以通过哪些辅助检测证实你的诊断？

　　（4）该患者确诊后的治疗原则是什么？

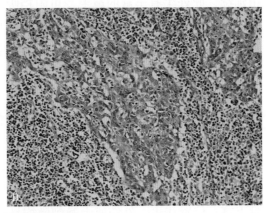

图 2-1-1　镜下组织学图像

A. ×40；B. ×200

鼻是呼吸道的起始部，也是嗅觉器官，分为外鼻、鼻腔和鼻旁窦三部分。

一、外鼻的结构

外鼻以鼻骨和鼻软骨为支架，外被皮肤和少量皮下组织。外鼻上端连与额部称鼻根，下端称鼻尖，鼻根与鼻尖之间称鼻背，鼻尖两侧的半圆形隆起称鼻翼，当呼吸困难时可出现鼻翼翕动。鼻翼外侧至口角外侧的浅沟称鼻唇沟。

二、鼻腔的结构

鼻腔（nasal cavity）以骨和软骨为基础，内面覆以黏膜和皮肤。鼻腔被鼻中隔（nasal septum）分为左、右两腔，鼻腔向前经鼻孔通外界，向后经鼻后孔通鼻咽部。

鼻腔分为鼻前庭和固有鼻腔两部分（图 2-1-2）。

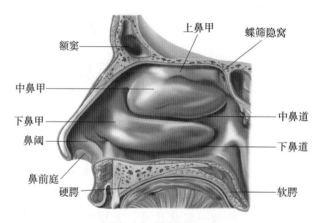

图 2-1-2　鼻腔的结构

（一）鼻前庭

鼻腔前下方鼻翼内面较宽大的部分为鼻前庭（nasal vestibule）。鼻阈（nasal limen）是鼻前庭上方的弧形隆起，也是鼻前庭和固有鼻腔的分界处。鼻前庭内面为未角化的复层扁平上皮，在近外鼻孔处逐渐移行为角化的复层扁平上皮，与皮肤的表皮相延续，此处生有丰富的鼻毛，可阻挡吸入气体中的尘埃等异物，是净化空气的第一道屏障。固有层为结缔组织，内含毛囊、皮脂腺及汗腺等结构。皮脂腺分泌的皮脂具有滋润鼻毛的作用，同时也抑制和杀灭细菌。

（二）固有鼻腔

固有鼻腔（nasal cavity proper）是鼻腔的主要部分，常简称为鼻腔，有顶、底和内、外侧壁。鼻腔顶从前向后由鼻骨、额骨、筛骨筛板和蝶骨体下面构成。鼻腔底即口腔顶，由硬腭构成。鼻腔内侧壁为鼻中隔。鼻中隔由鼻中隔软骨、筛骨垂直板和犁骨组成支架，表面覆以黏膜而成。鼻中隔位置居中者较少，通常偏向一侧。鼻中隔前下部的血管丰富、位置浅表，外伤或干燥刺激均易引起出血，约 90% 的鼻出血发生于此区，故称易出血区（又称 Little 区或 Kiesselbach 区）。鼻腔外侧壁自上向下可见上、中、下

Note

3 个鼻甲（nasal concha），3 个鼻甲下方有 3 个鼻道，分别称上鼻道、中鼻道和下鼻道。多数人上鼻甲的后上方有最上鼻甲，最上鼻甲或上鼻甲后上方与蝶骨体之间的凹陷称蝶筛隐窝（sphenoethmoidal recess）。下鼻甲、中鼻甲、鼻道及鼻中隔下部的黏膜，因富含血管而呈淡红色。黏膜衬以假复层纤毛柱状上皮，杯状细胞较多。固有层为疏松结缔组织，内有混合性腺，称鼻腺。其分泌物经导管排入鼻腔，与杯状细胞的分泌物共同形成一层黏液，覆盖于黏膜表面。黏液可捕获随气体进入的细菌、尘埃等异物，纤毛则将上述黏液及其黏附的异物推向咽部而咳出。此外，黏液可湿润吸入的气体。固有层还有丰富的静脉丛与淋巴组织，丰富的血流可暖化吸入的气体，同时也是损伤黏膜时此部位容易出血的原因。淋巴组织内含有丰富的淋巴细胞、肥大细胞、嗜酸性粒细胞等免疫细胞，能清除进入黏膜组织的细菌等异物，发挥重要的免疫防御作用。

鼻中隔上部两侧、上鼻甲和鼻腔顶部的黏膜呈棕黄色，由上皮和固有层组成。该部上皮含有感受气味的嗅细胞，故也称嗅上皮。嗅黏膜面积在不同物种间差异较大。人嗅黏膜面积约为 2 cm^2，有些动物的嗅黏膜面积则较大，如犬约为 100 cm^2，故嗅觉特别发达，可训练成警犬。

1. 嗅上皮

嗅上皮为假复层柱状上皮，由嗅细胞、支持细胞和基细胞组成（图 2-1-3）。

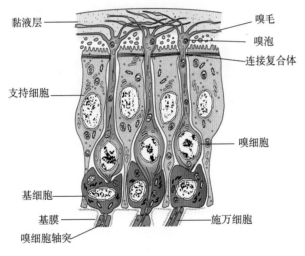

图 2-1-3　嗅上皮超微结构模式图

（1）嗅细胞（olfactory cell）：嗅细胞为双极神经元，是唯一存在于上皮内的感觉神经元。嗅细胞呈梭形，夹于支持细胞之间，细胞核圆形居中，细胞树突较长，伸至上皮表面，末端膨大形成球状的嗅泡。从嗅泡发出 10 ～ 30 根不动纤毛，称为嗅毛，内含单微管而非二联微管，故不能摆动。嗅毛倾斜、浸埋于上皮表面的嗅腺分泌物中。胞体基部发出细长的轴突，直径仅 0.1 ～ 0.5 μm，经基膜进入固有层，周围被嗅鞘细胞（神经胶质细胞）包裹，构成无髓神经纤维，进而聚集成束，构成嗅神经。嗅毛的细胞膜内含有多种受体，可接受不同化学物质的刺激，产生神经冲动最终传入中枢，产生嗅觉。

（2）支持细胞（supporting cell）：数量最多，呈高柱状，顶部宽，基部窄，游离面有发达的微绒毛。核卵圆形，位于细胞上部，胞质含丰富线粒体，可见黄色色素颗粒。电镜下，可见支持细胞与嗅细胞之间有连接复合体。与神经胶质细胞相似，支持细胞起支持、保护和分隔嗅细胞的作用。

（3）基细胞（basal cell）：呈圆形或锥形，位于上皮基底部，为干细胞，可增殖分化为支持细胞和嗅细胞。

2. 固有层

由薄层结缔组织构成，其深部与骨膜相连。固有层含丰富的血管、淋巴管和神经，并有很多浆液性嗅腺，又称鲍曼腺（olfactory gland）。嗅腺腺泡分泌的浆液经短而细的导管释放至上皮表面，可溶解空气中的化学物质，刺激嗅毛，产生嗅觉。嗅上皮不断被嗅腺分泌的浆液冲洗，以维持嗅细胞感受刺激的敏感性。

三、鼻旁窦的结构

鼻旁窦（paranasal sinuses）由骨性鼻旁窦衬以黏膜而成，有温暖、湿润空气和对发音起共鸣的作用。鼻旁窦按位置分别称为额窦、筛窦、蝶窦和上颌窦（图 2-1-4）。

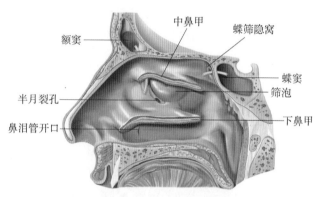

图 2-1-4　鼻旁窦及开口

额窦（frontal sinus）位于额骨额鳞的下部内，呈三棱锥体形。额窦口在窦底部通筛漏斗，开口于中鼻道。筛窦（ethmoidal sinus）是位于筛骨迷路内的海绵状小气房，按部位分为前筛窦、中筛窦和后筛窦。前筛窦和中筛窦均开口于中鼻道，后筛窦开口于上鼻道。因后筛窦与视神经管毗邻，故后筛窦的感染可向周围蔓延引起视神经炎。蝶窦（sphenoidal sinus）是蝶骨体内的含气空腔，向前开口于蝶筛隐窝。上颌窦（maxillary sinus）位于上颌骨体内，呈三角锥体形。前壁是上颌骨体前面的尖牙窝，骨质较薄；后外壁较厚，与翼腭窝毗邻；内侧壁即鼻腔的外侧壁，由中鼻道和大部分下鼻道构成；上壁即眶下壁；底壁即上颌骨的牙槽突，常低于鼻腔下壁。因上颌磨牙根部与窦底壁邻近，只有一层薄的骨质相隔，有时牙根可突入窦内，此处牙根仅以黏膜与窦腔相隔，故患牙病和上颌窦的炎症或肿瘤时可相互累及。上颌窦开口于中鼻道的半月裂孔。上颌窦的开口位置较高，分泌物不易排出，当窦腔积液时，应采取体位引流。

四、鼻咽癌

鼻咽癌（nasopharyngeal carcinoma）是发生于鼻咽部上皮的恶性肿瘤。本病见于世界各地，但以中国、东南亚为多见，北非次之，有明显的地域性。该病在我国属常见的恶性肿瘤，在南方尤为高发，多见于广东、广西、福建、湖南、台湾、香港等地。男性患者多于女性，男性发病率是女性的 2～3 倍，发病年龄有 2 个高峰，分别为 15～25 岁和 60～69 岁。临床表现为涕中带血、鼻出血、鼻塞、耳鸣、听力减退、复视、偏头痛和颈部淋巴结肿大等症状。

（一）病因与发病机制

鼻咽癌的病因尚未完全阐明。国内外多年的研究证实鼻咽癌发病与多种因素相关，包括 EB 病毒感染、遗传易感性及环境因素等。

1. EB 病毒感染

EB 病毒（Epstein-Barr virus，EBV）与鼻咽癌的关系密切。几乎 100% 的鼻咽癌患者肿瘤组织中存在 EBV 的基因组，且病毒基因插入的位点在同一肿瘤的全部肿瘤细胞中是一致的，提示为克隆性，此外肿瘤内能检测到的 EBV-DNA 的末端重复序列是同源和单克隆性的。90% 以上的患者血清中有高效价的各种抗 EBV 抗原的抗体，包括 EB 病毒核抗原（Epstein Barr virus nuclear antigen，EBNA）、膜抗原和壳抗原等多种成分的相应抗体，特别是 EB 病毒壳抗原的 IgA 抗体（VCA-IgA）阳性率高达 97%，具有一定的诊断意义。但 EB 病毒在上皮细胞发生癌变过程中的作用机制尚不清楚。

2. 遗传因素

流行病学调查已表明鼻咽癌不仅有显著的地域性，亦有明显的家族聚集性。高发区居民移居国外或外地后，其后裔的发病率仍远远高于当地人群，提示机体的遗传因素在鼻咽癌的发病中发挥重要作用。研究推测，鼻咽癌发病的启动阶段需要 EBV 的表达，但是肿瘤的发生发展还需有关键基因参与，如 3p 染色体等位基因缺失等。

3. 环境因素

环境中的某些致癌化学物质，如亚硝酸胺类、多环芳烃类及微量元素镍等与鼻咽癌的发生也有一定关系。在高发地区，腌制食品中高浓度的亚硝胺被认为是鼻咽癌发生的致癌物。

（二）病理变化

鼻咽癌最常发生于鼻咽顶部，其次是外侧壁和咽隐窝，前壁最少见，有时可多发。鼻咽镜下观察，鼻咽癌早期常表现为局部黏膜粗糙或略隆起，或形成隆起于黏膜面的小结节；进展期可表现为黏膜隆起、结节状、菜花状、溃疡型（图 2-1-5），或以黏膜下浸润为主，表面黏膜尚完好，其中以结节状最多见，其次为菜花状。

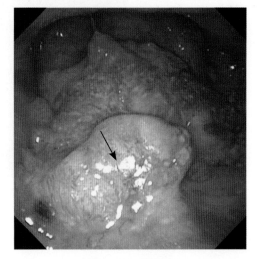

图 2-1-5　鼻咽癌

鼻咽镜下见肿瘤呈结节状隆起于黏膜表面

Note

　　鼻咽癌绝大多数起源于鼻咽黏膜柱状上皮的储备细胞，少数来源于鳞状上皮的基底细胞，组织学类型主要为鳞状细胞癌，腺癌极少见。

　　根据分化程度可将鳞状细胞癌（squamous cell carcinoma）分为分化型和未分化型两类。

1. 分化型鳞状细胞癌

　　分化型鳞状细胞癌又可分为角化型和非角化型。前者相当于高分化鳞状细胞癌，非常少见，癌巢内细胞分层明显，可见角化和细胞间桥，癌巢中央角化珠形成（图 2-1-6）。非角化型鳞状细胞癌即低分化鳞状细胞癌，癌细胞排列成片状、条索状或巢状，细胞大小形态不一，常呈卵圆形、多角形或梭形，细胞间桥不明显，无细胞内角化及角化珠形成，间质大量淋巴细胞和浆细胞浸润（图 2-1-7）。

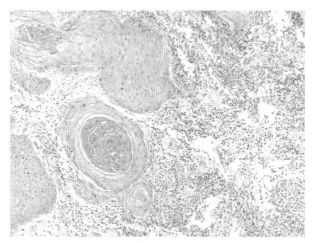

图 2-1-6　鼻咽角化型鳞状细胞癌

肿瘤细胞分化良好，癌巢中央可见明显角化珠形成

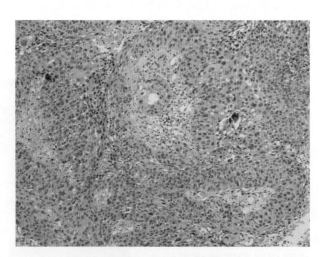

图 2-1-7　鼻咽非角化型鳞状细胞癌

肿瘤细胞形成不规则癌巢，细胞呈现显著异形性，无明显角化

2. 未分化型鳞状细胞癌

　　未分化型鳞状细胞癌有两种形态学表现，其一为泡状核细胞癌（vesicular nucleus cell carcinoma），癌细胞呈片状或不规则巢状分布，胞质丰富，境界不清，常呈合体

状，细胞核大，圆形或卵圆形，空泡状，有 1 ~ 2 个大而明显的核仁，癌细胞或癌巢间有较多淋巴细胞浸润（图 2-1-8）。另一种未分化鳞状细胞癌的癌细胞小，胞质少，呈小圆形或短梭形，弥漫分布，无明显的巢状结构。

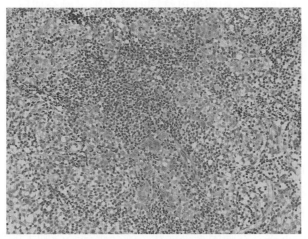

图 2-1-8　鼻咽泡状核细胞癌

癌细胞呈片状或巢状分布，胞质丰富，境界不清，细胞核空泡状，
可见嗜酸性大核仁，癌巢或癌细胞间有大量淋巴细胞浸润

检测 EBV 最可靠的方法是对 EBER（EBV-encoded small RNAs）进行原位杂交（图 2-1-9），也可通过免疫组化技术检测 EBV 潜伏膜蛋白 1（latent membrane protein1，LMP1）的存在。

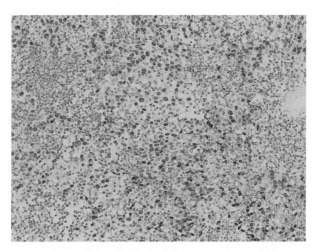

图 2-1-9　鼻咽部 EBER 原位杂交显示肿瘤细胞弥漫核着色

（三）扩散途径

1.直接蔓延

肿瘤向上蔓延可破坏颅底骨侵入颅内，损伤第 Ⅱ ~ Ⅵ 对脑神经，并出现相应症状；向下侵犯梨状隐窝、会厌及喉上部；向外侧可破坏咽鼓管侵入中耳；向前可蔓延至鼻腔甚至眼眶，也可由鼻腔向下破坏硬腭和软腭；向后则侵犯颈椎。

2. 淋巴道转移

鼻咽黏膜固有膜内淋巴组织丰富，富含淋巴管网，故早期常发生淋巴道转移。半数以上鼻咽癌患者以颈部淋巴结肿大作为首发症状就诊。肿瘤先转移到咽后壁淋巴结，然后转移至颈深上淋巴结。若相邻淋巴结同时受累则可融合成巨大肿块。颈部肿大淋巴结还可压迫第Ⅳ～Ⅺ对脑神经和颈交感神经引起相应的症状。

3. 血道转移

少见，发生较晚，可转移至肝、肺、骨，其次为肾、肾上腺和胰腺等处，引起相应症状。

（四）临床表现与诊断

由于解剖位置比较隐蔽，鼻咽癌患者起病隐匿，早期症状不明显，且无特异性。随着肿瘤的生长和浸润，逐渐出现鼻塞、涕中带血、鼻出血、头疼、耳鸣、听力减退、复视和颈部淋巴结肿大等症状。肿瘤侵犯颅底骨，压迫脑神经，可出现视物模糊、面部麻木、复视、眼睑下垂、吞咽困难等症状。颈交感神经受肿大的颈深上淋巴结压迫，可出现颈交感神经麻痹综合征。半数以上患者首诊症状为颈部肿块，在乳突下方或胸锁乳突肌上段前缘出现无痛性结节。此外，血清学检查 EBV VCA-IgA 对鼻咽癌的诊断有帮助。磁共振和 CT 能显示鼻咽部占位，并用于评估肿瘤范围。鼻咽癌原发灶的诊断主要依靠鼻咽镜下肿块活检。

（五）治疗和预后

鼻咽癌因早期症状常不明显易被忽略，确诊时已多是中、晚期，常伴有转移，因此治愈率低。放疗是鼻咽癌的主要治疗手段，必要时可联合化疗，其治疗方法和效果与病理组织学类型有关。非角化型鳞状细胞癌和泡状核细胞癌对放疗敏感，治疗后病情可明显缓解，但易复发；角化型鳞状细胞癌对放疗反应性差，预后较差。此外，患者的年龄、临床分期对生存有显著影响。鼻咽癌 5 年生存率约为 50%。

（李　丽　张艳敏　吴凤霞　李志爽）

第二节　喉的结构与喉癌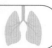

喉（larynx）既是呼吸管道，也是发音器官。

一、喉的结构

喉以软骨为支架，借关节、肌肉和韧带连接而成。喉位于颈前正中，成年人喉平第 3～6 颈椎水平。上界为会厌上缘，下界为环状软骨下缘；上借喉口通喉咽部，下

Note

借环状软骨气管韧带与气管相连。喉的前方被皮肤、颈筋膜及舌骨下肌群所覆盖，喉的后方紧邻喉咽部，两侧有颈部大血管、神经和甲状腺侧叶。

（一）喉软骨

喉软骨构成喉的支架，包括不成对的甲状软骨、环状软骨、会厌软骨和成对的杓状软骨等。

甲状软骨（thyroid cartilage）是最大的喉软骨（图 2-2-1），由两块呈四边形的甲状软骨板在前缘融合而成。融合处称前角，前角的上端向前突出，称喉结，在成年男性特别明显。甲状软骨板的后端游离，向上、下伸出的突起称上角、下角。上角较长，借韧带与舌骨大角相连；下角较短，内侧面有关节面，与环状软骨相关节。

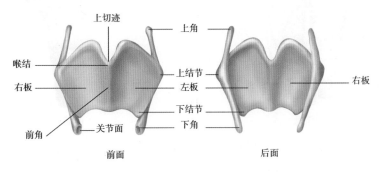

图 2-2-1　甲状软骨

环状软骨（cricoid cartilage）位于甲状软骨的下方，向下接气管（图 2-2-2）。环状软骨由前部低窄的环状软骨弓和后部高阔的环状软骨板构成。环状软骨弓平对第 6 颈椎高度，是颈部的重要标志之一。环状软骨板上缘两侧各有一杓关节面与杓状软骨相关节。在环状软骨弓与板的交界处，两侧各有一圆形的甲关节面，与甲状软骨相关节。环状软骨是喉软骨中唯一完整的软骨环，对支撑呼吸道、保持其畅通具有重要作用，若损伤易引起喉狭窄。

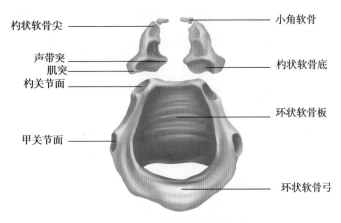

图 2-2-2　环状软骨和杓状软骨

会厌软骨（epiglottic cartilage）形似树叶，上宽下窄，上端游离，下端借甲状会厌韧带连于甲状软骨前角内面的上部（图 2-2-3）。会厌软骨被覆黏膜构成会厌（epiglottis）。会厌是喉口的活瓣，吞咽时喉随咽上提并向前移动，会厌封闭喉口，阻止食团误入喉腔。

杓状软骨（arytenoid cartilage）左、右各一，形似三棱锥体形，位于环状软骨板上方中线两侧（图 2-2-2）。杓状软骨分为一尖、一底、两突和三个面。杓状软骨底与环状软骨的杓关节面形成环杓关节，底向前伸出的突起称声带突，是声韧带附着处；向外侧伸出的突起称肌突，有喉肌附着于此处。

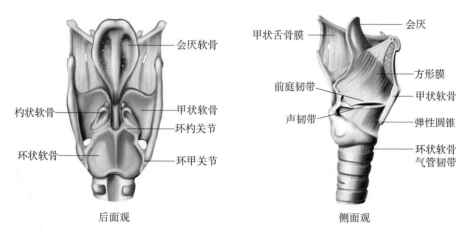

后面观　　　　　　　　侧面观

图 2-2-3　喉的连接示意图

（二）喉的连接

喉的连接包括喉软骨之间的连接以及喉与舌骨、气管之间的连接（图 2-2-3）。

甲状舌骨膜（thyrohyoid membrane）是位于甲状软骨上缘与舌骨之间的结缔组织膜，其中部增厚称甲状舌骨正中韧带。连接甲状软骨上角和舌骨大角的韧带是甲状舌骨外侧韧带。

环甲关节（cricothyroid joint）由环状软骨的甲关节面和甲状软骨下角构成。甲状软骨可在冠状轴上做前倾运动使声带紧张，复位时使声带松弛。

环杓关节（cricoarytenoid joint）由环状软骨板上缘的杓关节面和杓状软骨底构成。杓状软骨可沿该关节垂直轴做旋内和旋外运动，使声带突互相靠近或远离，从而缩小或开大声门裂。环杓关节还可做向前、后、内侧、外侧等方向上的滑动。

方形膜（quadrangular membrane）起于甲状软骨前角后面和会厌软骨两侧缘，向后附着于杓状软骨前内侧缘，构成喉前庭外侧壁的基础。其下缘游离称前庭韧带（vestibular ligament）。

弹性圆锥（conus elasticus）又称环甲膜，起自甲状软骨前角内面，呈扇形向下止于环状软骨上缘的内侧、向后止于杓状软骨的声带突。弹性圆锥上缘游离增厚，张于甲状软骨至声带突之间，称为声韧带（vocal ligament），较前庭韧带厚而短。弹性圆锥前面中部弹性纤维增厚称环甲正中韧带（median cricothyroid ligament）。急性喉阻塞时，可在环甲正中韧带处进行穿刺，以建立暂时性通气道。

环状软骨气管韧带（cricotracheal ligament）是连接环状软骨下缘和第 1 气管软骨环的结缔组织膜。

（三）喉肌

喉肌属于横纹肌，按主要功能可分为三类：

第一类作用于环甲关节，使声带紧张或松弛。声带紧张肌包括环甲肌、环杓后肌和杓横肌、杓斜肌；声带松弛肌包括甲杓外肌和声带肌。

第二类作用于环杓关节，使声门裂开大或缩小。环杓后肌为声门开大肌；声门缩小肌包括杓横肌、杓斜肌、环杓侧肌、甲杓肌。

第三类作用于喉口，使喉口开大或缩小。甲会厌肌收缩引起喉口开大；杓会厌肌、杓横肌及杓斜肌收缩引起喉口缩小。

（四）喉腔

喉腔（laryngeal cavity）是由喉软骨、韧带、纤维膜、喉肌和喉黏膜等共同围成的管腔（图 2-2-4）。喉腔向上经喉口与咽相通，向下与气管相通。

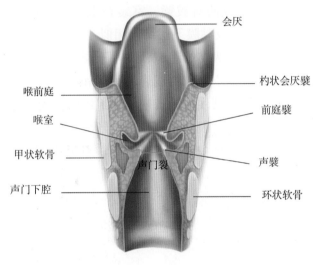

图 2-2-4　喉腔示意图

喉口（aditus laryngis）是喉腔的上口，朝向后上方，由会厌上缘、杓状会厌襞和杓间切迹共同围成。杓状会厌襞（aryepiglottic fold）是指连接杓状软骨尖与会厌软骨侧缘的黏膜皱襞。

喉腔内有两对自外侧壁突入腔内，呈前后方向的黏膜皱襞。上方的一对称前庭襞（vestibular fold），连于甲状软骨前角后面与杓状软骨声带突上方的前内侧缘之间，活体呈粉红色。两侧前庭襞之间的裂隙称前庭裂（rima vestibuli）。下方的一对黏膜皱襞称声襞（vocal fold），连于甲状软骨前角后面与杓状软骨声带突之间，在活体上颜色较白，比前庭襞更突向喉腔。左、右声襞与杓状软骨底和声带突之间的裂隙称声门裂（fissure of glottis），较前庭裂长而窄，是喉腔最狭窄的部位。声门裂前 2/3 位于两侧声襞之间称膜间部（intermembranous part），后 1/3 位于两侧杓状软骨底和声带突之间称软骨间部（intercartilaginous part），为喉结核好发部位。声襞及声襞内的声韧带和声带肌合称声带（vocal cord）。声带和声门裂合称为声门（glottis）。

　　喉腔借前庭襞和声襞分为三部分：①喉前庭（laryngeal vestibule），位于喉口与前庭襞之间，上宽下窄，呈漏斗状。前壁中下份有会厌软骨茎附着，附着处的上方有呈结节状隆起称会厌结节。②喉中间腔（intermediate cavity of larynx），是喉腔中前庭襞与声襞之间的部分。喉中间腔向两侧突出的隐窝称喉室（ventricle of larynx）。③声门下腔（infraglottic cavity），是声襞与环状软骨下缘之间的部分。此部黏膜下组织疏松，炎症时易发生喉水肿，婴幼儿喉腔较窄，更易因急性喉水肿而致喉阻塞，造成呼吸困难。

二、喉的组织学结构

　　喉上通咽喉，下接气管，是气体通道和发音的主要器官。喉以软骨为支架，软骨之间借韧带、肌肉或关节相连。会厌舌面及喉面上的黏膜衬以复层扁平上皮，内有味蕾，会厌喉面基部衬贴假复层纤毛柱状上皮。会厌各部黏膜的固有层均为疏松结缔组织，富含弹性纤维、混合腺和淋巴组织，深部与会厌软骨的软骨膜相连。

　　喉侧壁黏膜突向腔内，形成两对皱襞，室襞在上，声襞在下，两者之间为喉室（图2-2-5）。室襞与喉室的黏膜及黏膜下层结构相似。其上皮为假复层纤毛柱状上皮，有杯状细胞散在分布，其固有层为结缔组织，黏膜下层由疏松结缔组织构成，富含淋巴组织和较多的混合腺。声襞即声带，由浅表的膜部和基底的软骨部构成。膜部表面为复层扁平上皮，固有层较厚，其浅层为疏松结缔组织，炎症时易发生水肿；深部为致密结缔组织，发达的弹性纤维与表面平行排列，形成致密板，称声韧带。固有层下方的骨骼肌构成声带肌。声带振动主要发生在膜部。声带的软骨部黏膜结构与室襞相仿，表面被覆假复层纤毛柱状上皮，黏膜下层有混合腺，外膜可见软骨和骨骼肌。喉黏膜炎症时，可发生疼痛、声音嘶哑，甚至呼吸困难。

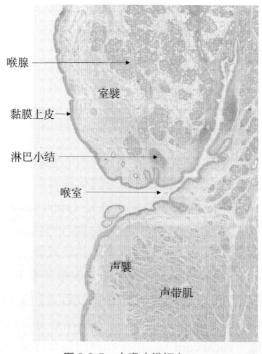

喉腺
室襞
黏膜上皮
淋巴小结
喉室
声襞
声带肌

图 2-2-5　人喉（纵切）

三、喉癌

喉癌（laryngeal carcinoma）是上呼吸道常见的恶性肿瘤。患者多为中老年，大部分患者为男性。

（一）病因

吸烟是主要危险因素，长期大量饮酒以及环境污染也会增加发病风险。此外，发现部分肿瘤发病与人乳头状瘤病毒（human papilloma virus，HPV）感染等因素有关，最常见的是 HPV16 型，其次是 HPV18 型。

（二）病理变化

喉癌以声门区最为多见，其次是声门上区，声门下区最少。声带肿瘤常见于声带前 1/3。肉眼观肿瘤可为乳头状、菜花状或疣状隆起，也可为溃疡型肿物（图 2-2-6）。

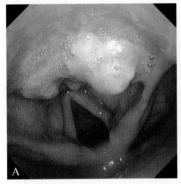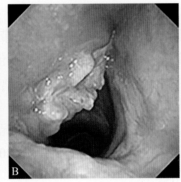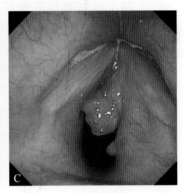

图 2-2-6 喉镜下喉癌肉眼观

A. 声门上癌；B. 声门癌；C. 声门下癌

组织学类型以鳞状细胞癌最常见，占 95%～98%，腺癌少见，约占 2%。鳞状细胞癌按肿瘤发展程度可分为原位癌、早期浸润癌和浸润癌。①原位癌：肿瘤局限于上皮内，没有突破基底膜，经过一段时间可发展成浸润癌。②早期浸润癌：由原位癌突破上皮基底膜发展而来，到达固有层并形成癌巢。③浸润癌：根据分化程度分为高分化、中分化、低分化，其中最常见的是高分化鳞状细胞癌，在癌巢中央形成角化珠（图 2-2-7），低分化鳞状细胞癌相对少见。疣状癌是一种特殊的高分化鳞状细胞癌，较少见，占喉癌的 1%～2%，特点是肿瘤呈疣状外生性生长，镜下呈乳头状结构，表现为高分化鳞状细胞癌，肿瘤底部呈宽大的束状向深部推进式生长。疣状癌生长缓慢，很少发生转移。

（三）扩散途径

喉癌常向黏膜下浸润生长，侵犯邻近软组织和甲状软骨，向前可破坏颈前软组织、甲状腺，向后可累及食管，向下蔓延至气管。转移一般发生较晚，多经淋巴道转移至颈部淋巴结，常见于颈总动脉分叉处淋巴结。血道转移少见，主要转移至肺、骨、肝、肾等部位。

Note

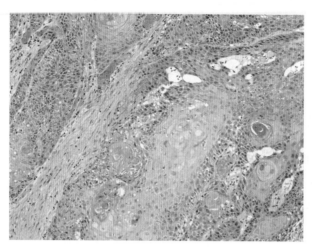

图 2-2-7 喉高分化鳞状细胞癌

肿瘤细胞巢片状分布，癌巢中央可见角化珠，细胞异形性小

（四）临床表现及预后

临床症状取决于肿瘤发生的部位。声嘶是喉癌（声带癌）患者常见的早期症状，发生于声带外侧者可无声嘶症状。声门上和下咽癌的症状包括吞咽困难、异物感、咯血、吞咽痛和颈部肿块。声门下肿瘤还常见呼吸困难和喘鸣。

喉癌应行手术治疗，肿瘤完全切除是最重要的原则。声门或声门上小的肿瘤可通过激光切除、局部切除或放疗等保守治疗，总体生存情况良好。声门和声门上喉癌的总体生存率高于声门下肿瘤，声门部喉癌 5 年生存率达 80% ~ 85%。

（吴凤霞　李　丽　张艳敏）

第三章　气管和支气管

患者，女，25 岁。因"发作性喘息 1 年，加重 5 天"入院。患者 1 年前接触花粉后出现喘息，伴咳嗽，无咳痰，无发热。症状可自行缓解。5 天前接触刺激性气味后又出现喘息，伴胸闷，活动后加重，伴咳嗽，在社区诊所给予"激素、喘定"药物治疗后症状可缓解。既往体健。查体：神志清，双肺呼吸音粗，可闻及呼气性哮鸣音，呼气音延长。心率 90 次 / 分，律齐，各瓣膜听诊区未闻及病理性杂音。

问题：

（1）该患者初步诊断考虑什么疾病？入院后需进一步做哪些检查？

（2）请简述该患者的治疗原则。

第一节　气管和支气管的结构与发生

一、气管和支气管的解剖结构

气管位于食管前方，上端约平第 6 颈椎水平与咽相接，下端约平胸骨角水平分为左、右主支气管，分叉处称为气管杈（bifurcation of trachea）。其内面有一向上凸出的半月状嵴，称气管隆嵴（carina of trachea），略偏向左侧，是支气管镜检查时重要的定位标志（图 3-1-1）。

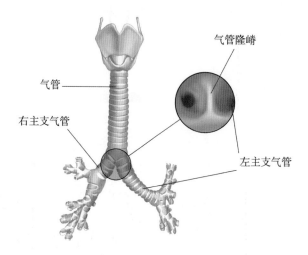

图 3-1-1　气管与支气管

气管以 C 形的气管软骨环为支架，其缺口向后由膜壁封闭。甲状腺峡多位于第 2 ~ 4 气管软骨环前方，气管切开术常在第 3 ~ 5 气管软骨环处进行。

支气管（bronchi）是气管的各级分支，第一级分支为左、右主支气管。左主支气管（left principal bronchus）位于气管杈与左肺门之间，细而长，男性平均长 4.8 cm，女性平均长 4.5 cm。其外径男性平均为 1.4 cm，女性平均为 1.3 cm。气管中线与主支气管下缘间的夹角称嵴下角（subcarinal angle），男性左嵴下角平均为 36.4°，女性平均为 39.3°。右主支气管（right principal bronchus）位于气管杈与右肺门之间，粗而短，男性平均长 2.1 cm，女性平均长 1.9 cm。其外径男性平均为 1.5 cm，女性平均为 1.4 cm。右主支气管走行较陡直，男性右嵴下角平均为 21.96°，女性平均为 24.7°。因此经气管坠入的异物多进入右主支气管。

二、气管和支气管的组织学结构

气管和主支气管为肺外的气体通道，两者管壁结构相似，由内向外依次分为黏膜、黏膜下层和外膜 3 层（图 3-1-2）。

（一）黏膜

黏膜（mucosa）由上皮和固有层组成，上皮为假复层纤毛柱状上皮，由纤毛柱状细胞、杯状细胞、基细胞、刷细胞和小颗粒细胞组成（图 3-1-3）。

1. 纤毛柱状细胞

纤毛柱状细胞（ciliated columnar cell）数量最多，呈柱状，核椭圆居中，游离面有约 300 根密集排列的纤毛。纤毛向咽部定向协同摆动，将黏液及其附着其上的尘埃、细菌等异物推送至咽部，然后咳出，因此该细胞有净化吸入空气的作用。吸入有害气体或患慢性支气管炎，均能使纤毛减少、变短、变形、膨胀或消失，从而降低或失去保护功能。

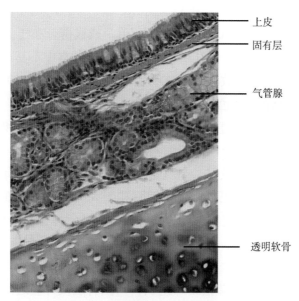

图 3-1-2 气管切片（HE 染色，高倍）

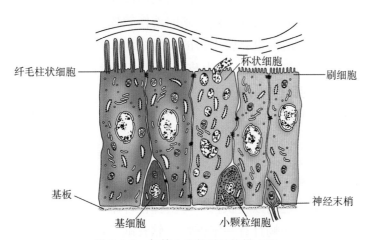

图 3-1-3 气管上皮超微结构模式图

2. 杯状细胞

杯状细胞（goblet cell）数量较多，散在分布于纤毛柱状细胞之间，细胞可达上皮游离面，顶部胞质充满黏原颗粒。其分泌的黏蛋白与气管腺的分泌物共同构成黏液性屏障，可黏附空气中的粉尘颗粒、细菌及其他异物。

3. 基细胞

基细胞（basal cell）位于上皮的深部，细胞矮小，呈锥形，细胞顶部被周围细胞覆盖，未达上皮游离面。基细胞为干细胞，可分化成纤毛柱状细胞和杯状细胞。

4. 刷细胞

刷细胞（brush cell）呈柱状，游离面无纤毛，但有许多整齐排列的密集微绒毛，形如刷状，故名刷细胞，其功能尚不明确。有研究发现，刷细胞基部与感觉神经末梢形成突触，故推测该细胞可能具有感受刺激的功能。有人认为其是过渡阶段的细胞，可分化为纤毛柱状细胞。

5. 小颗粒细胞

小颗粒细胞（small granule cell）呈锥形，单个或成群分布于上皮基底部，细胞顶部未达上皮游离面。在苏木精 – 伊红染色（HE 染色）标本中不易显示。电镜下观察，胞质内有许多致密核心颗粒，故称小颗粒细胞（small granule cell）。小颗粒细胞的功能尚无定论。因细胞内有 5- 羟色胺（5-hydroxy tryptamine，5-HT）、蛙皮素、降钙素、脑啡肽等物质，分泌物可能通过旁分泌或远距分泌，调节呼吸道和血管管腔大小及腺体的分泌，故可能属于弥散神经内分泌细胞。

上皮与固有层之间的基膜较厚，是气管上皮的特征之一。固有层为结缔组织，富含血管和淋巴管，亦含较多淋巴细胞、浆细胞和肥大细胞等免疫细胞，故有免疫防御功能。在固有层和黏膜下层的交界处，弹性纤维较发达，在普通染色切片上不易分辨。

（二）黏膜下层

黏膜下层（submucosa）为疏松结缔组织，与固有层及外膜之间没有明显的界限，内含血管、淋巴管、神经和较多的混合性气管腺（tracheal gland）。气管腺的黏液性腺泡分泌的黏液与上皮杯状细胞分泌的黏液共同形成厚的黏液层，构成黏液性屏障，覆盖在黏膜表面。气管腺的浆液性腺泡分泌的液体较稀薄，位于黏液层下方，有利于纤毛的正常摆动。黏膜下层内也有较丰富的淋巴组织，其中的浆细胞可合成免疫球蛋白 A（IgA），当 IgA 经过上皮时，与上皮细胞产生的分泌片（secretory component）结合形成分泌性免疫球蛋白 A（sIgA），释放至气道内，可杀灭细菌、病毒等病原微生物，发挥免疫防御作用。

（三）外膜

气管和支气管的外膜（adventitia）由疏松结缔组织构成，内含 16 ~ 20 个 "C" 形的透明软骨环。软骨环之间以膜状韧带（由弹性纤维构成）相连接，它们共同构成管壁的支架，可保持气管通畅且有一定弹性。软骨缺口位于气管后壁，此处有环形平滑肌和弹性纤维组成的韧带填充，咳嗽反射时平滑肌收缩，气管变窄，有利于清除痰液。

主支气管壁的结构与气管极为相似，但随着管腔变小、管壁变薄，三层分界更加不明显；软骨环逐渐被软骨片代替，而平滑肌相对逐渐增多，呈螺旋形排列。

三、气管和支气管的发生及气管发育异常

第 4 周初，原始咽底壁正中，鳃下隆起（hypobranchial eminence）的尾侧，由前肠向腹侧形成一个盲囊，称呼吸憩室（respiratory diverticulum）（图 3-1-4），是喉、气管、支气管和肺的原基。第 4 周末，呼吸憩室末端膨大并分为左、右两支，称肺芽（lung bud），是支气管和肺的原基。喉气管憩室开口于咽的部分发育为喉，其余部分发育为气管。后来，随着呼吸憩室向尾侧不断增长，呼吸憩室及前肠周围的间充质形成两条纵行嵴，称气管食管嵴。气管食管嵴向中线生长，最终融合为气管食管隔，遂将呼吸憩室与前肠完全分开，腹侧为呼吸憩室，背侧的一段前肠为食管。

（一）气管狭窄或闭锁

与消化管发生过程相似，喉和气管在发生过程中也有一个管腔因细胞过度增殖暂时闭塞，而后因细胞凋亡再重新管腔化的过程。如果管腔贯通过程受阻，就可能出现喉、气管的狭窄（stenosis）或闭锁（atresia）。

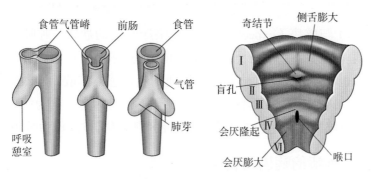

图 3-1-4　呼吸憩室的发生和演变

（二）气管食管瘘

因气管食管隔（tracheoesophageal septum）发育不良，致使气管与食管分隔不完全，两者间有瘘管相连，称气管食管瘘（tracheoesophageal fistula）。气管食管瘘常伴有食管闭锁，其原因尚不明确（图 3-1-5）。

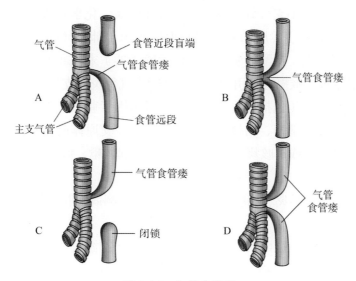

图 3-1-5　气管食管瘘

（张艳敏　吴凤霞）

第二节　咳嗽与咳痰

　　咳嗽（cough）与咳痰（expectoration）是临床常见的症状，呼吸系统疾病时常常发生咳嗽与咳痰。咳嗽是一种反射性防御动作，通过咳嗽可以清除呼吸道内分泌物或异物。但是咳嗽也有不利的一面，如咳嗽可使呼吸道感染扩散，剧烈咳嗽可诱发咯血及自发性气胸等。因此，如果频繁的咳嗽影响到工作与休息，则为病理状态。痰液是气管、支气管的分泌物或肺泡内的渗出液，借助咳嗽将其排出称为咳痰。

一、咳嗽与咳痰的病因与机制

（一）病因

　　咳嗽与咳痰的病因很多，除呼吸系统疾病外，心血管疾病、神经因素及某些药物及心理因素等也可引起咳嗽和（或）咳痰。

　　1. 呼吸道疾病

　　鼻咽部至小支气管整个呼吸道黏膜受到刺激时，均可引起咳嗽。肺泡内有分泌物、渗出物或漏出物等进入小支气管即可引起咳嗽和咳痰。化学刺激物刺激分布于肺的 C 纤维（pulmonary c-fiber）（肺的 C 纤维指血供来源于肺循环的 C 纤维，其主要分布于肺泡壁与支气管壁上，支配的感受器为化学感受器）末梢亦可引起咳嗽。咽喉炎、胃食管反流、喉结核、喉癌等可引起干咳。气管支气管炎、支气管扩张、支气管哮喘、支气管结核及各种物理（包括异物）、化学、过敏因素刺激气管、支气管也可引起咳嗽和（或）咳痰。肺部细菌、结核菌、真菌、病毒、支原体或寄生虫感染以及肺部肿瘤等均可引起咳嗽和（或）咳痰，呼吸道感染是引起咳嗽、咳痰最常见的原因。

　　2. 胸膜疾病

　　各种原因所致的胸膜炎、胸膜间皮瘤、自发性气胸或胸腔穿刺等均可引起咳嗽。

　　3. 心血管疾病

　　当二尖瓣狭窄或其他原因所致左侧心力衰竭引起肺淤血或肺水肿时，因肺泡及支气管内有浆液性或血性渗出物，可引起咳嗽和咳痰。右心或体循环静脉栓子脱落造成肺栓塞时也可引起咳嗽。

　　4. 中枢神经因素

　　从大脑皮质发出冲动传至延髓咳嗽中枢后可发生咳嗽，如当皮肤受冷刺激或三叉神经支配的鼻黏膜及舌咽神经支配的咽峡部黏膜受刺激时，可反射性引起咳嗽。脑炎、脑膜炎时也可出现咳嗽。人们还可以自主地咳嗽或抑制咳嗽。

　　5. 其他因素

　　慢性咳嗽，如服用血管紧张素转化酶抑制剂后咳嗽、胃食管反流病所致咳嗽、习惯性及心理性咳嗽等。

（二）发生机制

咳嗽是由于延髓咳嗽中枢受刺激引起。来自耳、鼻、咽、喉、支气管、胸膜等感受区的刺激传入延髓咳嗽中枢，该中枢再将冲动传向运动神经，即喉下神经、膈神经和脊髓神经，分别引起咽肌、膈肌和其他呼吸肌的运动来完成咳嗽动作，表现为深吸气后，声门关闭，继以突然剧烈的呼气，冲出狭窄的声门裂隙产生咳嗽动作和发出声音。

生理情况下支气管黏膜腺体和杯状细胞只分泌少量黏液，以保持呼吸道黏膜的湿润。正常人痰量很少，当呼吸道发生炎症时，例如黏膜充血、水肿，黏液分泌增多，毛细血管壁通透性增加，浆液渗出。渗出物与黏液、吸入的尘埃和某些组织破坏物等混合而成痰，随咳嗽动作排出。当肺淤血和肺水肿时，肺泡和小支气管内有不同程度的浆液漏出，也可引起咳痰。

二、咳嗽的临床特点

（一）咳嗽的性质

咳嗽无痰或痰量极少，称为干性咳嗽。多见于非感染性疾病或感染性疾病初期，如嗜酸性粒细胞性支气管炎、咳嗽变异性哮喘、变应性咳嗽、胃食管反流性咳嗽、急性或慢性咽喉炎、喉癌、急性支气管炎初期、气管受压、支气管异物、支气管肿瘤、胸膜疾病、原发性肺动脉高压以及二尖瓣狭窄等。咳嗽有痰称为湿性咳嗽，多见于感染性疾病，如慢性支气管炎、支气管扩张、肺炎、肺脓肿和空洞型肺结核等。

（二）咳嗽的时间与规律

1. 晨间咳嗽
晨间咳嗽见于慢性支气管炎、支气管扩张、肺脓肿等。
2. 日间咳嗽
日间咳嗽见于胃食管反流性咳嗽、鼻后滴漏综合征等。
3. 夜间咳嗽
夜间咳嗽见于咳嗽变异性哮喘、肺结核、支气管淋巴结结核、心力衰竭等。
4. 运动后咳嗽
运动后咳嗽提示运动性哮喘。
5. 进食相关咳嗽
进食相关咳嗽指患者进食期间及进食 2 小时内诱发咳嗽或咳嗽加重，多在进食酸性、油炸、高脂肪食物时出现。见于胃食管反流性咳嗽、慢性咽炎、食管－气管瘘等。
6. 突发性咳嗽
突发性咳嗽是由于吸入刺激性气体或异物、淋巴结或肿瘤压迫气管或支气管分叉处引起。

Note

7. 发作性咳嗽

发作性咳嗽见于百日咳、咳嗽变异性哮喘等。

8. 长期慢性咳嗽

长期慢性咳嗽多见于慢性支气管炎、支气管扩张、肺脓肿及肺结核等。

（三）咳嗽的音色

1. 咳嗽声音嘶哑

咳嗽声音嘶哑多为声带的炎症或肿瘤压迫喉返神经所致。

2. 鸡鸣样咳嗽

鸡鸣样咳嗽表现为连续阵发性剧咳伴有高调吸气回声，多见于百日咳、会厌、喉部疾病或气管受压。

3. 金属音咳嗽

金属音咳嗽常因纵隔肿瘤、主动脉瘤或支气管癌直接压迫气管所致。

4. 咳嗽声音低微或无力

咳嗽声音低微或无力见于严重肺气肿、声带麻痹及极度衰弱者。

三、痰液检查

痰量和痰液性状与呼吸器官病变性质及严重程度密切相关，故痰液检查对呼吸系统疾病的观察和预后判断具有重要意义。

（一）标本采集

根据检查目的不同而异，但所留的痰液不能混入唾液、鼻咽分泌物等，痰标本必须立即送检，以免细胞与细菌自溶破坏。

1. 一般检查

留取清晨深咳后的第 1 ~ 2 口痰液，咳痰前用无菌生理盐水漱口数次，吐出口咽部唾液及分泌物，深咳嗽，咳出痰液，留于干燥清洁的专用痰盒内送检。

2. 细胞学检查

可取上午 9 ~ 10 时深咳的痰液送检，尤其注意取有病理变化的部分，如混有血液、脓液等。

3. 24 小时痰量和分层检查

应嘱患者将痰吐在无色广口大玻璃瓶内，加少许防腐剂（石炭酸）防腐。

4. 细菌培养

应先用灭菌生理盐水漱口，咳痰后置无菌容器（不得含消毒剂）中数分钟内送检最为理想，不得超过 2 小时，以避免污染菌过度生长，从而提高致病菌的分离率。若限于条件无法立即送检，标本应 4℃ 保存，保存标本应在 24 小时内处理。延迟送检将降低葡萄球菌、肺炎链球菌以及革兰阴性杆菌的检出率。

5. 诱导痰检查

对无痰或痰少患者，用 3% ~ 10% 的高渗盐水雾化吸入诱导排痰。

6. 经纤维支气管镜采集

采用保护性毛刷、支气管肺泡灌洗等方法可直接从病灶处采集标本，质量最佳。

7. 气管内吸引

昏迷患者可于清理口腔后，用负压吸引法吸取痰液。

8. 咽拭子

幼儿痰液收集困难时，可用消毒棉拭刺激咽喉部引起咳嗽反射，用棉拭刮取标本。

将痰液放在低倍镜下观察，鳞状上皮细胞＜10个/低倍视野、多核白细胞＞25个/低倍视野，或两者比例＜1∶2.5的视为合格标本，涂片中有吞噬细胞是判别标本合格的重要标准。健康人一般无痰，偶有少量白色或灰白色黏液痰，痰液中可有少量中性粒细胞和上皮细胞，无红细胞及其他有形成分。

（二）临床意义

1. 一般性状检查

（1）痰量：呼吸系统疾病患者痰量增多，50～100 ml/24h，依病种和病情而异。急性呼吸系统感染较慢性炎症的痰液量少，病毒感染较细菌感染痰液量少。痰液量显著增多常见于支气管扩张、肺脓肿、肺水肿、肺空洞性改变和慢性支气管炎，有时甚至超过100 ml/24h。

（2）痰液性状及颜色：可分为黏液性、浆液性、脓性和血性等。①黏液样痰：炎症刺激使呼吸道分泌黏液增多，多见于急性支气管炎、支气管哮喘及大叶性肺炎的初期，也可见于慢性支气管炎、肺结核等。②浆液泡沫痰：浆液性粉红色泡沫痰，见于左侧心力衰竭、肺水肿患者，由于肺淤血、局部毛细血管通透性增加所致；大量白色泡沫痰，见于肺泡细胞癌；大量稀薄浆液性痰中含粉皮样物提示棘球蚴病（包虫病）。③黄色脓性痰：提示呼吸道有化脓性炎症，见于化脓性支气管炎、金黄色葡萄球菌肺炎、支气管扩张、空洞型肺结核等。肺脓肿时痰液放置后可分为三层：上层为泡沫和黏液，中层为浆液，下层为脓细胞及组织碎片等。铜绿假单胞菌感染时可有黄绿色脓痰；棕褐色脓痰见于阿米巴肺脓肿。④血性痰：由于呼吸道黏膜受侵害、损害毛细血管或血液渗入肺泡所致。鲜红色血痰见于肺癌、肺结核、支气管扩张等；铁锈色血痰见于典型的肺炎链球菌肺炎；砖红色胶冻样痰见于典型的肺炎克雷伯菌肺炎；黏稠暗红色血痰见于肺栓塞。⑤烂桃样灰黄色痰：见于肺吸虫病所致肺组织坏死。⑥黑色或灰黑色痰：见于大量吸入尘埃或长期吸烟者。

（3）气味：血腥气味见于各种原因所致的呼吸道出血，如肺癌、肺结核等；粪臭味见于膈下脓肿与肺相通时、肠梗阻、腹膜炎等；恶臭痰提示有厌氧菌；大蒜味见于砷中毒、有机磷杀虫剂中毒等。

2. 有形成分检查

（1）痰液显微镜检查是诊断病原微生物感染和肿瘤的直接方法。正常痰液显微镜检查有少量中性粒细胞和上皮细胞；病理性痰液可见较多的红细胞、白细胞及其他有形成分，其临床意义见表3-2-1。

表 3-2-1　痰液中常见有形成分及临床意义

有形成分	临床意义
红细胞	支气管扩张、肺癌、肺结核
白细胞	中性粒细胞增多见于化脓性感染；嗜酸性粒细胞增多见于支气管哮喘、过敏性支气管炎、肺吸虫病；淋巴细胞增多见于肺结核
上皮细胞	可见鳞状上皮、柱状上皮细胞、肺上皮细胞，无临床意义
肺泡巨噬细胞	肺炎、肺淤血、肺梗死、肺出血
癌细胞	肺癌
寄生虫和虫卵	寄生虫病
结核分枝杆菌	肺结核
放线菌	放线菌病
夏科–莱登结晶	支气管哮喘、肺吸虫病
弹性纤维	肺脓肿、肺癌
胆固醇结晶	慢性肺脓肿、脓胸、慢性肺结核、肺肿瘤
胆红素结晶	肺脓肿

（2）病原学检查：①不染色涂片。镜下寻找寄生虫卵，如阿米巴滋养体、肺孢子菌包囊和肺吸虫卵。涂片找真菌、分枝杆菌对临床也有指导意义。库什曼（Curschmann）螺旋体多见于慢性支气管炎、肺气肿及肺癌引起的支气管不完全阻塞。肺吸虫病患者痰中偶见肺吸虫。蛔虫感染早期，偶在痰中检出蛔虫卵。②染色涂片。革兰染色可鉴定革兰阳性球菌或革兰阴性杆菌；瑞氏染色主要用于鉴别血细胞、上皮细胞的种类，并发现其病理变化，也可识别炎症细胞和癌变细胞；抗酸染色主要检查结核分枝杆菌。如果为阳性，尚需考虑非典型结核分枝杆菌、诺卡菌的可能性。痰标本抗原检测也应用于痰标本的病原学诊断，特别是肺孢子菌、嗜肺军团菌以及一些呼吸道病毒，最常用的方法是直接荧光抗体法。

四、咳嗽与咳痰的伴随症状、体征

（一）伴发热

常见于急性上、下呼吸道感染、肺结核、胸膜炎等，高热者应考虑肺炎、肺脓肿、脓胸等。

（二）伴胸痛

常见于肺炎、胸膜炎、支气管肺癌、肺栓塞、自发性气胸等。

（三）伴呼吸困难

见于喉水肿、喉肿瘤、支气管哮喘、COPD、重症肺炎、肺结核、大量胸腔积液、气胸、肺淤血、肺水肿、气管或支气管异物等。

（四）伴咯血

见于支气管扩张、肺结核、肺脓肿、支气管肺癌、肺栓塞、二尖瓣狭窄、支气管结石、肺含铁血黄素沉着症、肺出血肾炎综合征等。

（五）伴脓痰

见于支气管扩张、肺脓肿、肺囊肿合并感染、支气管胸膜瘘等。

（六）伴哮鸣音

多见于支气管哮喘、心源性哮喘、COPD、弥漫性泛细支气管炎、气管与支气管异物等。局限性哮鸣音可见于支气管肺癌。

（七）伴杵状指（趾）

常见于支气管扩张、慢性肺脓肿、支气管肺癌、脓胸等。

五、咳嗽与咳痰的临床意义

痰液是肺泡、支气管和气管所产生的分泌物。在病理情况下，当呼吸道黏膜受到理化因素、感染等刺激时，黏膜充血、水肿，浆液渗出，黏液分泌增多，痰液中可出现细菌、肿瘤细胞及血细胞等。因此，痰液检查对某些呼吸系统疾病，如肺结核、肺吸虫、肺部肿瘤、支气管哮喘、支气管扩张和慢性支气管炎等诊断、疗效观察和预后判断有一定价值。肺部感染性疾病根据感染病原体不同分为细菌、真菌、病毒、非典型病原体和其他病原体所致肺炎。痰液涂片革兰染色和痰液微生物培养为细菌、真菌性肺炎的病原学诊断提供了依据。痰液涂片革兰染色可大致识别感染病原体的种类，痰液病原学培养可以鉴定菌种、筛查敏感药物，指导临床药物治疗。

几乎所有的呼吸系统疾病都有不同程度的咳嗽、咳痰症状，部分患者有其他明显的伴随症状，亦有一些以咳嗽为主要症状。一些呼吸系统以外的疾病，如胃食管反流、鼻炎、鼻窦炎等也可伴有咳嗽、咳痰症状，甚至咳嗽是唯一的症状。因此，对咳嗽、咳痰的病因诊断，应注意咳嗽的性质、类型、时相、伴随症状、用药史、职业史、咳痰的性质、痰量与气味等。对于慢性咳嗽者，特别要注意呼吸系统以外的病史的询问，有时从病史询问中可以得到诊断线索，甚至直接得出诊断。

（王　晖）

第三节　咯血

咯血（hemoptysis）是指喉及喉以下的呼吸道及肺任何部位的出血，经口腔咯出。少量咯血有时仅表现为痰中带血，大咯血时血液从口鼻涌出，严重者可阻塞呼吸道，导致窒息死亡。

一、咯血的病因

咯血的原因很多，主要见于呼吸系统疾病和心血管疾病。

（一）支气管疾病

常见的支气管疾病有支气管扩张、支气管肺癌、支气管结核和慢性支气管炎等；少见的有支气管结石、支气管腺瘤、支气管黏膜非特异性溃疡等。支气管疾病发生机制主要是炎症、肿瘤、结石致支气管黏膜或毛细血管通透性增加，或黏膜下血管破裂所致。

（二）肺部疾病

肺部疾病常见于肺结核、肺炎、肺脓肿等；较少见于肺栓塞、肺淤血、肺寄生虫病、肺真菌病、肺泡炎、肺含铁血黄素沉着症和肺出血肾炎综合征等。在我国引起咯血的首要原因仍为肺结核。引起咯血的肺结核多为浸润型、空洞型肺结核和干酪样肺炎，急性血行播散型肺结核较少出现咯血。肺结核咯血的机制为结核病变使毛细血管通透性增高，血液渗出，导致痰中带血或小血块，如病变累及小血管使管壁破溃，则造成中等量咯血；如空洞壁肺动脉分支形成的小动脉瘤破裂，或继发的支气管扩张形成的动静脉瘘破裂，则造成大量咯血，甚至危及生命。肺炎的咯血机制为炎症致肺泡毛细血管通透性增加或黏膜下小血管壁破溃而出现痰中带血或咯血。

（三）心血管疾病

心血管疾病较常见于二尖瓣狭窄，其次为先天性心脏病所致的肺动脉高压或原发性肺动脉高压，另有肺栓塞、肺血管炎等。心血管疾病引起的咯血可表现为小量咯血或痰中带血、大量咯血、粉红色泡沫样痰和黏稠暗红色血痰。其发生机制多因肺淤血造成肺泡壁或支气管内膜毛细血管破裂和支气管黏膜下层支气管静脉曲张破裂所致。

（四）其他

血液病（如白血病、血小板减少性紫癜、血友病、再生障碍性贫血等）、某些急性传染病（如流行性出血热、肺出血型钩端螺旋体病等）、风湿性疾病（如结节性多动脉炎、系统性红斑狼疮、Wegener 肉芽肿、白塞病等）或气管、支气管子宫内膜异位症等均可引起咯血。

二、咯血的伴随症状

（一）伴发热

多见于肺结核、肺炎、肺脓肿、流行性出血热、肺出血型钩端螺旋体病、支气管肺癌等。

（二）伴胸痛

多见于肺炎链球菌肺炎、肺结核、肺栓塞（梗死）、支气管肺癌等。

（三）伴呛咳

多见于支气管肺癌、支原体肺炎等。

（四）伴脓痰

多见于支气管扩张、肺脓肿、空洞型肺结核继发细菌感染等。

（五）伴皮肤黏膜出血

可见于血液病、风湿病、肺出血型钩端螺旋体病、流行性出血热等。

（六）伴杵状指（趾）

多见于支气管扩张、肺脓肿、支气管肺癌等。

（七）伴黄疸

须注意钩端螺旋体病、肺炎链球菌肺炎、肺栓塞等。

三、咯血的鉴别

咯血需与口腔、鼻腔等上呼吸道出血及呕血进行鉴别。应首先仔细检查口腔与鼻咽部局部有无出血灶。鼻出血多自前鼻孔流出，常在鼻中隔前下方发现出血灶；鼻腔后部出血，尤其是出血量较多时，血液经后鼻孔沿软腭与咽后壁下流，使患者咽部有异物感，引起咳嗽，将血液咳出，易与咯血混淆，鼻咽镜检查即可确诊。咯血还需与呕血进行鉴别。呕血（hematemesis）是指上消化道出血经口腔呕出，出血部位多见于食管、胃及十二指肠。咯血与呕血可通过病史、体征及其他检查方法等进行鉴别（表 3-3-1）。

表 3-3-1　咯血与呕血的鉴别

	咯血	呕血
病因	肺结核、支气管扩张、肺癌、肺栓塞、肺脓肿、心脏疾病	消化性溃疡、肝硬化、急性胃黏膜病变、胆道出血、胃癌等
出血前症状	咽喉痒感、胸闷、咳嗽等	上腹不适、恶心、呕吐
出血方式	咯出	呕出，可为喷射状
血的颜色	鲜红	暗红、咖啡色、有时为鲜红色
血中混合物	痰、泡沫	食物残渣、胃液
酸碱反应	碱性	酸性
黑便	无，若咽下血液较多时可有	黑便，可为柏油样便，呕血停止后可持续数日
痰的性状	血痰	无痰

（王　晖）

第四节　气管和支气管疾病

一、急性气管 – 支气管炎

急性气管 – 支气管炎（acute tracheobronchitis）是呼吸道常见疾病，常见于儿童及老年人。多为散发，无流行倾向，年老体弱者易患。

（一）病因与发病机制

急性气管 – 支气管炎由生物、理化或过敏等因素引起，主要病因是病毒感染，如流感病毒、副流感病毒、呼吸道合胞病毒、腺病毒和鼻病毒等，在病毒感染基础上一般会继发细菌（如肺炎球菌、流感嗜血杆菌、金黄色葡萄球菌等）感染。近年来，支原体和衣原体感染明显增加。在少数情况下，吸入各种有害气体（如氯气、二氧化硫）、粉尘、异物也可引起急性气管 – 支气管炎。常在寒冷季节上呼吸道感染后发病，寒冷的空气、尘埃以及有害气体可以破坏正常呼吸道的防御机制诱发上述病原感染。

（二）病理改变

肉眼观，气管支气管黏膜充血水肿，表面黏附白色或淡黄色黏性分泌物。根据病变特点可分为以下几种类型。

1.急性卡他性气管 – 支气管炎

急性卡他性气管 – 支气管炎（acute catarrhal tracheobronchitis）的特点是黏膜及黏膜下层充血、水肿，少量中性粒细胞浸润，表面黏液分泌增多，通常可被咳出，有时也可堵塞支气管腔。

2. 急性化脓性气管 – 支气管炎

急性化脓性气管 – 支气管炎（acute suppurative tracheobronchitis）多由急性卡他性气管 – 支气管炎发展而来，此时分泌物转变为脓性，黏膜及黏膜下层大量中性粒细胞浸润，患者咳黄色脓痰。

3. 急性溃疡性气管 – 支气管炎

急性溃疡性气管 – 支气管炎（acute ulcerative tracheobronchitis）多为病毒感染合并化脓菌感染引起，病情较重，早期管腔黏膜发生浅表性坏死糜烂，继而形成溃疡。当损伤程度轻时，炎症消退后损伤的黏膜上皮由基底层细胞增生修复，可痊愈，溃疡则由肉芽组织修复后形成瘢痕。

（三）临床表现

咳嗽是急性气管 – 支气管炎的主要表现，初为干咳，病程后期可出现黏液脓性痰，偶伴痰中带血。咳嗽通常持续 10 ~ 20 天，如迁延不愈，可演变成慢性支气管炎。伴支气管痉挛时，可出现程度不等的胸闷、气促。肺部查体可无明显阳性体征，或在两肺闻及散在干、湿啰音，部位不固定，咳嗽后啰音可减少或消失。由细菌感染引起者，周围血白细胞总数和中性粒细胞比例升高。X 线胸片大多为肺纹理增强。

（四）治疗

急性气管 – 支气管炎是一种自限性疾病，对症治疗为主。剧烈干咳或少痰可适当应用镇咳药物，如右美沙芬等；有痰或痰液不易咳出者可应用氨溴索等化痰药物；合并上呼吸道感染症状时，可给予组胺类药物以减轻鼻塞症状，非甾体抗炎药可减轻头痛、肌肉及关节疼痛等不适。由于急性气管 – 支气管炎多由病毒感染引起，应避免使用不必要的抗生素治疗。

二、急性细支气管炎

急性细支气管炎（acute bronchiolitis）是指发生于管径小于 2 mm 的小支气管和细支气管的急性炎症，常见于婴幼儿。

（一）病因

多在冬季发病，主要由病毒（如呼吸道合胞病毒、腺病毒和副流感病毒）感染引起，常继发于上呼吸道感染。婴幼儿的小气道较成人更为狭窄，气流速度慢，吸入的病原体易于沉积，加之支气管黏膜内的 IgA 水平也较低，尚不能起到有效的保护作用，因此本病在婴幼儿中多见。

（二）病理改变

急性细支气管炎表现为细支气管黏膜充血水肿，单层纤毛柱状上皮坏死脱落，被无纤毛的柱状上皮或扁平上皮取代，杯状细胞增多，黏液分泌增加，管壁淋巴细胞和单核细胞浸润。管腔内充满炎性渗出物和脱落的上皮细胞，使管腔部分或完全阻塞。

此外，由于细支气管管壁薄，炎症易扩散到周围的肺间质和肺泡，形成细支气管周围炎或局限性肺炎。当病变程度较轻、范围较局限时，炎症消退后渗出物被吸收或咳出而痊愈。少数病变严重者，管壁的损伤由瘢痕修复，腔内的渗出物发生机化，阻塞管腔，形成纤维闭塞性细支气管炎。

（三）临床表现

急性细支气管炎突出的临床表现为持续咳嗽、咳痰及活动时呼吸困难。其临床表现差异很大，且呈动态变化。病程初期以鼻塞、流涕和喷嚏为首发症状，随着病情进展出现发热、咳嗽、喘息、呼吸增快和胸部紧缩感等症状。与普通肺炎相比，喘憋性呼吸困难症状更明显。病情严重时呼吸浅快，伴有呼气性喘鸣，缺氧严重时可见明显的"三凹征"。肺部体检叩诊为过清音，听诊呼吸音减低，满布哮鸣音，喘憋减轻时可闻及细湿啰音。胸部 X 线表现为两肺弥漫性分布的粟粒样小结节状阴影。

（四）治疗

一旦诊断急性细支气管炎，应立即开始治疗，早期治疗效果较好。药物首选红霉素，作用机制可能与其抗炎作用和潜在的免疫调节作用有关。

儿童急性细支气管炎临床病情大多比较严重，以对症支持治疗为主，抗病毒药物、支气管扩张剂及糖皮质激素等药物的应用目前尚存在争议。重症患者甚至需要机械通气，以维持气道通畅，改善通气。大多数患儿可在发病后几天至几周内开始康复。成人急性细支气管炎呼吸道症状轻微，多数可在家进行对症治疗，症状严重者需要住院治疗。

三、慢性支气管炎

慢性支气管炎（chronic bronchitis）是指发生于支气管黏膜及其周围组织的慢性非特异性炎症，是一种常见病、多发病，为中老年男性人群中常见的呼吸系统疾病。临床以反复发作的咳嗽、咳痰或伴有喘息为特征。症状每年至少持续 3 个月，至少连续发生 2 年，方可诊断慢性支气管炎。

（一）病因和发病机制

慢性支气管炎通常为多种因素长期综合作用的结果，呼吸道感染、大气污染、气候变化、过敏等为常见的外源性因素；抵抗力下降，尤其是呼吸系统局部防御功能受损是主要的内源性因素。通常冬春季节受冷感冒后加重，夏季转暖时缓解。

慢性支气管炎的发病与感冒密切相关，呼吸道反复病毒感染和继发的细菌感染是引起本病发生发展的重要因素。鼻病毒、腺病毒和呼吸道合胞病毒是致病的主要病毒，而上呼吸道常驻菌中，肺炎球菌、肺炎克雷伯菌、流感嗜血杆菌等则可能是导致慢性支气管炎急性发作的主要病原菌。病毒感染损伤呼吸道黏膜上皮，还使细菌易于侵入。吸烟、空气污染、工业烟雾及粉尘对慢性支气管炎的发病也起重要作用。香烟烟雾中含有的焦油、尼古丁和镉等有害物质能损伤呼吸道黏膜，降低局部抵抗力，烟雾又可刺激小气道发生痉挛，从而增加气道的阻力。

（二）病理改变

早期，病变常限于较大的支气管，随着病情进展逐渐累及小的支气管和细支气管。主要病变为：①呼吸道黏液 – 纤毛排送系统受损，纤毛柱状上皮变性、坏死脱落，再生的上皮杯状细胞增多，并发生鳞状上皮化生（图 3-4-1）。②黏膜下腺体增生肥大和浆液腺发生黏液腺化生，导致黏液分泌增多。③支气管管壁各层充血水肿，淋巴细胞、浆细胞浸润。④病情反复发作可使管壁平滑肌断裂、萎缩，软骨变性、萎缩或骨化，喘息型患者黏膜下平滑肌束增生、肥大。

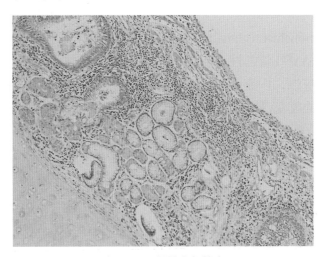

图 3-4-1　慢性支气管炎

支气管黏膜大量淋巴细胞、浆细胞及单核细胞浸润，表面纤毛柱状上皮变性、坏死、脱落

慢性支气管炎反复发作导致炎症向末梢呼吸道蔓延，受累的细支气管和肺泡不断增多，形成细支气管周围炎。细支气管炎和细支气管周围炎是引起慢性阻塞性肺气肿的病变基础。

（三）临床表现

慢性支气管炎主要症状为咳嗽、咳痰伴或不伴有喘息。呼吸道感染可引起急性加重，表现为咳嗽、咳痰及喘息症状突然加重。咳嗽通常为首发症状，因支气管黏膜受炎症刺激引起，以晨间咳嗽为主，睡眠时有阵咳或排痰。咳痰因炎症和黏液腺增生、功能亢进引起，痰液通常为白色黏液泡沫状，在急性发作期，咳嗽加剧，并出现黏液脓性或脓性痰。部分患者因晨起体位变动排痰较多。痰液涂片可发现革兰阳性菌或革兰阴性菌以及大量破坏的白细胞和杯状细胞，痰培养可检出各种病原菌。支气管的痉挛或狭窄、小气道阻塞及黏液和渗出物阻塞管腔常致喘息。喘息明显者可伴发支气管哮喘。若伴肺气肿则表现为活动后气促。

双肺听诊可闻及哮鸣音及干、湿啰音。某些患者可因支气管黏膜和腺体萎缩（慢性萎缩性气管炎）、分泌物减少而痰量减少或无痰。小气道的狭窄和阻塞可致阻塞性通气障碍，此时呼气阻力的增加大于吸气，久之，肺过度充气，肺残气量明显增多而并发肺气肿。

（四）治疗

在急性发作期和慢性迁延期应以控制感染和祛痰、镇咳为主，伴喘息症状时，可予解痉平喘治疗；临床缓解期以加强锻炼，提高机体抵抗力，预防疾病复发为主。

慢性支气管炎如无并发症，经消除吸烟、粉尘等诱因，积极治疗并预防复发，预后良好。如病因持续存在，治疗不彻底或疾病反复发作，则会并发COPD，甚至肺心病，从而危及生命。

四、支气管哮喘

支气管哮喘（bronchial asthma）简称哮喘，是一种由呼吸道变态反应导致的以气道高反应性为特点的支气管慢性炎性疾病。主要特征包括气道慢性炎症，气道对多种刺激因素呈现高反应性，广泛而多变的可逆性呼气气流受限，以及由于病程延长导致的一系列气道结构的改变，即气道重构。临床表现为反复发作的喘息、气促、胸闷和（或）咳嗽等症状。

哮喘是世界上最常见的慢性疾病之一，全球约有3亿、我国约有3000万哮喘患者。各国哮喘患病率为1%~18%，我国成人哮喘的患病率为1.24%，且呈逐年上升趋势。

（一）病因与发病机制

1. 病因

哮喘是一种复杂的、具有多基因遗传倾向的疾病，其发病具有家族聚集现象，亲缘关系越近患病率越高。近年来，全基因组关联研究（GWAS）鉴定了多个哮喘易感基因，如YLK40、IL6R、PDE4D、JL33等。个体过敏体质及外界环境的影响是发病的危险因素。环境因素包括变应原因素和非变应原因素。变应原因素包括室内变应原（尘螨、动物毛屑、蟑螂、真菌）、室外变应原（花粉、草粉）、职业性变应原（油漆、活性染料）、食物（鱼、虾、蛋类、牛奶）以及药物（阿司匹林、抗生素）；非变应原因素，如大气污染、吸烟、运动、肥胖等。

2. 发病机制

支气管哮喘发病机制复杂，尚未完全明了。多数学者认为主要与变态反应、气道炎症、气道高反应性及神经因素等相互作用有关。外源性变应原通过吸入、食入或接触等途径进入机体后，被抗原递呈细胞内吞并激活T细胞，一方面，活化的辅助型T细胞2（T helper 2 cell，Th2）产生白介素（interleukin，IL），如IL-4、IL-5和IL-13等，激活B淋巴细胞并合成特异性IgE，后者结合于肥大细胞和嗜碱性粒细胞表面的IgE受体。若变应原再次进入体内，可与结合在细胞表面的IgE交联，使该细胞合成并释放多种活性介质，导致气道平滑肌收缩、黏液分泌增加和炎症细胞浸润，产生相应临床症状。另一方面，活化的辅助性Th2细胞分泌的IL等细胞因子可直接激活肥大细胞、嗜酸性粒细胞及巨噬细胞等，并使之聚集在气道，这些细胞进一步分泌多种炎症因子，如组胺、白三烯、前列腺素、活性神经肽、嗜酸性粒细胞趋化因子、转化生长因子（transforming growth factor，TGF）等，构成了一个与炎症细胞相互作用的复杂网络，导致气道慢性炎症。

气道高反应性是指气道对各种刺激因子，如变应原、理化因素、运动、药物等呈现的高度敏感状态，表现为患者接触这些刺激因子时气道出现过强或过早的收缩反应。气道高反应性是哮喘的基本特征，有症状的哮喘患者几乎都存在气道高反应性。目前普遍认为气道慢性炎症是其重要机制。此外，气道高反应性与β-肾上腺素能受体功能低下、胆碱能神经兴奋性增强和非肾上腺素能非胆碱能神经的抑制功能缺陷有关。

根据变应原吸入后哮喘发生的时间，可分为早发型哮喘反应、迟发型哮喘反应和双相型哮喘反应。早发型哮喘反应几乎在吸入变应原的同时立即发生，15 ~ 30 min 达到高峰，2 小时后逐渐恢复正常；迟发型哮喘反应约 6 小时后发生，持续时间长，可达数天。半数以上的患者出现迟发型哮喘反应。

（二）病理变化

肺轻度膨胀，支气管管腔内可见黏液栓，常伴有灶性萎陷（图 3-4-2）。镜下见黏膜水肿，上皮局部脱落，基底膜显著增厚及玻璃样变性，黏液腺增生，杯状细胞增多，管壁平滑肌增生肥大。管壁各层均可见嗜酸性粒细胞、单核细胞、淋巴细胞和浆细胞浸润。在管壁及黏液栓中常可见嗜酸性粒细胞的崩解产物夏科-莱登（Charcot-Leyden）结晶。

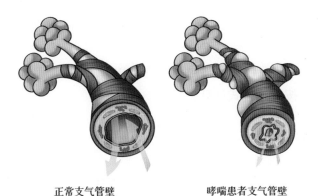

正常支气管壁　　　　哮喘患者支气管壁

图 3-4-2　哮喘支气管改变

（三）临床表现与实验室检查

典型的哮喘表现为由细支气管痉挛和黏液栓阻塞引起的发作性伴有哮鸣音的呼气性呼吸困难，可伴有气促、胸闷或咳嗽。夜间及凌晨发作或加重是哮喘的重要特征。症状可在数分钟内出现，并持续数小时至数天，可经平喘药物治疗后缓解或自行缓解。发作时严重程度和持续时间个体差异很大，轻者仅感呼吸不畅或胸部紧迫感；重者可感到极度呼吸困难，被迫坐位或呈端坐呼吸，甚至出现发绀。反复的哮喘发作可导致胸廓变形和弥漫性肺气肿，有时还合并自发性气胸。

发作时典型的体征为双肺闻及广泛的哮鸣音，呼气音延长。一般哮鸣音的强弱与气道狭窄及气流受阻的程度平行，哮鸣音越强，说明支气管痉挛越严重。哮喘发作时胸部 X 线显示两肺透亮度增加，呈过度通气状态。大多数哮喘患者痰液中嗜酸性粒细胞计数增高（> 2.5%），可作为评价哮喘气道炎症的指标之一。外周血变应原特异性 IgE 增高有助于病因诊断。严重哮喘发作时可出现缺氧。由于过度通气可使 $PaCO_2$ 下降，pH 上升，表现为呼吸性碱中毒。若病情进一步恶化，可同时出现缺氧和 CO_2 潴留，表现为呼吸性酸中毒。血气分析有助于了解机体呼吸功能与酸碱平衡状态。

（四）哮喘相关肺功能检查

1. 通气功能检测

哮喘发作时呈阻塞性通气功能改变，用力肺活量（FVC）正常或下降，第 1 秒用力呼气容积（FEV_1）、1 秒率（FEV_1/FVC）以及呼气流量峰值（PEF）均下降；残气量及残气量与肺总量比值增加。其中以 $FEV_1/FVC < 70\%$ 或 FEV_1 低于正常预计值的 80% 为判断气流受限的最重要指标（详见第七章第一节）。

2. 支气管舒张试验

通过给予支气管舒张药物，观察阻塞气道舒缓反应的方法，称为支气管舒张试验。当 FEV_1/FVC 下降显示有气道阻塞时，为了评价气道阻塞的可逆性，在吸入沙丁胺醇（200 μg）后 15 ~ 20 min 重复测定 FEV_1。按下述公式计算通气改善率：

$$通气改善率 = \frac{用药后 FEV_1 - 用药前 FEV_1}{用药前 FEV_1} \times 100\%$$

通气改善率 ≥ 12%，同时 FEV_1 改善的绝对值 ≥ 200 ml 为舒张试验阳性。

3. PEF 变异率

可以利用简单的峰流速仪在一日内多次测定 PEF，每次重复测量 3 次，记录最大值，从清晨记录到睡前。按下述公式计算：

$$PEF 日变异率 = \frac{（日内最高 PEF - 日内最低 PEF）}{1/2（日内最高 PEF + 最低 PEF）} \times 100\%$$

$$PEF 周变异率 = \frac{（2 周内最高 PEF - 最低 PEF）}{1/2（2 周内最高 PEF + 最低 PEF）} \times 100\%$$

PEF 平均每日昼夜变异率 > 10%（连续 7 天，每日 PEF 昼夜变异率之和 /7），或 PEF 周变异率 > 20%，提示气道可逆性的改变。

4. 支气管激发试验

当哮喘患者处于缓解期或为不典型哮喘（如咳嗽变异型哮喘）时，常规肺功能检查常常不能显示气道阻塞的存在（$FEV_1/FVC > 70\%$），需要进行支气管激发试验，即通过化学、物理、生物等人工刺激，诱发气道平滑肌收缩，并借助肺功能指标的改变来判断支气管是否缩窄及其程度的方法，是检测气道高反应性最常用、最准确的临床检查。气道高反应性是支气管哮喘的重要特征。

（1）支气管激发试验的原理：是用某种刺激使支气管收缩，根据所引起的支气管收缩程度对气道反应性进行判断。根据刺激性质的不同，可分为特异性刺激和非特异性刺激，前者包括不同类型的变应原，后者包括组胺、乙酰甲胆碱等药物、运动试验等。由于变应原激发试验危险性较大，临床很少应用，目前最常采用的激发试验为乙酰甲胆碱和组胺激发试验，激发试验阳性对于支气管哮喘的诊断有重要意义。

（2）支气管激发试验的方法：令受试者从小剂量到大剂量依次雾化吸入乙酰甲胆碱或组胺，并随即测定 FEV_1，直至 FEV_1 较基础值下降 20% 时终止试验，最后吸入支气管舒张剂以缓解受试者症状。根据吸入的乙酰甲胆碱或组胺的浓度或累积的吸入总量，判断有无气道高反应性的存在。激发试验阳性对于支气管哮喘的诊断有重要意义。无论支气管激发试验结果是阴性或阳性，均应排除药物、季节、气候及昼夜变化、呼吸道感染等影响气道反应性的因素。

（五）治疗

目前哮喘不能根治，需要长期规范化和个体化的治疗以良好或完全控制患者症状。哮喘治疗药物分为控制性药物和缓解性药物。前者主要用于控制气道慢性炎症，即抗炎药，首选吸入激素。后者指按需使用的药物，通过迅速解除支气管痉挛从而缓解哮喘症状，即解痉平喘药，首选药物是 β_2 受体激动剂（吸入）。

五、支气管扩张症

支气管扩张症（bronchiectasis）是以肺内支气管管腔持久性扩张伴管壁结构破坏和管壁增厚为特征的慢性呼吸道疾病。临床表现为慢性咳嗽、咳大量脓臭痰及反复咯血等症状。

（一）病因和发病机制

本病可以分为先天性和继发性。

支气管扩张症多继发于慢性支气管炎、麻疹和百日咳后的支气管肺炎及肺结核等疾病。因反复感染，特别是化脓性炎症常导致管壁平滑肌、弹力纤维和软骨等支撑结构破坏，管壁在呼气时不能完全回缩；同时，支气管壁周围肺组织因慢性炎症发生纤维化，纤维组织牵拉使支气管壁不能回缩，以及咳嗽时支气管腔内压的增加，最终导致支气管壁持久性扩张。肿瘤、异物或管壁外肿大淋巴结压迫造成支气管管腔阻塞，使远端分泌物排出受阻，可发生阻塞性支气管炎，支气管壁也会遭到破坏。

先天性及遗传性支气管发育不全或异常时，因支气管壁的平滑肌、弹力纤维和软骨薄弱或缺失，管壁弹性降低易致支气管扩张。Kartagener 综合征时，由于支气管黏膜上皮的纤毛结构及运动异常丧失净化功能，易继发感染引起鼻窦炎、支气管扩张，常伴有内脏异位（右位心）。常染色体隐性遗传性胰腺囊性纤维化患者常合并肺囊性纤维化（pulmonary cystic fibrosis），因末梢肺组织发育不良，细小支气管常呈柱状及囊性扩张，且腔内有黏液栓塞，故常继发肺部感染和间质纤维化。

（二）病理变化

支气管扩张常常发生于段或亚段支气管。肉眼观，病变的支气管呈囊状或筒状扩

Note

张，病变可局限于一个肺段或肺叶，也可累及双肺，以左肺下叶最多见。扩张的支气管、细支气管呈节段性扩张，也可连续延伸至胸膜下，数目多少不等，多者肺切面呈蜂窝状（图3-4-3）。扩张的支气管腔内可见黏液脓性渗出物或血性渗出物，若继发腐败菌感染可带恶臭，支气管黏膜可因萎缩而变平滑，或因增生肥厚而呈颗粒状。

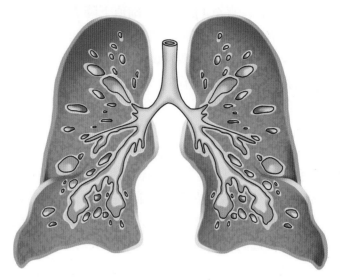

图 3-4-3　支气管扩张症肺切面示意图

镜下，支气管管壁明显增厚，因慢性炎症呈现不同程度组织破坏。黏膜上皮增生伴鳞状上皮化生，可有糜烂及小溃疡形成。黏膜下血管扩张充血，淋巴细胞、浆细胞甚至中性粒细胞浸润，管壁腺体、平滑肌、弹力纤维和软骨不同程度遭受破坏，萎缩或消失，代之以肉芽组织或纤维组织（图3-4-4）。邻近肺组织常发生纤维化及淋巴组织增生。

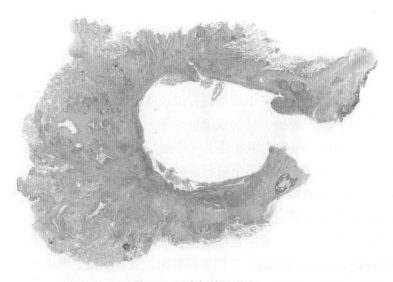

.图 3-4-4　支气管扩张症

支气管明显扩张，表面黏膜部分脱落，管壁及周围肺组织大量淋巴细胞浸润，并纤维组织增生

（三）临床表现

多数患者在疾病早期无明显症状，症状多出现在疾病晚期或继发呼吸道感染后，主要表现为持续反复的咳嗽、咳大量脓痰和反复咯血。痰液为黏液性、黏液脓性或脓性，合并急性感染后，咳嗽和咳痰量明显增多。收集痰液静置后可见分层：上层为泡沫，中间为浑浊黏液，下层为脓性成分，最下层为坏死组织，此为典型支气管扩张症的痰液改变。呼吸困难和喘息常提示有广泛的支气管扩张或有潜在的 COPD。50% ~ 70% 的病例可发生咯血，大出血常为小动脉被侵蚀或增生的血管被破坏所致。部分患者以反复咯血为唯一症状，称为"干性支气管扩张"。支气管扩张症迁延不愈者，由于支气管的持续性炎症反应，部分患者会出现可逆性的气流阻塞、气道高反应性和阻塞性肺气肿，表现为喘息、呼吸困难和发绀。

支气管扩张症患者在受累区域可闻及持续性中、粗湿啰音，通常在吸气早期出现，持续至吸气中期，吸气末减弱或者消失。一些患者存在呼气期弥漫性干啰音。当并发代偿性或阻塞性肺气肿时，可有呼吸困难、气急或发绀，晚期出现肺心病以及右侧心力衰竭表现。部分患者出现杵状指、营养不良等体征。支气管扩张症患者反复发生呼吸道感染，导致肺功能下降，最后出现呼吸衰竭，整体预后较差。

支气管碘油造影曾经是确诊支气管扩张的主要手段，但因其为创伤性检查，现已被胸部高分辨 CT 扫描（HRCT）取代，HRCT 可在横断面上清楚地显示扩张的支气管。血气分析能判断患者是否合并低氧血症和高碳酸血症；痰液涂片染色以及痰培养和药敏试验结果可指导抗菌药物的选择。

（四）治疗与预后

支气管扩张症治疗原则包括治疗潜在病因以阻止疾病进展，预防或控制气道急慢性感染，维持或改善肺功能，减少急性加重，促进痰液引流。

治疗支气管扩张症的药物主要包括抗菌药物、祛痰药物、支气管舒张剂、免疫调节剂等。体位引流、翻身拍背、支气管镜吸痰等可帮助痰液排出，在患者急性感染期和稳定期均有重要作用。咯血时，根据咯血量，可给予垂体后叶素、氨甲苯酸、酚磺乙胺等止血药治疗；对于出现危及生命的大咯血，经内科治疗无效的单个肺叶 / 段支气管扩张症患者，可选择手术治疗。

疾病预后取决于支气管扩张的范围和有无并发症。支气管扩张范围局限者，积极治疗可改善生命质量和延长寿命。支气管扩张范围广泛者易损害肺功能，甚至发展至呼吸衰竭而引起死亡。大咯血也可严重影响预后。COPD 患者合并支气管扩张症后死亡率增加。

六、肺气肿

肺气肿（pulmonary emphysema）是末梢肺组织（包括呼吸性细支气管、肺泡管、肺泡囊和肺泡）因弹性减弱而导致含气量过多，同时伴有肺泡间隔破坏，导致肺容积增大、通气功能降低的一种病理状态，是支气管和肺部疾病最常见的并发症。

Note

（一）病因和发病机制

肺气肿常继发于其他肺阻塞性疾病，其中最常见的是慢性支气管炎。此外，与吸烟、大气污染、小气道感染及粉尘吸入等也有关。

1. 阻塞性通气障碍

慢性支气管炎时，因慢性炎症导致小支气管和细支气管管壁以及肺间质遭受破坏、塌陷，以纤维化为主的增生性改变引起管壁增厚、管腔狭窄，同时黏液性渗出物和黏液栓进一步造成支气管阻塞，加剧小气道的通气障碍。吸气时气体可经细支气管侧支或肺泡间孔进入闭塞远端的肺泡，而呼气时细支气管内黏液栓阻塞，肺泡间孔关闭，同时细支气管失去周围组织的支撑，气体流出受阻，使肺内残气量增多。

2. 气道壁和肺泡壁弹性降低

正常时细支气管和肺泡壁上的弹力纤维具有支撑作用，并通过回缩力排出末梢肺组织内的残余气体。长期的慢性炎症破坏了大量的弹力纤维，使细支气管和肺泡的回缩力减弱；而阻塞性肺通气障碍使细支气管和肺泡长期处于高张力状态，弹性降低，使残气量进一步增多。

3. α_1- 抗胰蛋白酶水平降低

α_1- 抗胰蛋白酶（α_1-antitrypsin，α_1-AT）广泛存在于组织和体液中，能抑制包括中性粒细胞和巨噬细胞分泌的弹性蛋白酶在内的多种蛋白水解酶对组织的损伤和破坏作用。炎症时，白细胞的氧代谢产物氧自由基等能氧化 α_1-AT，使之失活，导致中性粒细胞和巨噬细胞分泌的弹性蛋白酶数量增多、活性增强，加剧了支气管和肺泡壁弹力蛋白、IV 型胶原和糖蛋白的降解，破坏肺组织的结构，使肺泡回缩力减弱。遗传性 α_1-AT 缺乏者因血清中 α_1-AT 水平极低，故肺气肿的发病率较一般人高 15 倍。

由于上述诸因素的综合作用，使细支气管和肺泡腔残气量不断增多，压力升高，导致肺泡扩张，肺泡最终破裂融合成含气的大囊泡，形成肺气肿。

（二）类型

根据病变部位、范围和性质的不同，可将肺气肿分为肺泡性肺气肿和间质性肺气肿两大类。

1. 肺泡性肺气肿

肺泡性肺气肿（alveolar emphysema）的病变发生在肺腺泡（呼吸性细支气管及其远端所属的肺组织）内，因常常合并有小气道的阻塞性通气障碍，故也称为阻塞性肺气肿（obstructive emphysema），根据发生部位和范围，又将其分为以下三种类型（图 3-4-5）。

（1）腺泡中央型肺气肿（centriacinar emphysema）：最为常见，多伴有小气道炎症，见于中老年吸烟者或有慢性支气管炎病史者。病变特点是位于肺腺泡中央的呼吸性细支气管呈囊状扩张，而肺泡管和肺泡囊扩张不明显。

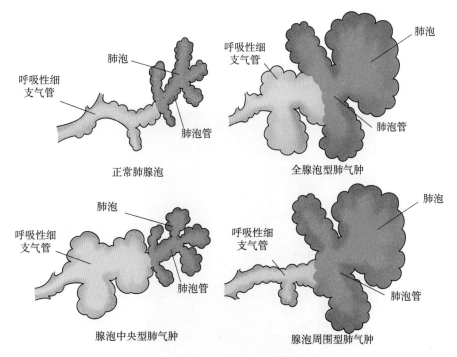

图 3-4-5 肺泡性肺气肿类型

（2）腺泡周围型肺气肿（periacinar emphysema）：此型一般不合并 COPD，呼吸性细支气管基本正常，而远端位于其周围的肺泡管和肺泡囊扩张。

（3）全腺泡型肺气肿（panacinar emphysema）：常见于青壮年，其发生可能与遗传性 α_1-AT 缺乏有关。病变特点是呼吸性细支气管、肺泡管、肺泡囊和肺泡均扩张。如果肺泡间隔破坏严重，气肿囊腔融合形成直径超过 1 cm 的较大囊泡，则称大泡性肺气肿。

2. 间质性肺气肿

间质性肺气肿（interstitial emphysema）由肺泡间隔或细支气管壁破裂使空气进入肺间质所致。可见于肋骨骨折、胸壁穿透伤或剧烈咳嗽引起肺内压急剧增高时。气体出现在肺膜下、肺小叶间隔，也可沿细支气管壁和血管周围的组织间隙扩散至肺门、纵隔形成串珠状气泡，甚至扩散至皮下形成皮下气肿。

3. 其他类型肺气肿

瘢痕旁肺气肿（paracicatricial emphysema）指出现在肺组织瘢痕灶周围，由肺泡破裂融合形成的局限性肺气肿。若气肿囊腔直径超过 2 cm，破坏了肺小叶间隔时，称肺大疱（bullae lung），位于胸膜下的肺大疱破裂可引起气胸。代偿性肺过度充气（compensatory pulmonary hyperinflation）是指肺萎缩和炎症病灶周围肺组织以及肺叶切除后残余肺组织的肺泡代偿性过度充气，通常不伴气道和肺泡壁的破坏或仅有少量肺泡壁破裂，并非真性肺气肿。老年性肺气肿（senile emphysema）是因老年人的肺组织弹性回缩力减弱使肺残气量增多而引起的肺膨胀，不伴有肺组织结构破坏，因而也不属于真性肺气肿。

（三）病理改变

肺气肿时，肺的体积显著膨大，色灰白，边缘钝圆，柔软而缺乏弹性（图 3-4-6），指压后压痕不易消退，切面肺组织呈蜂窝状，触之有捻发感。

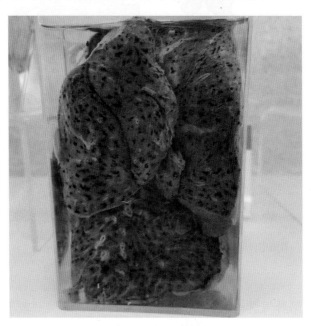

图 3-4-6　肺气肿

各肺叶过度膨胀，边缘变钝

镜下见肺泡扩张，肺泡间隔变窄并断裂，相邻肺泡融合成较大的囊腔（图 3-4-7）。肺泡间隔内毛细血管床数量减少，间质内肺小动脉内膜增厚。小支气管和细支气管可见慢性炎症。肺泡中央型肺气肿的气管壁上常可见柱状或矮柱状的呼吸上皮及平滑肌束的残迹。全腺泡型肺气肿的肺泡壁上偶见残存的平滑肌束片段，而较大的囊腔内有时还可见间质和肺小动脉构成的悬梁。

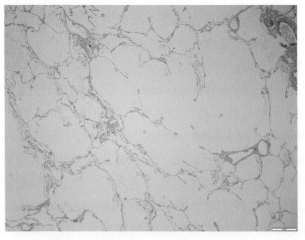

图 3-4-7　肺气肿

肺泡增大，部分肺泡壁断裂、肺泡融合，肺泡间隔受压变窄

（四）临床表现与并发症

肺气肿起病缓慢，病程较长，早期可没有自觉症状或仅在劳动、运动时感到气短。患者常有咳嗽、咳痰等慢性支气管炎症状，慢性咳嗽随病程发展可终身不愈，痰液一般为白色黏液或浆液泡沫性痰。患者常因阻塞性通气障碍而出现呼气性呼吸困难、气促、胸闷、发绀等缺氧症状，早期气短或呼吸困难在较剧烈活动时出现，以后逐渐加重，以致在日常活动甚至休息时也感到气短。

患者因长期处于过度充气状态使肋骨上抬，肋间隙增宽，剑突下胸骨下角增宽，胸廓前后径加大，形成肺气肿患者特有"桶状胸"。触诊双侧语颤减弱，叩诊肺部过清音，心浊音界缩小，肺下界和肝浊音界下降。部分患者呼吸变浅，频率增快。听诊两肺呼吸音减弱，呼气期延长，部分患者可闻及湿啰音和（或）干啰音。因肺容积增大，X线检查见肺野扩大、膈肌下降、肋间隙增宽、肺野透亮度增强（图3-4-8）。

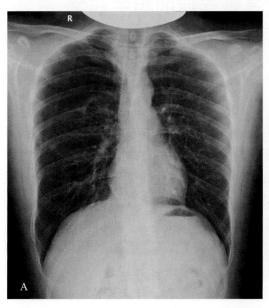
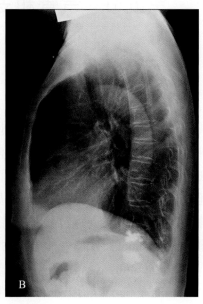

图 3-4-8　肺气肿影像学表现

A. X线胸部正位片，示双肺透光性增强，心影狭长，肋间隙增宽，膈肌下移；B. X线胸部侧位片，示胸廓前后径增大

长期严重的肺气肿，由于肺泡间隔毛细血管床受压及数量减少，使肺循环阻力增加，肺动脉压升高，最终导致慢性肺源性心脏病。阻塞性肺气肿呼吸功能严重受损时，在呼吸道感染等诱因作用下，通气和换气功能障碍进一步加重，可诱发呼吸衰竭，出现缺氧和二氧化碳潴留的临床表现。肺气肿并发自发性气胸者并不少见，多因胸膜下肺大疱破裂所致。

（五）治疗

稳定期治疗以教育和劝导患者戒烟为主，脱离污染环境。长期家庭氧疗，使患者在静息状态下，达到动脉血氧分压（arterial partial pressure of oxygen，PaO_2）≥ 60 mmHg 和（或）使动脉血氧饱和度（SaO_2）升至90%。必要时可给予扩张支气管、

Note

祛痰等治疗，以保持呼吸道通畅，改善通气功能。支气管舒张药包括 β₂ 肾上腺素受体激动剂、抗胆碱能药、茶碱类药。常用化痰药有氨溴索、N- 乙酰半胱氨酸、羧甲司坦等。常用的吸入糖皮质激素与长效 β₂ 肾上腺受体激动剂的联合制剂，如沙美特罗氟替卡松、布地奈德、福莫特罗等。

急性加重期治疗需根据患者所在地病原菌类型及药物敏感情况积极选用抗生素治疗，并给予祛痰药、支气管舒张药、吸氧等治疗，必要时可考虑给予糖皮质激素治疗。

（李　丽　马汉宸　王　晖　李志爽）

第五节　气管和支气管疾病的相关药物

一、镇咳药

咳嗽实质上是一种上呼吸道保护性反射，可促进呼吸道内的痰液和异物排出，保持呼吸道通畅。因此，痰液较多，痰液黏稠的患者一般不宜应用镇咳药，以免痰液滞留造成支气管阻塞，甚至窒息；剧烈而频繁的咳嗽严重影响生活和休息，或可能引起手术创口裂开、腹直肌撕裂、气胸、尿失禁和晕厥等并发症，应谨慎使用镇咳药；无咳出物的刺激性干咳，一般需要应用镇咳药。

镇咳药（antitussives）按其作用机制可分为两类：抑制延髓咳嗽中枢的中枢性镇咳药（central antitussives），包括成瘾性镇咳药（narcotic antitussives）和非成瘾性镇咳药（non-narcotic antitussives）；抑制咳嗽反射感受器、传入或传出神经任一环节的外周性镇咳药（peripheral antitussives）。

（一）中枢性镇咳药

1. 成瘾性镇咳药

本类药物中作用最强的是吗啡，但由于其严重的成瘾性、呼吸抑制等不良反应，仅用于晚期支气管癌或主动脉瘤引起的剧烈咳嗽或急性肺梗死、急性左侧心力衰竭伴有的剧烈咳嗽。常用药物为可待因（codeine）。

（1）可待因的药理作用：可待因是阿片生物碱的一种，又称甲基吗啡。本品选择性抑制延脑的咳嗽中枢，镇咳作用强而迅速，疗效可靠，镇咳强度约为吗啡的 1/4。还有中等程度的镇痛作用，镇痛强度为吗啡的 1/12 ~ 1/7，但强于解热镇痛药。其成瘾性、呼吸抑制、便秘作用、耐受性等均较吗啡弱。

（2）可待因的体内过程：口服后的生物利用度为 40% ~ 70%，达峰时间约为 1 h；约 15% 经脱甲基转化为吗啡，在肝脏与葡萄糖醛酸结合，代谢产物经尿液排泄，

$t_{1/2}$ 为 3 ~ 4 h。

（3）可待因的临床应用：适用于各种原因引起的剧烈干咳，对胸膜炎干咳伴胸痛者尤为适用。不宜用于痰液黏稠且量多者。治疗量时不良反应少见，偶有恶心、呕吐、便秘及眩晕；大剂量可抑制呼吸中枢，并可发生烦躁不安等兴奋症状。小儿过量可引起惊厥。不应反复使用，以避免成瘾。

2. 非成瘾性镇咳药

由于成瘾性镇咳药存在成瘾、呼吸抑制等问题，近年已研制较多的非成瘾性中枢镇咳药，用于替代可待因等药物。但是，仍需避免用于痰多、痰液黏稠的咳嗽患者。

（1）右美沙芬（dextromethorphan）：镇咳作用与可待因相等或稍强，无镇痛作用，治疗量对呼吸中枢无抑制作用，亦无成瘾性和耐受性，不良反应少见。口服后 15 ~ 30 min 起效，作用持续 3 ~ 6 h。主要用于干咳。除了单独应用外，还常用于多种复方制剂治疗感冒咳嗽。

（2）喷托维林（pentoxyverine）：又称咳必清，为人工合成镇咳药。对咳嗽中枢有直接抑制作用，兼有轻度阿托品样作用和局部麻醉作用，反复应用无成瘾性。吸收后轻度抑制支气管内感受器及传入神经末梢，并可解除支气管平滑肌痉挛，降低气管阻力。适用于上呼吸道炎症引起的干咳、阵咳，禁用于多痰患者。不良反应轻，有头昏、口干、便秘。青光眼患者慎用。

（二）外周性镇咳药

1. 苯佐那酯

苯佐那酯（benzonatate）具有较强的局部麻醉作用，选择性抑制肺牵张感受器，阻断迷走神经反射，抑制咳嗽冲动的传导，产生镇咳作用。疗效较可待因差，主要用于呼吸系统疾病如支气管炎、胸膜炎等引起的咳嗽。常见不良反应有轻度嗜睡、头痛、鼻塞、眩晕等。

2. 苯丙哌林

苯丙哌林（benproperin）主要阻断肺－胸膜的牵张感受器而抑制肺迷走神经反射，还有支气管平滑肌解痉作用，无呼吸抑制和便秘作用。口服后 15 ~ 60 min 内发挥镇咳作用，维持 4 ~ 7 h，镇咳作用较可待因强 2 ~ 4 倍，用于多种原因引起的咳嗽。可有疲乏、眩晕、嗜睡、食欲缺乏、胸闷等不良反应。

二、祛痰药

祛痰药（expectorants）是一类能使痰液黏稠度降低，易于咳出的药物。祛痰药可排除呼吸道内积痰，减少痰液对呼吸道黏膜的刺激，间接起到镇咳、平喘作用，也有利于控制继发感染。祛痰药主要分为两大类：①痰液稀释药，通过增加痰液中水分含量而稀释痰液，包括恶心性祛痰药和刺激性祛痰药。②黏痰溶解药，通过改变痰中黏性成分，降低痰液黏稠度，从而使痰液容易咳出，包括黏痰溶解剂及黏液调节药。

（一）痰液稀释药

1. 恶心性祛痰药

本类药物口服后，因刺激胃黏膜，会通过迷走神经反射促进支气管腺体分泌；同时，少量药物可分泌至呼吸道，提高管腔内渗透压，保留水分而稀释痰液，使痰液稀释易于咳出。

氯化铵（ammonium chloride）是本类药物的代表药，治疗量祛痰作用不强，大剂量可引起恶心、呕吐，主要用作祛痰合剂的组成成分。溃疡病、肝肾功能不全者慎用。

此外，碘化钾（potassium iodide）和愈创木酚甘油醚（guaifenesin）也有恶心性祛痰作用。愈创木酚甘油醚除了有祛痰作用外，还有较弱的抗菌防腐作用，可减轻痰液的恶臭味，主要用作祛痰合剂的组成成分。不良反应有恶心、胃肠不适。

2. 刺激性祛痰药

本类药物可刺激支气管分泌，促进痰液稀释而易于咳出。一些挥发性物质，如桉叶油（eucalyptus oil）、安息香酊（benzoin tincture）等，加入沸水中，其蒸气挥发也可刺激呼吸道黏膜，促进分泌，使痰稀释易于咳出。

（二）黏痰溶解药

1. 黏痰溶解药

痰液难以排出的主要原因是痰液黏度过高。痰液黏性主要来自分泌物中黏蛋白和DNA。由气管、支气管腺体及杯状细胞分泌的酸性黏蛋白是白色黏痰的主要成分，可由不同的化学键（二硫键、氢键等）交叉连接，构成凝胶网而增加痰液黏度。此外，呼吸道感染时，大量炎症细胞破坏，释放出的DNA与黏蛋白结合形成网格结构，能进一步增加痰液的黏度，形成脓性痰，很难排出。

乙酰半胱氨酸（acetylcysteine）为巯基化合物，可使黏性痰液中的二硫键裂解，从而降低痰液黏稠度，使痰液容易咳出。可用雾化吸入或气管内滴入给药，也可口服，用于防治手术后咳痰困难，以及各种疾病引起的痰液黏稠和咳痰困难。本品有特殊的臭味，对呼吸道有刺激性，哮喘患者及呼吸功能不全的老年人慎用。

裂解二硫键的药物还有羧甲司坦（carbocisteine）、厄多司坦（erdosteine）、美司钠（mesna）、半胱甲酯（mecysteine）。脱氧核糖核酸酶（deoxyribonuclease，DNAase）是从哺乳动物胰腺提取的核酸内切酶，可使脓性痰中的DNA迅速水解，原来与DNA结合的黏蛋白失去保护，产生继发性蛋白溶解，降低痰液黏度，易于咳出。与抗菌药合用，可使抗菌药易于到达感染灶，充分发挥抗菌作用。雾化吸入本品5万～10万单位，治疗有大量脓性痰的呼吸道感染。用药后可有咽部疼痛，每次雾化吸入后应立即漱口。

2. 黏液调节药

溴己新（bromhexine）能抑制呼吸道腺体和杯状细胞合成酸性黏多糖，使之分泌黏滞性较低的小分子黏蛋白，黏度降低，易于咳出。还有促进呼吸道黏膜的纤毛运动及恶心性祛痰作用。本品可口服、肌内注射或雾化吸入给药，口服后1h起效，3～5h

作用达到高峰，可维持 6 ~ 8 h。用于支气管炎、肺气肿、硅肺、慢性肺部炎症、支气管扩张等有白色黏痰又不易咳出者。偶有恶心、胃部不适，少数患者有转氨酶增高，溃疡病患者慎用。

本类药物还有溴己新的活性代谢产物氨溴索（ambroxol）和溴凡克新（brovanexine）。氨溴索的作用强于溴己新，且毒性小，口服或雾化吸入后 1 h 内起效，可维持 3 ~ 6 h；溴凡克新可使痰液中酸性黏多糖纤维断裂，使黏痰液化而易于咳出。

三、平喘药

凡能够缓解喘息症状的药物统称为平喘药，其主要适应证为哮喘或喘息性支气管炎。近年来，哮喘的治疗目标由过去的控制哮喘急性发作，转变为防治慢性支气管炎症，最终消除哮喘症状。治疗策略包括两个方面：一方面，应用糖皮质激素或其他抗炎药物控制气道炎症，还可应用抗过敏平喘药预防哮喘发作；另一方面，应用支气管扩张药（β_2 肾上腺素受体激动药、茶碱类、抗胆碱药等）缓解支气管痉挛，控制喘息症状。

（一）抗炎平喘药

1. 糖皮质激素类药物

糖皮质激素（glucocorticoids，GCs）类抗炎平喘药通过抑制气道炎症反应，可以达到长期防止哮喘发作的效果，已成为一线平喘药。全身应用该类药物（如氢化可的松、泼尼松和地塞米松）作用广泛，不良反应多。近年来，主要以吸入方式在呼吸道局部应用该类药物，可发挥强大的局部抗炎作用，并可避免或减少全身性不良反应。倍氯米松（beclomethasone）为地塞米松的衍生物，其局部抗炎作用比地塞米松强数百倍。吸入给药后，能很好地控制哮喘病情，而全身作用轻微，对下丘脑 – 垂体 – 肾上腺皮质轴无明显抑制作用。

（1）糖皮质激素抑制哮喘时炎症的多个发病环节，主要有以下 4 个方面：①抑制多种参与哮喘发病的炎症细胞及免疫细胞功能：可抑制血液中单核细胞、中性粒细胞、T 淋巴细胞及巨噬细胞的功能；减少支气管树突状细胞数量；抑制肺嗜酸性粒细胞、巨噬细胞和肥大细胞浸润与释放炎症介质和 IgE 产生等。②抑制细胞因子与炎症介质的产生：GCs 抑制多种细胞因子、趋化因子、黏附分子的产生；诱导脂皮素（lipocortin）的生成，进而抑制磷脂酶 A_2 的活性，从而抑制花生四烯酸炎症代谢物的生成；抑制黏附分子表达而减少炎症细胞与血管内皮作用，降低微血管通透性；抑制免疫功能和抗过敏作用而减少组胺、5-HT、缓激肽等释放；通过稳定溶酶体膜，抑制溶酶体蛋白水解酶类的释放。③抑制气道高反应性：通过抑制炎症反应，降低哮喘患者吸入抗原、胆碱受体激动剂、冷空气以及运动后的支气管收缩反应，也有利于支气管黏膜损伤上皮的修复。④增强支气管以及血管平滑肌对儿茶酚胺的敏感性：使体内儿茶酚胺类物质的支气管扩张及血管收缩作用加强，有利于缓解支气管痉挛和黏膜肿胀。

（2）糖皮质激素作用机制：GCs 进入靶细胞内与受体结合成复合物，然后进入细胞核内，调节炎症相关基因的转录，抑制某些炎症相关蛋白（如细胞因子类、诱导型一氧化氮合酶、磷脂酶 A_2、环氧合酶等）的表达，还可增强某些抗炎蛋白（脂皮素、

β_2 受体等）的表达，进而产生抗炎效应。

（3）糖皮质激素体内过程：吸入本药后，仅 10% ~ 20% 进入肺内产生治疗作用，80% ~ 90% 的药物沉积在咽部而被吞咽。吞咽后大部分药物在肝脏被代谢，生物利用度＜ 20%，$t_{1/2}$ 约 15 h。其代谢产物 70% 经胆汁排泄，10% ~ 25% 经尿排泄。

（4）糖皮质激素临床应用：用于支气管扩张药不能很好控制病情的慢性哮喘患者，反复应用本药可减少或终止发作，减轻病情严重程度，但不能缓解急性症状。气雾吸入后，一般在 10 日后支气管阻力降低作用才达到高峰，每日吸入本品 0.4 mg 约与口服泼尼松 7.5 mg 的疗效相当。对于哮喘持续状态，因不能吸入足够的气雾量，往往不能发挥作用，故不宜应用。

（5）糖皮质激素的不良反应：①局部反应。少数患者可发生口腔真菌感染（鹅口疮）与声音嘶哑。每次用药后漱口，减少咽喉部药物残留，可以明显降低其发生率。②全身反应。本品在治疗剂量对下丘脑 – 垂体 – 肾上腺皮质功能无明显抑制作用，但吸入大剂量（＞ 0.8 mg/d）则有抑制作用。

布地奈德（budesonide，BUD）是不含卤素的 GCs，与倍氯米松有相似的局部抗炎作用，在肝内代谢灭活快，全身不良反应轻。除上述两药外，本类药物还有曲安奈德（triamcinolone acetonide，TAA）、丙酸氟替卡松（fluticasone propionate）及氟尼缩松（flunisolide，FNS）。

2. 白三烯调节药

哮喘发病中，许多炎症介质参与气管炎症变化，但目前仅有白三烯类调节药物有较好的抗哮喘作用。白三烯类（leukotrienes，LTs）是花生四烯酸经 5- 脂氧合酶（5-LOX）代谢后的产物，其中，LTB$_4$ 与炎症细胞趋化有关；半胱氨酰白三烯类（cysteinyl leukotrienes，CysLTs）包括 LTC$_4$、LTD$_4$、LTE$_4$，与平滑肌痉挛、微血管渗漏、黏液分泌等炎症效应有关。目前，用于临床的本类药物有 CysLT$_1$ 受体拮抗药和 5-LOX 抑制药两类，统称为白三烯调节药（leukotriene modifiers）。

扎鲁司特（zafirlukast）、孟鲁司特（montelukast）和普仑司特（pranlukast）是选择性 CysLT$_1$ 受体竞争性拮抗药，可拮抗 LTC$_4$、LTD$_4$、LTE$_4$ 的炎症效应。临床用于轻度至中度慢性哮喘的预防和治疗，尤其适用于阿司匹林敏感或有阿司匹林哮喘的患者，还可用于伴有鼻息肉、过敏性鼻炎的患者，但单用不适于治疗急性哮喘。也可作为严重哮喘患者的辅助治疗，减少糖皮质激素及 β_2 受体激动药的用量。不良反应可见轻度头痛、咽炎、鼻炎、胃肠道反应及转氨酶增高，停药后可消失。妊娠期及哺乳期妇女慎用。少数服用本品的糖皮质激素依赖型患者，激素减量或停用后，可发生以全身血管炎为特征的 Chung-Strauss 综合征（变应性脉管炎和肉芽肿病），可有哮喘、嗜酸性粒细胞增多、肺浸润、多发性神经病变、鼻窦炎、血管外嗜酸性粒细胞浸润等表现，这可能是由于激素掩盖了血管炎性病变，停用激素后表现出这些症状，与拮抗 CysLT$_1$ 受体无直接关系。

齐留通（zileuton）为 5-LOX 抑制药。除阻止花生四烯酸生成白三烯外，还有抑制 LTB$_4$ 的作用。临床应用与扎鲁司特相似。不良反应少，偶见转氨酶增高，停药后可恢复。妊娠期及哺乳期妇女慎用。

Note

（二）抗过敏平喘药

本类药物主要通过抗过敏和轻度抗炎作用来发挥疗效，起效较慢，不宜用于哮喘急性发作期的治疗，临床上主要用于预防哮喘的发作。

1. 色甘酸钠

（1）药理作用：色甘酸钠（disodium cromoglycate）无直接扩张支气管作用，但可抑制特异性抗原以及非特异性刺激引起的支气管痉挛，其作用主要有以下两个方面。①抑制抗原引起的肺肥大细胞释放炎症介质：可抑制抗原诱导的速发反应和迟发反应。本品可能在肥大细胞膜外侧的钙通道部位与 Ca^{2+} 形成复合物，加速钙通道关闭，抑制钙内流，从而稳定肥大细胞膜，阻止抗原诱导的脱颗粒。②抑制非特异性支气管痉挛：二氧化硫、冷空气、甲苯二异氰酸盐、运动等非特异性刺激诱导感觉神经末梢释放神经多肽（P物质、神经激肽 A 等），诱发支气管平滑肌痉挛和黏膜充血水肿，增高气道反应性。本品可抑制上述刺激因素引起的感觉神经肽释放，从而降低气道高反应性。

（2）临床应用：本药为预防哮喘发作的药物，须在接触哮喘诱因前 7 ~ 10 日用药。对外源性（过敏性）哮喘疗效较好，特别对抗原已明确的年轻患者，亦可预防运动性哮喘，但对内源性（感染性）哮喘疗效较差。常年发作的慢性哮喘（不论外源性或内源性）患者长期应用本品后，半数以上病例有不同程度好转。糖皮质激素依赖型哮喘患者，用本药可以减少激素用量。本品需粉雾吸入给药，要用特殊吸入器，一般用药1个月起效，8周无效者可放弃。色甘酸钠还可用于过敏性鼻炎、溃疡性结肠炎和直肠炎。

（3）不良反应：少数患者吸入药物后有咽喉和气管刺激症状，出现胸部紧迫感，甚至诱发哮喘，必要时可同时吸入 β_2 受体激动药加以预防。

2. 曲尼司特

曲尼司特（tranilast）从南天竹提取，并经结构改造而得，药理作用与色甘酸钠相似。对支气管哮喘、过敏性鼻炎及过敏性皮炎疗效较好，对荨麻疹及过敏性结膜炎也有效。主要不良反应为胃肠道反应，如恶心、腹痛、胃部不适等。

3. 酮替芬

除了有类似色甘酸钠的作用外，酮替芬（ketotifen，噻哌酮）还有 H_1 组胺受体阻断作用。口服给药对各型哮喘有一定的预防效果，对儿童疗效好，一般需用药 12 周以上。对于糖皮质激素依赖型哮喘病例，可减少激素用量。口服给药，部分患者可见镇静、疲倦、头晕、口干等不良反应，连续用药几天可自行减轻。驾驶员、精密机器操作者慎用。

4. 奈多罗米钠

奈多罗米钠（nedocromil sodium）与色甘酸钠相似，但强于色甘酸钠，还有较强的抗炎作用，能抑制肥大细胞及支气管上皮细胞释放炎症介质，抑制呼吸道感觉神经末梢释放 P 物质，并能抑制嗜酸性粒细胞、中性粒细胞及巨噬细胞的功能。以吸入方式给药，约 10% 进入肺内，每日吸入 8 ~ 16 mg；应用支气管扩张药疗效不显著者，合用本品可提高疗效。不良反应轻微，约 10% 的患者有异常味觉（主要为苦味），偶见恶心、呕吐、咽部刺激、咳嗽、头痛等。

Note

四、支气管扩张药

（一）β 肾上腺素受体激动药

本类药物主要的作用机制是兴奋支气管平滑肌 β_2 受体，激活腺苷酸环化酶，增加细胞内 cAMP 合成，进而激活 cAMP 依赖的蛋白激酶，引起平滑肌松弛，支气管口径扩大。本类药物还能一定程度地抑制肥大细胞释放炎症介质，抑制毛细血管通透性的增高，促进黏液 – 纤毛系统的清除功能，这些都可加强平喘作用。

本类药物起效较快，用于控制哮喘症状及减轻喘息性支气管炎症状。用于平喘的 β 肾上腺素受体激动药分为非选择性和选择性 β_2 受体激动药两类，前者包括肾上腺素、异丙肾上腺素，这些药物除了平喘作用外，对心血管有较强作用，应慎用；后者对呼吸道的选择性高，疗效较好而不良反应少，是控制哮喘症状的首选药。

1. 沙丁胺醇

（1）药理作用：沙丁胺醇（salbutamol）的主要特点是对呼吸道有高选择性，对支气管平滑肌 β_2 受体的作用远大于对心脏 β_1 受体的作用，对 α 受体基本无作用。其支气管扩张的作用与异丙肾上腺素相近，但作用更持久，对心脏兴奋作用轻微。对于慢性顽固性哮喘病例，由于不能有效抑制炎症基本过程，仅能控制症状而不能根治，需要配合其他有效的抗炎治疗。

（2）体内过程：口服后 65% ~ 84% 被吸收，血浆浓度的达峰时间为 1 ~ 3 min。本品经肝脏生物转化成无活性代谢物，最后随尿液和粪便排出体外，$t_{1/2}$ 为 2.7 ~ 5 h。气雾吸入后 10 ~ 15 min 作用达到高峰，维持 3 ~ 4 h，$t_{1/2}$ 为 1.7 ~ 7.1 h，但大部分药物被吞咽，从消化道吸收。

（3）临床应用：①气雾吸入的药物直接作用于支气管平滑肌，小部分吸收入支气管静脉到右心室，然后进入肺循环。吸入给药起效快，而心脏和其他全身作用小，可迅速缓解哮喘症状。②口服后心脏和其他不良反应较气雾吸入多见，用于频发性或慢性哮喘的症状控制和预防发作。

（4）不良反应：①心脏反应。一般治疗量时少见，如超过治疗量数倍至数十倍，可见窦性心动过速，甲状腺功能亢进患者应慎用。②骨骼肌震颤。好发于四肢和面颈部，可随用药时间延长而逐渐减轻或消失。这是由于兴奋了骨骼肌慢收缩纤维的 β_2 受体，使之收缩加快，干扰快慢收缩纤维之间的融合。③血钾降低。过量应用或与糖皮质激素合用时可降低血钾，必要时补充钾盐。④低敏感性。长期应用可使部分病例疗效降低，停药 1 ~ 2 周后可恢复。可以有计划地与其他类型平喘药交替应用，但不应盲目频繁使用大剂量。

2. 其他选择性 β_2 受体激动药

（1）特布他林（terbutaline）：基本作用与沙丁胺醇相似，但作用强度较沙丁胺醇弱。可口服、气雾吸入给药，皮下注射给药可替代肾上腺素控制哮喘急性发作。

（2）克仑特罗（clenbuterol）：本品为强效制品，使用微量即有明显平喘作用，使用治疗量时不良反应较轻。可气雾吸入、口服、直肠内给药。

Note

（3）福莫特罗（formoterol）：为长效选择性 β_2 受体激动药，作用强而持久，一次吸入给药后，作用可持续 12 h。除了支气管平滑肌扩张作用外，本品还有明显的抗炎作用。用于慢性哮喘与 COPD 的维持治疗与预防发作。不良反应与其他 β_2 受体激动药相似。

（4）沙美特罗（salmeterol）：也是长效选择性 β_2 受体激动药，起效比福莫特罗慢，但作用持续时间更长，其他特点与福莫特罗相似。

3. 非选择性 β 受体激动药

（1）肾上腺素（adrenaline）：对 α、β 受体均有强大的激动作用，激动 β_2 受体可扩张支气管平滑肌，激动黏膜血管的 α 受体可收缩血管、减轻黏膜充血水肿，有利于改善通气功能。皮下或肌内注射可迅速控制哮喘急性发作。但因其作用持续时间短暂，易产生心血管不良反应，多次使用后易产生耐受性等缺点，目前已不作为平喘的常用药物，只适用于哮喘的急性发作。

（2）异丙肾上腺素（isoprenaline）：对 β_1、β_2 受体均有明显激动作用，气雾吸入或注射给药，口服无效，主要用于控制哮喘急性症状。有明显的心脏兴奋作用，可诱发心动过速、心律失常和心绞痛，因此，已逐渐被 β_2 受体选择性激动药取代。

此类药物对伴有多种心血管疾病、甲状腺功能亢进、糖尿病等的患者应慎用或禁用。

（二）茶碱类

1. 药理作用

茶碱类（theophylline）药物作用较广，有平喘、强心、利尿、血管扩张、中枢兴奋等作用，其平喘作用机制较复杂，主要包括：

（1）扩张支气管平滑肌：这是主要作用，比 β_2 受体激动药弱，其机制与下述因素有关：①抑制磷酸二酯酶，使支气管平滑肌细胞内 cAMP 水平提高，但茶碱在体内有效血浓度范围对酶活性抑制作用只有 5%～20%，提示这一环节不是唯一的作用机制。②促进内源性肾上腺素释放，间接导致支气管扩张。③阻断腺苷受体，对抗内源性腺苷诱发的支气管收缩。

（2）抗炎作用：近年发现长期应用小剂量茶碱类药物，可抑制肥大细胞、巨噬细胞、嗜酸性粒细胞等炎症细胞的功能，减少呼吸道 T 细胞，降低毛细血管通透性，抑制支气管炎症，降低气管反应性。

（3）增强呼吸肌（主要是膈肌）收缩力：减轻呼吸道阻塞、呼吸负荷增加造成的呼吸肌疲劳，这一作用有利于 COPD 的治疗。

2. 体内过程

本类药物口服吸收快而完全，T_{max} 为 1～3 h，茶碱的有效血浆浓度为 10～20 µg/ml，表观分布容积为 0.45 L/kg，血浆蛋白结合率约为 60%。成人消除 $t_{1/2}$ 为 5～6 h，儿童约为 3.7 h。90% 在肝内代谢，经脱甲基和氧化而失活，10% 以原形由尿排出。

3. 临床应用

β_2 受体激动药不能控制的急性哮喘病例，氨茶碱静脉注射可收到满意疗效。慢性哮喘病例可口服茶碱制剂防止其发作，如能掌握适宜的剂量，可获满意疗效。氨茶碱

Note

还可以直肠给药，夜间哮喘发作者还可用茶碱的缓释制剂。本类药物还能缓解 COPD 以及心源性哮喘的喘息症状。

4. **不良反应**

茶碱类的不良反应发生度与其血浆浓度密切相关，当血浆浓度超过 20 μg/ml 时，易发生不良反应。严格掌握用药量，及时调整剂量是避免茶碱中毒的主要措施。

（1）胃肠反应：有些制剂口服后有较强的刺激作用，引起恶心、呕吐、食欲减退。

（2）中枢兴奋：多见不安、失眠、易激动等反应，必要时可用镇静药对抗。

（3）急性毒性：静脉注射过快或浓度过高，可引起心动过速、心律失常、血压骤降、谵妄、惊厥、昏迷等，甚至因呼吸、心搏骤停而死亡。静脉注射氨茶碱时应充分稀释，并且缓慢注射，防止急性毒性的发生，儿童更应谨慎。

5. **常用茶碱类药物**

（1）氨茶碱（aminophylline）：为茶碱与二乙胺的复盐，水溶解度较茶碱大 20 倍，可做成注射剂。本品碱性较强，口服后易引起胃肠道刺激症状。重症患者常静脉注射本品以迅速控制症状。

（2）二羟丙茶碱（diprophylline）：又称甘油茶碱，水溶性较高，作用较弱，对胃肠刺激性小，适用于因胃肠道刺激症状明显而不能耐受氨茶碱的患者。

（3）胆茶碱（cholinophylline）：为茶碱与胆碱的复盐，水溶性更大。胃肠道刺激反应较轻，患者易耐受。

（4）多索茶碱（doxofylline）：本品无腺苷受体阻断作用，对心血管、中枢神经系统的作用轻，还具有一定的镇咳作用。

（三）抗胆碱药

异丙托溴铵（ipratropium bromide）是阿托品的异丙基衍生物，为季铵类 M 受体阻断药，口服不易吸收，采用气雾吸入给药。本品对支气管平滑肌具有较高的选择性作用，对心血管系统的作用不明显，也不影响痰液分泌和痰液黏稠度。本品对伴有迷走神经功能亢进的哮喘和喘息性支气管炎患者有较好疗效，对其他类型哮喘的疗效不如 β_2 受体激动药。一般用作 β_2 受体激动药疗效不满意时的替代药或与 β_2 受体激动药联合应用。不良反应少见，少数患者有口干、口苦感。

噻托溴铵（tiotropium bromide）是一种长效抗胆碱药，平喘作用强，对老年性哮喘，特别是对伴有迷走神经亢进的哮喘患者尤为适用，同时也能降低 COPD 加重的频率，改善通气功能，阻止病情恶化，提高生活质量。

（刘慧青）

第四章　胸膜和胸膜疾病

■ **胸膜结构**
　◎ 脏胸膜
　◎ 壁胸膜
　◎ 胸膜腔与胸膜隐窝
　◎ 胸膜与肺的体表投影

■ **胸膜疾病**
　◎ 胸膜炎
　◎ 胸腔积液
　◎ 气胸
　◎ 胸膜间皮瘤

第一节　胸膜结构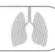

　　胸膜是衬覆于胸壁内面、膈上面、纵隔两侧及肺表面的浆膜，可分为脏、壁两层（图 4-1-1）。脏、壁两层间狭窄密闭的腔隙称胸膜腔。脏、壁两层胸膜在肺根表面及其下方互相移行，移行处在两肺根下方融合成三角形的皱襞，称为肺韧带（pulmonary ligament），呈额状位，位于肺和纵隔之间。

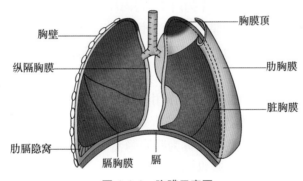

图 4-1-1　胸膜示意图

一、脏胸膜

　　脏胸膜（visceral pleura）衬覆于肺表面，并伸入叶间裂内。脏胸膜与肺实质紧密连接，也称肺胸膜。

二、壁胸膜

　　壁胸膜（parietal pleura）根据其贴附部位不同，可分为肋胸膜、膈胸膜、纵隔胸膜和胸膜顶 4 部分（图 4-1-1）。

1. 肋胸膜

肋胸膜（costal pleura）借结缔组织衬覆于胸内筋膜、肋骨、胸骨、肋间肌、胸横肌、胸交感干等结构的内面，与胸内筋膜易于剥离。前缘位于胸骨后方，急转向后移行为纵隔胸膜；后缘达脊柱两侧，向前与纵隔胸膜相连；下缘以锐角移行为膈胸膜，上部移行为胸膜顶。

2. 膈胸膜

膈胸膜（diaphragmatic pleura）覆盖于膈的上面，与膈紧密相贴、不易剥离。

3. 纵隔胸膜

纵隔胸膜（mediastinal pleura）衬贴于纵隔的两侧面，其中部包裹肺根并移行为脏胸膜。纵隔胸膜向上移行为胸膜顶，下缘与膈胸膜相移行，前、后缘与肋胸膜相连。

4. 胸膜顶

胸膜顶（cupula of pleura）是肋胸膜和纵隔胸膜向上的延续，突至胸廓上口平面以上，与肺尖表面的脏胸膜相邻。胸膜顶的体表投影为胸锁关节与锁骨内、中 1/3 交点间一个凸向上的弧形线，最凸点在锁骨上方平均 2.5 cm 处，由于胸膜顶最凸点高出锁骨的距离最大可达 4 cm，故经此作臂丛麻醉或针刺治疗时，进针点应高于锁骨上方 4 cm，以防刺破肺尖。

三、胸膜腔与胸膜隐窝

壁胸膜与脏胸膜在肺根处相互移行延续，两层胸膜间形成一个完全封闭的潜在腔隙称胸膜腔。胸膜腔左右各一，互不相通。胸膜腔内的压力称为胸膜腔内压（pleural pressure 或 intrapleural pressure），简称胸内压。胸内压呈负压，胸膜腔内含有少量胸膜液，有两方面的作用：一是在两层胸膜之间起润滑作用，可减小呼吸运动时两层胸膜之间的摩擦；二是分子之间的内聚力使两层胸膜紧贴在一起，不易分开，参与胸膜腔负压的形成。

由于胸膜腔内的负压及液体的吸附作用，使壁胸膜大部分与覆盖肺表面的脏胸膜密切贴合在一起，但在壁胸膜各部相互转折处，胸膜腔可留有一定间隙，即使在深吸气时，肺缘也不伸入其间，这些间隙称为胸膜隐窝（pleural recesses）。胸膜隐窝按部位分为肋膈隐窝、肋纵隔隐窝及膈纵隔隐窝。

肋膈隐窝（costodiaphragmatic recess）在肋胸膜与膈胸膜返折处，呈半环状，左右各一，是胸膜隐窝中位置最低、容量最大的部位，胸膜腔积液常首先积聚于此。肋纵隔隐窝（costomediastinal recess）是覆盖心包表面的纵隔胸膜与肋胸膜相互移行处，因左肺前缘有心切迹，故左侧肋纵隔隐窝较大。膈纵隔隐窝（phrenicomediastinal recess）在膈胸膜与纵隔胸膜之间，是心尖向左侧突出形成的，故仅存在于左侧胸膜腔。

四、胸膜与肺的体表投影

1. 胸膜的体表投影

胸膜的体表投影（图 4-1-2）是指壁胸膜各部相互移行形成的返折线在体表的投影位置。

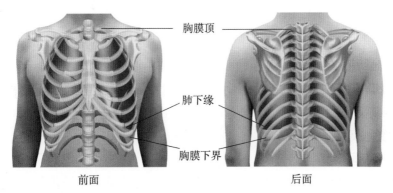

图 4-1-2 胸膜与肺的体表投影

肋胸膜与纵隔胸膜前缘的返折线是胸膜前界。胸膜前界上端起于胸膜顶，向内下经胸锁关节后方，在第 2 胸肋关节水平两侧互相靠拢，在正中线附近垂直下行。右侧于第 6 胸肋关节处越过剑肋角右转移行为胸膜下界。左侧在第 4 胸肋关节处斜向外下，沿胸骨左缘外侧 2 ~ 2.5 cm 处下行，至第 6 肋软骨后方移行为胸膜下界。由于左、右胸膜前界的上、下端彼此分开，中间部分彼此靠近，所以在胸骨后面形成两个三角形间隙，上方的间隙称为胸腺区（region of thymus），容纳胸腺；下方的间隙称为心包区（pericardial region），位于胸骨体下部和左侧第 4、5 肋软骨的后方，此区心包前方无胸膜覆盖，直接与胸前壁相贴，因此在左剑肋角处进行心包穿刺术是比较安全的。

肋胸膜与膈胸膜的返折线为胸膜下界。右侧胸膜下界的前内侧端起自第 6 胸肋关节的后方，左侧胸膜下界的内侧端起自第 6 肋软骨后方。两侧胸膜下界均斜向外下方，在锁骨中线与第 8 肋相交，在腋中线与第 10 肋相交，继而转向后内侧，在肩胛线与第 11 肋相交，在脊柱旁平第 12 胸椎棘突高度。

2. 肺的体表投影

肺尖与胸膜顶的体表投影一致。肺前界几乎与胸膜前界相同。肺下缘的体表投影比胸膜下界约高两个肋，即在锁骨中线处肺下缘与第 6 肋相交，在腋中线处与第 8 肋相交，在肩胛线处与第 10 肋相交，再向内于第 11 胸椎棘突外侧约 2 cm 处折转向上移行为后缘。肺后缘的投影线在紧靠胸段脊柱的两侧（图 4-1-2）。

（吴凤霞）

第二节 胸膜疾病

胸膜常见疾病包括结核性胸膜炎、细菌性胸膜炎、胸腔积液、气胸、胸膜肿瘤（包括间皮瘤和转移瘤）以及纤维结缔组织病等。胸膜疾病常用的检查方法包括影像学、脱落细胞学、经皮穿刺活检以及胸腔镜检查并胸膜活检等。

一、胸膜炎

多种原因可引起胸膜炎症,但较常见的是肺的炎症蔓延至胸膜,按病因可分为感染性胸膜炎(如结核、细菌性、真菌性)和非感染性胸膜炎(如风湿病、淀粉样变性等)。胸膜炎大多表现为渗出性炎症,根据渗出物的性质可分为浆液性胸膜炎、纤维素性胸膜炎及化脓性胸膜炎。

1. 浆液性胸膜炎

浆液性胸膜炎又称湿性胸膜炎,主要表现为多量淡黄色浆液聚积于胸膜腔,形成胸腔积液。常见于肺炎及肺结核病初期,也可是类风湿关节炎、系统性红斑狼疮等自身免疫病时全身性浆膜炎的局部表现。胸腔内渗出液过多可导致呼吸困难。

2. 纤维素性胸膜炎

纤维素性胸膜炎又称干性胸膜炎,以纤维素渗出为主,伴数量不等的中性粒细胞浸润和少量浆液。多见于肺炎、肺结核、尿毒症、风湿病和肺梗死。渗出的纤维素附着于胸膜的腔面,因呼吸运动被牵拉成绒毛状,听诊时可闻及胸膜摩擦音,并出现胸痛。晚期若纤维素不能被溶解吸收,则发生机化,导致胸膜纤维性肥厚和粘连,严重者胸膜厚度可达数厘米,使呼吸运动明显受限。

3. 化脓性胸膜炎

化脓性胸膜炎常继发于肺炎球菌、金黄色葡萄球菌等化脓菌引起的肺炎、肺脓肿,也可由血行播散引起。脓性渗出液积聚于胸腔形成脓胸。肺结核空洞破裂穿入胸腔可形成结核性脓胸。

二、胸腔积液

人体胸膜腔、腹膜腔和心包膜腔统称为浆膜腔。正常情况下,浆膜腔内仅含有少量液体,主要起润滑作用。病理情况下,浆膜腔内有大量液体潴留时,称为浆膜腔积液(serous effusion)。按积液部位不同可分为胸腔积液、腹腔积液和心包腔积液。

胸膜腔为脏层和壁层胸膜之间的一个潜在间隙,正常人胸膜腔内有 5 ~ 15 ml 液体,在呼吸运动时起润滑作用,胸膜腔内每天有 500 ~ 1000 ml 的液体形成与吸收。胸腔积液可由肺部、胸膜和肺外疾病引起。根据积液产生的原因及性质不同,胸腔积液可分为漏出液(transudate)和渗出液(exudate)。确定胸腔积液的性质,对明确病因有重要意义。

胸腔漏出液(pleural transudate)多为胸腔的非炎性积液,形成的主要原因有毛细血管流体静脉压增高、血浆胶体渗透压减低、淋巴回流受阻以及水钠潴留,水钠潴留常见于充血性心力衰竭、静脉栓塞等。胸腔渗出液(pleural exudate)是因血管内皮的通透性增加,蛋白质、核酸、细胞因子、血细胞或肿瘤细胞通过血管壁进入胸膜腔而形成的炎性积液,常见于细菌性感染和肿瘤。肺癌累及胸膜及胸腔间皮肿瘤时胸腔积液可为血性,在血性胸腔积液中可检出癌细胞。

（一）胸腔内液体循环机制

胸腔内液体的生成和吸收与胸膜的血供与淋巴管引流有关，取决于壁层、脏层胸膜内的胶体渗透压和流体静水压以及胸膜腔内压力。壁层胸膜血供来自体循环，脏层胸膜血供则主要来自肺循环和体循环的支气管动脉。体循环的压力高于肺循环，由于压力梯度，液体从壁层和脏层胸膜的体循环血管进入间质，部分在间质内重吸收，剩余的通过有渗漏性的胸膜间皮细胞层滤出到胸膜腔，然后通过壁层胸膜间皮细胞下的淋巴管微孔经淋巴管回吸收。影响液体从胸膜毛细血管向胸腔移动的压力如图 4-2-1 所示。壁层胸膜毛细血管内流体静水压与体循环相似，约 $30cmH_2O$，而脏层胸膜为 $24cmH_2O$；壁层和脏层胸膜胶体渗透压均为 $34cmH_2O$；胸腔内压约为 $-5cmH_2O$，胸腔内液体因含有少量蛋白质，其胶体渗透压为 $5cmH_2O$。液体从胸膜滤出到胸膜腔的因素包括流体静水压、胸腔内压和胸腔积液胶体渗透压，而阻止滤出的压力为毛细血管内胶体渗透压。因此，壁层胸膜液体滤出到胸腔的压力梯度为毛细血管内流体静水压 + 胸腔内负压 + 胸腔内胶体渗透压 − 毛细血管内胶体渗透压，其压力梯度为 $30+5+5-34 = 6cmH_2O$，液体因而从壁层胸膜滤出到胸膜腔。脏层胸膜的压力梯度是 $24+5+5-34 = 0cmH_2O$，在胸腔积液的循环中作用很小。胸腔内液体滤过在胸腔的上部大于下部，吸收则主要在横膈和胸腔下部的纵隔胸膜。

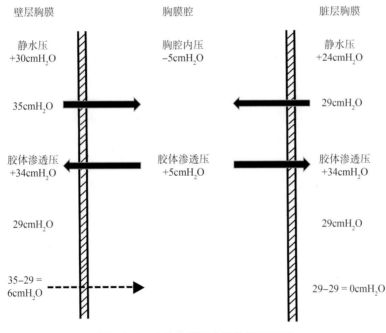

图 4-2-1 人体胸膜腔内液体循环机制

（二）胸腔积液的病因和发病机制

（1）胸膜毛细血管内静水压增高：如充血性心力衰竭、缩窄性心包炎、血容量增加、上腔静脉或奇静脉受阻，产生漏出液。

（2）胸膜通透性增加：如胸膜炎症（肺结核、肺炎）、系统性红斑狼疮、类风湿关节炎、胸膜肿瘤（恶性肿瘤转移、间皮瘤）、肺梗死、膈下炎症等，产生渗出液。

（3）胸膜毛细血管内胶体渗透压降低：如低蛋白血症、肝硬化、肾病综合征、急性肾小球肾炎，产生漏出液。

（4）壁层胸膜淋巴引流障碍：癌症淋巴管阻塞、发育性淋巴管引流异常等，产生渗出液。

（5）损伤：主动脉瘤破裂、食管破裂、胸导管破裂等，产生血胸、胸脓和乳糜胸。

（6）医源性：药物、放射治疗、消化内镜检查、支气管动脉栓塞术、卵巢过度刺激综合征、液体负荷过大、冠脉内支架置入、骨髓移植和腹膜透析等，都可以引起渗出性或漏出性积液。

（三）临床表现

积液量少时症状不明显，大量积液时会出现心悸及呼吸困难，甚至可致呼吸衰竭。呼吸困难是最常见的症状，多伴有胸痛和咳嗽。

症状因病因不同有所差别。结核性胸膜炎常有发热、干咳、胸痛。恶性胸腔积液一般无发热，表现为胸部隐痛，伴有消瘦和呼吸道或原发部位肿瘤的症状。炎症性积液常伴有咳嗽、咳痰、胸痛及发热。心力衰竭所致胸腔积液为漏出液，有心功能不全的其他表现。

少量积液可无明显体征，或可触及胸膜摩擦感，闻及胸膜摩擦音。中至大量积液时，患侧胸廓饱满，触觉语颤减弱，局部叩诊浊音，呼吸音减低或消失，可伴有气管、纵隔向健侧移位。

（四）实验室检查

明确积液性质及病因诊断均至关重要，大多数积液的原因通过胸腔积液分析可确定。疑为渗出液必须行胸腔穿刺，如考虑为漏出液则尽量避免胸腔穿刺，不能确定时也应行胸腔穿刺抽液检查。通过观察液体外观和闻液体气味，检查液体内细胞成分、pH 和葡萄糖、脂蛋白、酶类含量以及肿瘤标志物水平可帮助确定积液性质和病因，胸腔积液涂片查找细菌及培养，有助于病原诊断，涂片还可查找恶性肿瘤细胞，确定病变性质。

1. 理学检查

（1）颜色：健康人胸腔液体为淡黄色。漏出液的颜色一般呈深浅不一的黄色。渗出液的颜色因病因不同而不同。①红色、暗红色：见于恶性肿瘤、结核感染、出血性疾病及穿刺损伤等。②黄色脓性：见于化脓性感染。③绿色：见于铜绿假单胞菌感染。④乳白色：见于淋巴结肿瘤、淋巴结结核及恶性肿瘤等。

（2）透明度：可用清晰透明、微浑、浑浊报告。浆膜腔积液透明度常与其所含的细胞及细菌的数量和蛋白质浓度等有关。漏出液因含细胞和蛋白质少而透明或微浑；渗出液因含细胞、细菌等成分较多而呈不同程度浑浊。

（3）凝固性：漏出液含纤维蛋白原较少，一般不易凝固；渗出液因含有较多纤维蛋白原和凝血酶等凝血物质而易于凝固，出现凝块，但如果其中含有纤溶酶时，已形

Note

成的纤维蛋白可被溶解，从而也不出现凝固。

（4）比重：浆膜腔积液比重高低与其所含的溶质有关。漏出液因含细胞、蛋白质少而比重< 1.016；渗出液因含细胞、蛋白质多而比重常> 1.018。

（5）酸碱度：胸腔积液 pH < 7.4 提示炎性积液；如 pH < 7.3 且伴有葡萄糖含量减低，提示类风湿积液、恶性积液或有并发症的炎性积液等；如 pH < 6.0，多因胃液进入胸膜腔使 pH 减低所致，见于食管破裂或严重脓胸。

2. 有形成分检查

（1）细胞：有核细胞计数包括积液中所有的有核细胞在内，即各种白细胞、间皮细胞甚至肿瘤细胞。通常，漏出液有核细胞数< 100×10^6/L；渗出液有核细胞数> 500×10^6/L，化脓性渗出液可达 1000×10^6/L 以上。漏出液中以淋巴细胞和间皮细胞为主。渗出液的成分因病因不同而异。中性粒细胞增多（> 50%）见于化脓性感染、结核性胸腔积液早期、肺梗死、膈下脓肿等。淋巴细胞增多（> 50%）主要见于结核性、病毒性、乳糜性和肿瘤性积液。嗜酸性粒细胞增多（> 10%）常见于变态反应和寄生虫病所致渗出液，也见于气胸、肺梗死、间皮瘤和系统性红斑狼疮等。浆膜腔积液出现少量红细胞多因穿刺损伤所致，故少量红细胞对渗出液和漏出液的鉴别意义不大，但大量红细胞提示为血性渗出液，可见于恶性肿瘤、肺栓塞、结核病等。疑为恶性积液可进行肿瘤细胞学检查。恶性积液经巴氏染色、HE 染色或瑞氏染色后，显微镜下检查可发现成堆或散在分布的恶性肿瘤细胞。胸腔积液中 98% 的癌细胞是转移性的，最常见的是肺癌，其次是乳腺癌和肺的转移癌，来自纵隔淋巴结的恶性肿瘤和原发性间皮瘤较少见。也可对积液细胞进行 DNA 分析，恶性细胞可见异倍体，S 期、G_2/M 期细胞比例增加。还可以检测染色体，恶性积液细胞可出现染色体数量异常、非整倍体和染色体结构异常，如断裂、异位等。

（2）病原微生物：乳糜样积液离心后沉淀物中可检查有无微丝蚴；棘球蚴病（包虫病）患者胸腔积液可检查有无棘球蚴头节和小钩；阿米巴积液可检查有无阿米巴滋养体。疑为渗出液时，应采用无菌操作离心标本，取沉淀物涂片染色以及细菌培养。革兰染色可见的病原菌有葡萄球菌、链球菌及杆菌等，如经抗酸染色可找到抗酸染色阳性细菌。

（3）其他：胆固醇结晶可见于陈旧性胸腔积液脂肪变性及胆固醇性胸膜炎积液，含铁血黄素颗粒可见于胸膜腔出血。

3. 化学成分检查

（1）黏蛋白定性：采用李凡他（Rivalta）试验检测，因黏蛋白是一种酸性糖蛋白，等电点为 pH 3.0 ~ 5.0，在稀乙酸溶液中可以产生白色云雾状沉淀，此为 Rivalta 试验阳性。胸膜间皮细胞在炎症刺激下分泌黏蛋白增加，因此，一般漏出液为阴性，渗出液为阳性。

（2）蛋白质定量：采用和血浆蛋白同样的方法检测。通常，漏出液< 25 g/L，渗出液> 30 g/L；积液蛋白与血清蛋白比值漏出液< 0.5，渗出液> 0.5。

（3）葡萄糖：采用葡萄糖氧化酶法或己糖激酶法测定。漏出液葡萄糖含量与血清相似或稍低；渗出液葡萄糖较血糖明显减低。胸膜腔积液葡萄糖减低或与血清含量的比值< 0.5，一般见于风湿性积液、积脓、恶性积液、结核性积液、狼疮性积液或食

管破裂。因此，葡萄糖定量测定对积液性质的鉴别具有一定的价值。

（4）乳酸脱氢酶（lactate dehydrogenase，LDH）：积液 LDH 检测主要用于鉴别积液性质，漏出液 LDH < 200 U/L，积液 LDH/ 血清 LDH < 0.6；渗出液 LDH > 200 U/L，积液 LDH/ 血清 LDH > 0.6。化脓性感染积液所致的渗出液中 LDH 活性最高，其均值可达正常血清的 30 倍，其次为恶性积液，结核性积液 LDH 略高于血清。恶性胸腔积液 LDH 约为血清的 3.5 倍，而良性积液约为 2.5 倍。

（5）腺苷脱氨酶（adenosine deaminase，ADA）：广泛分布于人体各组织中，以胸腺、脾和其他淋巴组织中含量最高，T 淋巴细胞比 B 淋巴细胞的酶活性更高，因此 ADA 是一种与机体细胞免疫活性有重要关系的核酸代谢酶。结核性积液 ADA 显著增高，> 40 U/L 应考虑为结核性积液。

（6）淀粉酶（amylase，AMY）：主要由唾液腺和胰腺分泌。AMY 检测主要用于判断胰源性腹腔积液和食管穿孔所致的胸腔积液，以协助诊断胰源性疾病和食管穿孔等。胰腺炎、胰腺肿瘤或胰腺损伤时腹腔积液 AMY 可高于血清数倍甚至数十倍。胸腔积液 AMY 增高主要见于食管穿孔及胰腺外伤合并胸腔积液。

（7）溶菌酶（lysozyme，LZM）：主要存在于单核细胞、吞噬细胞、中性粒细胞及类上皮细胞溶酶体内，淋巴细胞和肿瘤细胞无 LZM。感染性积液 LZM 增高，结核性积液 LZM 与血清 LZM 比值 > 1.0，恶性积液 LZM 与血清 LZM 比值 < 1.0。故胸膜腔积液 LZM 检查有助于鉴别结核性和非结核性积液、良性与恶性积液。

（8）肿瘤标志物及其他指标：积液 CEA/ 血清 CEA > 1.0 时提示恶性胸腔积液诊断；组织多肽抗原（TPA）有助于恶性积液的诊断和疗效监测；积液中鳞癌相关抗原（squamous cancinoma-associated antigen，SCC）浓度增高与鳞状细胞癌转移有关；在恶性积液中纤维连接蛋白（FN）明显高于非恶性积液；γ 干扰素（interferon-γ，IFN-γ）明显增高见于结核性积液；C- 反应蛋白（CRP）< 10 mg/L 为漏出液，而类风湿因子（RF）> 10 mg/L 为渗出液，RF 效价 > 1 ∶ 320，且 RF 效价高于血清，可作为诊断类风湿性积液的依据。

（五）胸腔积液性质判断

1. 渗出液和漏出液的鉴别

漏出液通常透明清亮，静置不凝固，比重 < 1.016；渗出液多呈草黄色，稍浑浊，比重 > 1.018。漏出液和渗出液区别详见表 4-2-1。漏出液细胞数常少于 100×10^6/L，以淋巴细胞与间皮细胞为主；渗出液的白细胞常超过 500×10^6/L，脓胸时白细胞多达 10×10^9/L 以上。

表 4-2-1　漏出液与渗出液的鉴别

检查项目	漏出液	渗出液
颜色	淡黄色	黄色、红色、乳白色
透明度	清晰透明或琥珀样	浑浊或乳糜样
比重	< 1.016	> 1.018
pH	> 7.3	< 7.3

续表

检查项目	漏出液	渗出液
凝固性	不易凝固	易凝固
Rivalta 试验	阴性	阳性
蛋白质含量（g/L）	< 25	> 30
积液蛋白 / 血清蛋白	< 0.5	> 0.5
葡萄糖（mmol/L）	接近血糖水平	< 3.33
LDH（U/L）	< 200	> 200
积液 LDH/ 血清 LDH	< 0.6	> 0.6
细胞总数（×10⁶/L）	< 100	> 500
有核细胞分类	淋巴细胞为主，可见间皮细胞	急性炎症以中性粒细胞为主，慢性炎症或恶性积液以淋巴细胞为主
肿瘤细胞	无	可有
细菌	无	可有

LDH：乳酸脱氢酶

2. 结核性积液与非结核性积液的鉴别

ADA 在结核性浆膜腔积液诊断中有重要价值。结核性积液 ADA 显著增高，> 40U/L 应考虑为结核性积液，对结核性胸腔积液诊断的特异性达 99%，优于结核菌素试验、细菌学和活组织检查等方法。抗结核药物治疗有效时 ADA 下降，故还可作为抗结核治疗效果的观察指标。

同时检测积液中 LDH 和 LZM 也有助于结核性积液与恶性积液的鉴别。一般结核性积液时 LDH 和 LZM 均升高，恶性积液时 LDH 增高而 LZM 较低。

3. 良性积液与恶性积液的鉴别

肿瘤标志物的检测有助于恶性积液的诊断。常用的肿瘤标志物有 CEA、甲胎蛋白（alpha-fetoprotein，AFP）、CA125 等，采用多个肿瘤标志物联合检测可提高诊断的灵敏度和特异度。

积液肿瘤细胞检测有助于恶性积液的确诊。积液中找到肿瘤细胞的阳性率较低，可通过多次检查提高阳性率。应用常规积液细胞学涂片和免疫细胞化学相结合的方式有助于鉴别转移性腺癌和间皮细胞增生。同时检查染色体及 DNA 倍体，可显著提高诊断灵敏度和特异度。

（六）其他检查

X 线胸片是诊断胸腔积液的首要影像学方法，影像表现与积液量和是否有包裹或粘连有关。CT 检查可显示少量的胸腔积液、肺内病变、胸膜间皮瘤、胸内和胸膜转移性肿瘤、纵隔和气管旁淋巴结等病变，有助于病因诊断。经皮闭式胸膜针刺活检对胸腔积液病因诊断有重要意义，能发现肿瘤、结核以及其他肉芽肿性病变。对上述检查不能确诊者，必要时可经胸腔镜下或开胸活检。

（七）治疗

胸腔积液为胸部或全身疾病的一部分，应明确病因后，采用针对性治疗，如药物治疗、手术治疗等。

三、气胸

当气体进入胸膜腔造成积气状态时，称为气胸（pneumothorax）。多因肺部疾病或外力作用使肺组织和脏层胸膜破裂，或靠近肺表面的肺大疱破裂，肺和支气管内空气逸入胸膜腔。

气胸可分成自发性、外伤性和医源性三类。自发性气胸多因疾病导致组织自行破裂引起，常见于男性青壮年或患有慢性支气管炎、肺气肿、肺结核者；外伤性气胸系胸壁的直接或间接损伤引起；医源性气胸则由诊断和治疗操作所致。发生气胸后，胸膜腔内负压可变成正压，失去了胸腔负压对肺的牵引作用，并因正压对肺产生压迫，使肺失去膨胀能力，表现为肺容积缩小、肺活量减低、最大通气量降低的限制性通气功能障碍。由于肺容积缩小，初期血流量并不减少，因而通气/血流比值减少，导致动静脉分流，出现低氧血症（详见第十一章第二节）。大量气胸时，由于吸引静脉血回心的负压消失，以及胸膜腔内正压对血管和心脏的压迫，使心脏充盈减少，心搏出量降低，引起心率加快、血压降低，甚至休克。张力性气胸可引起纵隔移位，循环障碍，甚至窒息死亡。

气胸典型症状为突发性胸痛，继之有胸闷和呼吸困难，并可有刺激性咳嗽。少量气胸体征不明显，听诊呼吸音减弱具有重要提示意义；大量气胸时，气管向健侧移位，患侧胸部隆起，呼吸运动与触觉语颤减弱，叩诊过清音或鼓音，心脏或肝脏浊音界缩小或消失，听诊呼吸音减弱或消失。X线检查是诊断气胸的重要方法，胸片上大多有明确的气胸线（图4-2-2）。胸内压测定有助于气胸的分型和治疗。多数气胸患者的动脉血气分析不正常。

气胸是常见的内科急症，男性多于女性。若不及时处理往往影响工作和日常生活，甚至损害肺功能，并威胁生命。因此积极治疗、预防复发十分重要。治疗的主要目的是促进患侧肺复张、消除病因及减少复发。具体措施有保守治疗、胸腔减压、胸腔镜手术或开胸手术等。

四、胸膜间皮瘤

胸膜肿瘤以间皮瘤最为常见，其他原发肿瘤还包括孤立性纤维性肿瘤、胸膜淋巴瘤、间叶来源肿瘤（如滑膜肉瘤、血管肉瘤等）。继发性肿瘤多为转移癌，如肺癌、乳腺癌转移至胸膜。

胸膜间皮瘤（pleural mesothelioma）是原发于胸膜间皮的肿瘤，由胸膜衬覆的间皮细胞发生。间皮细胞具有分化为上皮和纤维组织的双向分化能力，故间皮瘤也具有双向分化特征。根据肿瘤的性质，间皮瘤可分为良性、低度恶性和恶性，恶性相对多见，但其发病率远低于肺癌，比例约为 1 ： 1000。

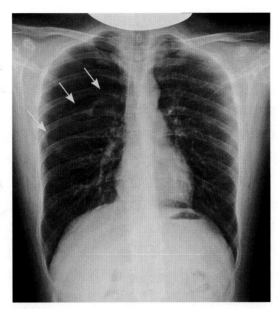

图 4-2-2　气胸的影像学表现

胸部 X 线显示气胸区域位于右肺上方，呈均匀、无肺纹理走形的透亮影，

可见明显气胸线（↑），右肺受压，密度高于左肺

（一）良性胸膜间皮瘤

罕见，包括多囊性间皮瘤和腺瘤样瘤。

（二）低度恶性间皮瘤

生物学行为为惰性或低度恶性，包括原位间皮瘤和高分化乳头状间皮瘤。镜下，肿瘤由衬覆单层扁平或立方形间皮细胞的乳头构成，细胞形态一致，无明显异型性（图 4-2-3）。绝大多数病例临床呈良性经过，应行手术切除。

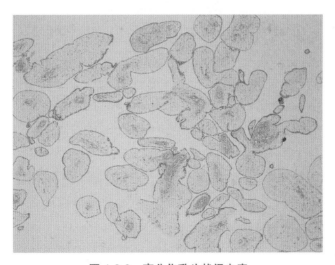

图 4-2-3　高分化乳头状间皮瘤

肿瘤组织为大小不等的乳头状结构，表面被覆单层立方上皮，细胞大小一致，排列整齐，分化良好

Note

（三）恶性间皮瘤

恶性间皮瘤又分为弥漫型和局限型，前者多见。此瘤多见于老年人，现已证明其发病与吸入石棉粉尘密切相关。恶性间皮瘤大部分发生于胸膜，少数位于腹膜。肉眼观，弥漫性间皮瘤显示胸膜散在灰白小结节，壁层、脏层均可受累，肿瘤沿胸膜表面弥漫浸润扩展；局限型肿瘤常为有包膜的圆形肿块，部分肿瘤有蒂与胸膜相连。镜下，局限型与弥漫型形态相同，组织学图像多样，可为上皮样、肉瘤样和双相型。最常见的类型为上皮样间皮瘤，瘤细胞形成乳头状、腺管状或实体结构（图 4-2-4）。瘤组织也可由梭形细胞组成，类似纤维肉瘤；还有部分肿瘤含有上皮样和肉瘤样两种细胞成分，称为双向型间皮瘤。典型临床表现为气急、胸痛和胸腔积液，胸腔积液常为血性。弥漫性恶性间皮瘤为高度恶性肿瘤，若能手术切除，并配合放、化疗，患者可存活 2 年以上，5 年生存率为 15%。局限型恶性间皮瘤生长缓慢，预后较好，此瘤手术易切除，部分病例可经手术治疗而治愈。

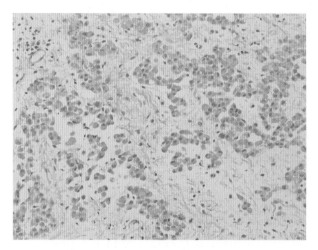

图 4-2-4　恶性间皮瘤

肿瘤细胞排列成乳头状、片状、巢状，细胞上皮样，
大小、形态较一致，异型性不明显，胞质丰富、嗜酸

（翟　茜　李　丽　李志爽）

第五章　纵隔和纵隔疾病

■ 纵隔结构

■ 纵隔疾病
  ◎ 胸腺瘤
  ◎ 胸腺癌

第一节　纵隔结构

  纵隔（mediastinum）是两侧纵隔胸膜间的全部器官、结构和结缔组织的总称（图 5-1-1）。其前界是胸骨，后界是脊柱胸段，两侧是纵隔胸膜，上界为胸廓上口，下界为膈。其形态不规则，呈上窄下宽、前短后长的矢状位。

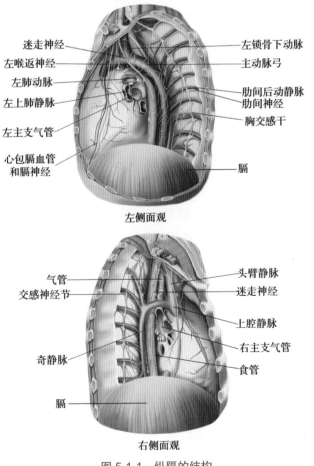

迷走神经   左锁骨下动脉
左喉返神经   主动脉弓
左肺动脉   肋间后动静脉
       肋间神经
左上肺静脉
左主支气管   胸交感干
心包膈血管
和膈神经   膈

左侧面观

气管   头臂静脉
交感神经节   迷走神经
       上腔静脉
       右主支气管
奇静脉   食管
膈

右侧面观

图 5-1-1　纵隔的结构

Note

解剖学上通常以胸骨角平面为界将纵隔分为上纵隔和下纵隔，下纵隔又以心包为界，分为前、中、后三部（图 5-1-2）。

上纵隔（superior mediastinum）的上界是胸廓上口，下界是胸骨角至第 4 胸椎体下缘的平面，前方是胸骨柄，后方是第 1～4 胸椎体和其间的椎间盘。上纵隔内的主要结构有胸腺上部（儿童期）或胸腺遗迹（成人期）、左头臂静脉、右头臂静脉、上腔静脉、膈神经、迷走神经、喉返神经、主动脉弓、头臂干、左颈总动脉、左锁骨下动脉以及气管、食管、胸导管、淋巴结等。

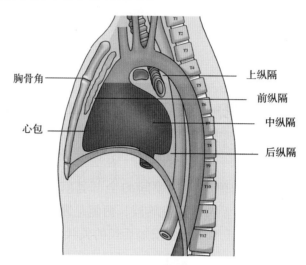

图 5-1-2　纵隔四分法示意图

前纵隔（anterior mediastinum）位于胸骨体与心包之间，较狭窄，其主要结构有胸腺下部或胸腺遗迹、纵隔前淋巴结及疏松结缔组织等。

中纵隔（middle mediastinum）位于前、后纵隔之间，较宽阔，其主要结构有心及出入心的升主动脉、肺动脉干、上腔静脉根部、肺静脉、奇静脉末端、心包及其两侧下降的膈神经、心包膈血管。

后纵隔（posterior mediastinum）位于心包与第 5～12 胸椎之间。气管杈及左、右主支气管位居后纵隔上份的前部。心包后方为食管和迷走神经，胸主动脉在食管之后，其两侧为奇静脉和半奇静脉，再后外侧是胸交感干。胸导管位于胸主动脉和奇静脉之间。在食管和胸主动脉周围还有许多淋巴结。

（吴凤霞）

第二节　纵隔疾病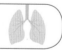

纵隔疾病主要包括炎症、囊肿和肿瘤。大多数囊肿和肿瘤好发于某一个分区。患有纵隔囊肿及肿瘤的患者，大多没有临床症状，通常是在 X 线片或 CT 检查时发现。

但当肿物压迫或侵犯邻近结构时则可出现相应的症状，如咳嗽、胸痛或呼吸困难，甚至出现上腔静脉综合征。X线和CT扫描所发现的纵隔病变的部位及结构，可以提供重要的诊断信息，而经皮穿刺活检和纵隔镜取材活检则可为术前诊断提供依据。由于纵隔内组织和器官较多，组织起源复杂，因此纵隔肿瘤种类繁多，常见肿瘤有胸腺瘤、生殖细胞肿瘤、淋巴瘤、神经源性肿瘤（神经母细胞瘤、神经鞘瘤等）、血管瘤、脂肪瘤以及淋巴管瘤等（图5-2-1）。这里仅介绍较为常见的胸腺瘤。

前纵隔	后纵隔	上纵隔	中纵隔
胸腺瘤和囊肿 生殖细胞肿瘤 甲状腺和甲状旁腺病变 淋巴瘤 副节瘤 淋巴管瘤和血管瘤 脂肪瘤	神经鞘瘤 神经纤维瘤 神经母细胞瘤 副节瘤 胃肠源性囊肿	甲状腺病变 淋巴瘤 胸腺瘤和囊肿 甲状旁腺腺瘤	心包囊肿 淋巴瘤 支气管源性囊肿

图 5-2-1　纵隔常见疾病好发部位

一、胸腺瘤

胸腺瘤（thymoma）是指起源于胸腺上皮或显示向胸腺上皮细胞分化的肿瘤，在人体所有肿瘤中所占比例不到1%。几乎所有的胸腺瘤都发生在成人，儿童的胸腺瘤极为罕见，常位于前上纵隔。

（一）病理改变

肉眼观，80%的胸腺瘤具有完整的包膜，边界清楚，多为实性，切面均匀一致，灰黄色或灰白色，由结缔组织分隔成小叶，在体积较大的肿瘤中，局灶性坏死和囊性变也较常见。

组织学中胸腺瘤通常由肿瘤性上皮细胞和非肿瘤性淋巴细胞组成，不同肿瘤中两种细胞的比例不同。根据胸腺瘤中肿瘤性上皮细胞的形态特点和淋巴细胞的数量，分为A型、B型和AB型胸腺瘤。A型又称为髓质型，肿瘤主要由上皮细胞构成，上皮细胞为梭形或卵圆形，形态温和均一，缺乏异型性，实性片状排列，常见微囊样、席纹状或腺样结构，伴有少量或没有淋巴细胞，几乎没有不成熟的T淋巴细胞（图5-2-2）。B型的上皮细胞是以圆形或多边形为主，散布数量不等的未成熟T淋巴细胞，根据淋巴细胞浸润的多少和瘤细胞的非典型性程度再分为三个亚型：B1型，富含淋巴细胞，上皮细胞少而小，异型性不明显（图5-2-3）；B2型，瘤细胞大，多角形，不形成巢状或片状，细胞核大，核仁明显，背景为未成熟淋巴细胞，数量多于上皮细胞（图5-2-4）；B3型，主要由上皮细胞组成，淋巴细胞数量少，瘤细胞轻度异型，融合成片或形成表皮样结构（图5-2-5）。当A型混有B1或B2型样特征时，则归为AB型胸腺瘤。最多见的亚型是B2型和AB型。瘤细胞表达上皮标志物细胞角蛋白（cytokeratins，CK）和上皮膜抗原（epithelial membrane antigen，EMA）等，而淋巴细胞则表达CD3、CD1a及末端脱氧核苷转移酶（terminal deoxynucleotidyl transferase，TdT）等。

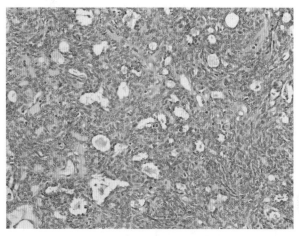

图 5-2-2　胸腺瘤，A 型

肿瘤由上皮细胞构成，上皮细胞梭形或卵圆形，无异型性，仅伴有少量淋巴细胞

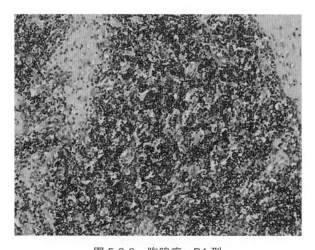

图 5-2-3　胸腺瘤，B1 型

肿瘤镜下似正常胸腺组织，肿瘤性上皮细胞（黄色箭头）很少，背景为大量非成熟淋巴细胞（红色箭头）

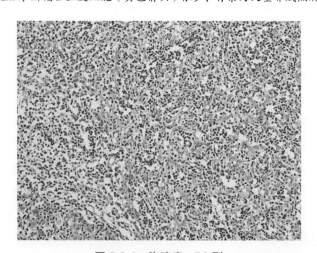

图 5-2-4　胸腺瘤，B2 型

瘤细胞（黄色箭头）圆形或多角形，形成疏松网状结构或簇状排列，
胞质丰富，核大空泡状，核仁明显；淋巴细胞（红色箭头）较为丰富

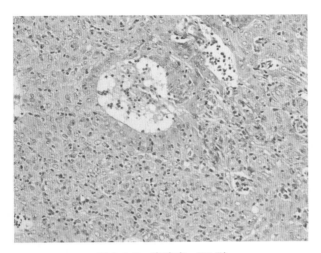

图 5-2-5　胸腺瘤，B3 型

肿瘤主要由上皮细胞构成，瘤细胞圆形、多角形，
中等大小，轻度异型，形成实性片状或表皮样结构；淋巴细胞稀少

（二）临床表现

除肿瘤的压迫症状外，有 30% ~ 45% 的胸腺瘤患者伴发重症肌无力。另外，胸腺瘤还可伴发免疫介导性疾病，如低丙种球蛋白血症、红细胞发育不全、肌炎、皮肌炎、系统性红斑狼疮、类风湿关节炎、硬皮病等。影像学检查肿瘤通常呈分叶状阴影，可见钙化。细针穿刺也已被成功地用于胸腺瘤的诊断。

（三）治疗和预后

胸腺瘤一经诊断即应手术切除。不能切除的恶性胸腺瘤可通过病理活检确诊后给予治疗，部分切除者术后放疗和化疗可缓解症状，延长患者生存时间。不同类型的胸腺瘤其生物学行为虽有区别，但总体上胸腺瘤的预后相对较好，死亡率低，A 型胸腺瘤患者 10 年总生存率高达 100%。胸腺瘤的预后与病理分期、部位、组织类型、是否完整切除以及治疗措施有关，因此应对患者进行严格随访。

二、胸腺癌

胸腺癌（thymic carcinoma），曾称 C 型胸腺瘤，指原发于胸腺上皮的恶性肿瘤，与胸腺瘤相比不仅具有明显的异型性和侵袭性，还缺乏器官样特征和不成熟 T 淋巴细胞，类似胸腺以外的癌。胸腺癌比胸腺瘤更少见，其中以鳞状细胞癌为最多，其他类型包括乳头状癌、未分化癌和神经内分泌癌等。患者极少伴发重症肌无力。

胸腺鳞状细胞癌起源于胸腺上皮干细胞，有角化型和非角化型，组织学上以宽大透明变性的纤维间隔为突出特征。诊断胸腺鳞状细胞癌应首先排除浸润至纵隔的肺癌和食管癌。

（李　丽　李　艳）

Note

第六章　肺的结构

■ 肺的解剖结构
　◎ 肺的解剖结构
　◎ 肺的血管、淋巴管和神经

■ 肺的组织学结构
　◎ 肺导气部
　◎ 肺呼吸部
　◎ 肺间质和肺巨噬细胞

第一节　肺的解剖结构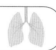

一、肺的解剖结构

肺（lung）位于胸腔内，左、右两肺分别位于纵隔的两侧。肺表面覆盖脏胸膜，较光滑，透过脏胸膜可见多边形的肺小叶轮廓。肺质柔软呈海绵状，富有弹性。婴幼儿肺呈浅红色，随着年龄增长，吸入的尘埃沉积增多，肺逐渐变为暗红或蓝黑色，部分可呈棕黑色斑，吸烟者尤甚。

肺呈圆锥形，由于受到心和肝的位置影响，左肺狭长，右肺宽短。肺有一尖、一底、三面、三缘（图 1-2-3A）。肺尖（apex of lung）指肺的上端，圆钝，经胸廓上口突入颈根部，高出锁骨内侧 1/3 段 2 ～ 3 cm。肺底（base of lung）指肺的下面，与膈相邻，呈半月形凹陷，也称膈面（diaphragmatic surface）。三面即肋面、纵隔面和膈面。肋面（costal surface）指肺的外侧面，膨凸，与胸外侧壁和前、后壁相邻，纵隔面（mediastinal surface）指肺的内侧面，与纵隔相邻，其中部的凹陷称肺门（hilum of lung），是肺动脉、肺静脉、主支气管、神经和淋巴管等结构进出肺的门户。这些结构被结缔组织包绕统称肺根（root of lung）（图 6-1-1）。两肺根内的结构排列自前向后依次为上肺静脉、肺动脉、主支气管。两肺根内的结构自上而下排列不同，左肺根内的结构自上而下是左肺动脉、左主支气管、左肺静脉；右肺根内的结构自上而下是右主支气管、右肺动脉、右肺静脉。前缘是肋面与纵隔面在前方的移行处，较薄锐，左肺前缘下部有心切迹（cardiac notch），切迹下方有一突起称左肺小舌（lingula of left lung）。后缘是肋面与纵隔面在后方的移行处，位于脊柱两侧的肺沟内。下缘是膈面与肋面和纵隔面的移行处，较薄锐。

左肺有一条从后上斜向前下的斜裂，将左肺分为上、下两叶。右肺除斜裂外还有一条近水平方向的右肺水平裂，将右肺分为上、中、下三叶。

　　左、右主支气管进入肺内分为肺叶支气管进入各肺叶，继而再分支为肺段支气管，如此在肺内反复分支，形成的树形结构称为支气管树。每一肺段支气管及其分支分布区的肺组织在结构和功能上都可作为一个独立的单位，称为支气管肺段，简称肺段。各肺段呈圆锥形，尖朝向肺门，底朝向肺表面。左、右肺各分为 10 个肺段。

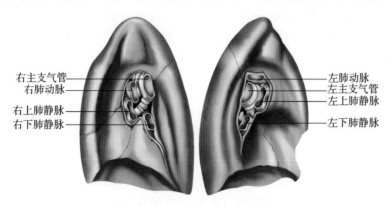

右主支气管————
右肺动脉————

右上肺静脉————
右下肺静脉————

————左肺动脉
————左主支气管
————左上肺静脉

————左下肺静脉

图 6-1-1　肺根的结构

二、肺的血管、淋巴管和神经

（一）肺的血管

　　肺的血管根据其功能和来源，分为两套血管系统。①功能血管：指肺循环的血管。肺动脉从右心室发出，将富含二氧化碳的静脉血运送到肺，在肺内完成气体交换后，转变成氧饱和的动脉血，逐级汇合成肺静脉返回左心房。②营养血管：指体循环中的支气管血管。支气管动脉起自胸主动脉或肋间后动脉，与支气管伴行入肺，沿途在导气部各段管壁内分支形成毛细血管网，营养管壁组织。为肺内结构及部分肺周结构提供氧气和营养物质。

　　1. 肺动脉与肺静脉

　　肺动脉干（pulmonary trunk）由右心室发出，在主动脉的前方向左后上斜行，至主动脉弓的下方分为左、右肺动脉（pulmonary artery）。肺动脉管径较粗，为弹性动脉。左肺动脉较短，在左主支气管的前方入肺，分上、下两支分别进入左肺上、下叶。右肺动脉较长，经主动脉和上腔静脉的后方入肺，分上、中、下三支分别进入右肺上、中、下叶。肺动脉在肺内的分支多与支气管的分支相伴行，最后终于肺泡的毛细血管网，在此进行气体交换后，氧饱和的血液逐渐汇集，每侧都形成两条肺静脉，即上肺静脉和下肺静脉，出肺门，向内穿过纤维心包，注入左心房。

　　2. 支气管动脉与支气管静脉

　　支气管动脉（bronchial artery）又称为支气管支，1 ~ 4 支，管径细，为肌性动脉。它起自胸主动脉或肋间后动脉，由肺根（沿支气管后壁）入肺，随支气管树分支分布，在支气管壁的外膜和黏膜下层分别形成动脉网。支气管动脉除营养支气管壁外，还营养纵隔胸膜、心包、淋巴结、肺动静脉壁以及脏胸膜等。完成物质交换后，一部分静脉血汇集成支气管静脉（bronchial veins），出肺门，右侧汇入奇静脉，左侧注入半奇静脉；另一部分则汇入肺静脉的属支。

支气管动脉与肺动脉在肺内有吻合支，支气管静脉与肺静脉间也有吻合支。

（二）肺循环

肺循环（pulmonary circulation）是指血液由右心室射出，经肺动脉及其分支到达肺毛细血管，再经肺静脉回到左心房的血液循环，此过程进行气体交换，将含氧量较低的静脉血转变为含氧量较高的动脉血。

1. 肺循环的生理特点

（1）肺毛细血管的有效滤过压较低：较低的有效滤过压使肺毛细血管仅有少量液体持续进入组织间隙。这些液体大部分进入肺淋巴管而返回血液循环，少量渗入肺泡内被蒸发（同时也对肺泡内表面起湿润作用）。在某些病理情况下，如左心衰竭时，肺静脉压升高，肺毛细血管血压也随之升高，有较多的血浆滤出毛细血管而进入肺组织间隙和肺泡内，使肺泡内液体积聚，从而形成肺水肿。

（2）肺循环血容量大，变化也大：通常情况下，肺部血管床内可容纳血液450 ~ 600 ml，占循环系统总血容量的9% ~ 12%。由于肺组织和肺血管的可扩张性大，故肺血容量的变化范围较大。在用力呼气时，肺部血容量可减少到200 ml 左右，而在深吸气时则可增加到1000 ml 左右。因此，肺循环血管可起储血库的作用。当机体失血时，肺循环可将一部分血液转移到体循环中，起代偿作用。另外，肺循环血流量在呼吸周期中发生周期性变化，并对左、右心室搏出量和动脉血压发生影响。吸气时，由于胸腔内负压加大，从上、下腔静脉回到右心房的血量增多，右心室搏出量随之增多，此时由于肺扩张而使肺循环血管也扩张，致使肺静脉回到左心房的血量减少，左心室搏出量随之减少。经过几次心搏后，扩张的肺循环血管逐渐被充盈，因而由肺静脉回流入左心房的血量逐渐回升。呼气时则发生相反的变化。由于上述左心室搏出量的周期性改变，动脉血压在吸气相之初逐渐下降，至吸气相中期降到最低点，在吸气相后半期逐渐回升，呼气相前半期继续上升，至呼气相中期达最高点，在呼气相后半期又开始下降，周而复始。这种呼吸周期中出现的血压波动称为动脉血压的呼吸波。

（3）血流阻力小、血压低：与体循环血管相比，肺动脉及其分支粗而短，管壁薄，肺动脉壁的厚度仅约为主动脉壁的1/3，且肺循环血管全都位于胸腔负压环境中，因此肺循环的血流阻力明显小于体循环。左心衰竭可引起肺水肿和肺淤血，导致呼吸功能障碍。

2. 肺循环血流量的调节

由于肺循环血管的管壁薄、口径大，可扩张性大，所以在多数情况下，其口径变化是被动的。然而，正常人肺循环血管仍保持较低水平的收缩状态，故肺循环血流量在一定程度上仍然受神经、体液和局部组织化学因素的调节。

（1）神经调节：肺循环血管受迷走和交感神经的双重支配。刺激迷走神经的直接效应是肺血管舒张，刺激交感神经的直接效应是血流阻力增大和肺血管收缩。整体情况下，交感神经兴奋时，由于体循环血管收缩，一部分血液可被挤入肺循环，使肺循环血流量增加。

Note

（2）体液调节：血管紧张素Ⅱ、去甲肾上腺素、肾上腺素等可使肺循环微动脉收缩，而5-HT、组胺等则能使肺循环微静脉收缩，但在流经肺循环后，它们随即分解失活。

（3）局部组织化学因素的调节：肺泡气 O_2 分压对局部肺循环血管的舒缩活动具有较大影响。急性或慢性低氧都能使肺循环血管收缩，血流阻力增大，这与体循环中低氧通常引起血管舒张的情况正相反。引起肺血管收缩的是肺泡气 O_2 分压过低，而非血氧张力过低。当一部分肺泡内气体的 O_2 分压降低时，这些肺泡周围的微动脉收缩，尤其在肺泡气 CO_2 分压升高时，其效应更加显著。肺泡气低氧引起局部缩血管反应具有重要的生理意义。肺循环中某处血管可因局部肺泡通气不足、O_2 分压降低而收缩，使得此处的血流量减少，这样可使较多的血液转移到那些通气充足、肺泡气 O_2 分压较高的肺泡，维持适当的肺换气效率。但当吸入气 O_2 分压过低时，如在高海拔地区，可引起肺微动脉广泛收缩，血液阻力较大，肺动脉压显著升高。长期在高海拔地区居住的人，常可因肺动脉高压使右心室负荷长期加重而导致右心室肥厚；长期在低海拔地区居住的人，倘若以较快的速度登上高海拔地区，常可发生肺动脉高压，甚至发生肺水肿。

（三）肺的淋巴引流

肺有浅、深两组淋巴管。浅淋巴管位于脏胸膜深面，分布于肺表面。深淋巴管在肺组织内。肺的淋巴结包括位于支气管周围的肺淋巴结和位于肺门的支气管肺淋巴结。

（四）肺的神经

肺由内脏神经支配，交感神经来自脊髓第 2 ~ 5 胸髓节段的侧角，副交感纤维来自迷走神经。交感、副交感神经在肺根前、后方形成肺丛，经肺根分布于肺。副交感神经兴奋，使支气管平滑肌收缩，血管舒张和腺体分泌。交感神经兴奋引起的作用则相反。内脏感觉纤维分布于脏胸膜、肺泡及各级支气管黏膜，随迷走神经传导至脑。

（五）肺的发生及发育异常

1.肺的发生

第 4 周末，呼吸憩室末端膨大并分为左、右两支，称肺芽，是支气管和肺的原基。至第 5 周，左、右肺芽分别为 2 支和 3 支，将分别形成左、右肺的肺叶支气管（图 6-1-2）。至第 2 个月末，肺叶支气管分支形成段支气管，左肺 8 ~ 9 支，右肺 10 支。此后，肺芽不断反复分支，第 6 个月末，支气管分支已达 17 级左右，继而出现终末细支气管、呼吸性细支气管和少量肺泡（24 级左右），形成支气管树。至第 7 个月，肺泡数量增多。肺泡上皮除Ⅰ型细胞外，还出现了可分泌表面活性物质（surfactant）的Ⅱ型细胞。此时，肺内血液循环系统发育完善，肺泡壁上有密集的毛细血管，因而这时出生的早产儿已可存活。

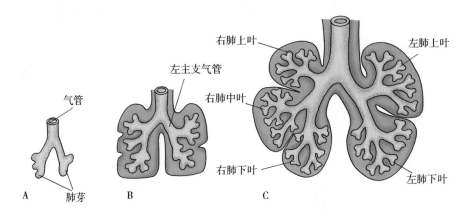

图 6-1-2　肺的发生

A. 第 5 周；B. 第 6 周；C. 第 8 周

2. 肺的发育异常

（1）透明膜病：该病多见于早产儿，尤其是孕 28 周前的早产儿。因Ⅱ型肺泡细胞（type Ⅱ alveolar cell）发育尚未完善，不能分泌足够的表面活性物质，导致肺泡表面张力增大，胎儿出生后，因肺泡不扩张而出现呼吸困难，故称新生儿呼吸窘迫综合征（neonatal respiratory distress syndrome，NRDS）。镜下可见肺泡萎缩、间质水肿，肺泡上皮表面覆盖一层透明状血浆蛋白膜，又称新生儿肺透明膜病（hyaline membrane disease of newborn）。

（2）肺不发生和肺发育不全：如果喉气管憩室的尾端没有分化为左、右肺芽或左、右肺芽未能继续发育，则会造成双侧或单侧肺阙如，称肺不发生；若左、右肺芽虽已形成，但其后的发育过程部分受阻，以致造成肺叶、肺段的缺失，或者支气管树虽已形成，但不能最终形成肺泡，这类畸形统称为肺发育不全。

（3）先天性肺囊肿：由细支气管异常扩张所致。患儿肺内可出现大量很小的囊肿，也可仅有一个或数个较大的囊肿，大多易患慢性肺部感染。

（吴凤霞　姚　伟　张艳敏）

第二节　肺的组织学结构

肺表面被覆光滑的浆膜（胸膜脏层），浆膜深部的结缔组织进入肺内，将肺分隔成许多小叶。肺组织分实质和间质，实质为肺内支气管的各级分支及其终末的肺泡，间质为肺内结缔组织及其中的血管、淋巴管和神经。主支气管由肺门进入肺后，不断反复分支，依次分为叶支气管、段支气管、小支气管、细支气管、终末细支气管、呼吸性细支气管、肺泡管、肺泡囊和肺泡（图 1-2-3）。其中从叶支气管到终末细支气管称为肺的导气部。自呼吸性细支气管及其以下各段，肺泡出现并逐渐增多，为肺的呼吸部。因主支气管在肺内的反复分支呈树枝状，故称支气管树。每一细支气管连同其所属的各级分支，组成一个肺小叶。肺小叶是肺的结构单位，呈锥体形，其尖端朝向肺门，底面向着肺表面，在肺表面可见肺小叶底部的轮廓。直径约为 1 cm，每叶肺有 50 ~ 80 个肺小叶。临床上称仅累及若干肺小叶的炎症为小叶性肺炎。

一、肺导气部

（一）叶支气管至小支气管

叶支气管至小支气管（lobar bronchi to smaller bronchi）管壁结构与主支气管基本相似，但随管径变细，管壁变薄，三层结构分界更加不明显（图 6-2-1）。主要结构特点如下。

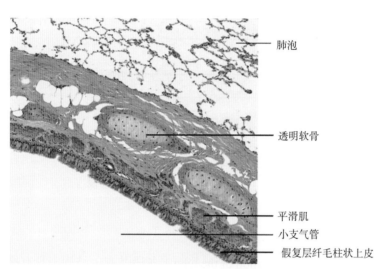

图 6-2-1　肺切片示小支气管

1. **黏膜上皮**
黏膜上皮仍为假复层纤毛柱状上皮，随管径变细，上皮由高变低，杯状细胞逐渐减少。

2. **固有层**
固有层变薄，其外侧出现环行平滑肌，并逐渐增多。

3. **黏膜下层**
黏膜下层的气管腺逐渐减少。

4. **外膜**
外膜的结缔组织内的软骨由"C"形软骨环变为不规则的软骨片。

（二）细支气管

细支气管（bronchiole）直径约为 1 mm，黏膜上皮由假复层纤毛柱状上皮逐渐移行为单层柱状纤毛上皮，杯状细胞很少甚至消失。管壁内腺体和软骨片逐渐减少直至消失，环行平滑肌相对逐渐增多，黏膜皱襞较明显。

Note

（三）终末细支气管

终末细支气管（terminal bronchiole）直径约为 0.5 mm，衬贴单层纤毛柱状上皮，无杯状细胞（图 6-2-2）。黏膜皱襞更加明显，管壁内腺体和软骨片完全消失，出现完整的环行平滑肌层。上皮由纤毛细胞和分泌细胞组成。纤毛细胞数量少，分泌细胞数量多。分泌细胞又称为克拉拉细胞（Clara cell），游离面略高于纤毛细胞，呈圆顶状凸向管腔，顶部胞质内可见发达的滑面内质网和分泌颗粒。克拉拉细胞分泌物稀薄，含有蛋白水解酶，可分解管腔中黏液，降低分泌物的黏稠度，利于排出。克拉拉细胞也富含氧化酶系，可对吸入的毒物或某些药物进行生物转化和解毒。上皮损伤时克拉拉细胞增殖分裂，分化为纤毛细胞。

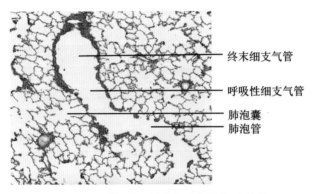

图 6-2-2　肺切片示终末细支气管和呼吸部

二、肺呼吸部

肺泡是呼吸部（respiratory portion of the lung）各段共有的结构，具有换气的功能。

（一）呼吸性细支气管

呼吸性细支气管是终末细支气管的分支。管壁结构与终末细支气管结构相似，但管壁出现少量肺泡，肺泡开口于管腔。呼吸性细支气管被覆单层立方上皮，也包括克拉拉细胞和少量纤毛细胞，而肺泡开口处衬以单层扁平上皮。上皮下方为少量环行平滑肌纤维和弹性纤维（图 6-2-2）。

（二）肺泡管

肺泡管（alveolar duct）是呼吸性细支气管的分支。管壁有大量肺泡分布，故管壁自身的结构很少，仅在相邻肺泡开口之间残留少许管壁。肺泡管内表面衬贴单层立方或单层扁平上皮，其下方为平滑肌束和弹性纤维，肌纤维环行围绕于肺泡开口处，故镜下可见相邻肺泡开口之间有结节状膨大（图 6-2-2）。

（三）肺泡囊

肺泡囊（alveolar sac）与肺泡管相连，由若干肺泡围成，因此是几个肺泡共同开口构成的囊腔。相邻肺泡开口之间仅存少量结缔组织，没有环行平滑肌，故切片中无结节状膨大（图 6-2-2）。

（四）肺泡

肺泡（pulmonary alveolus）位于支气管树的终末部分，是半球形的小囊，直径约 200 μm，开口于肺泡囊、肺泡管或呼吸性细支气管。成人单侧肺有 3 亿 ~ 4 亿个肺泡，总面积可达 140 m²。肺泡壁很薄，由单层肺泡上皮组成（图 6-2-3）。相邻肺泡之间的结缔组织称肺泡隔。

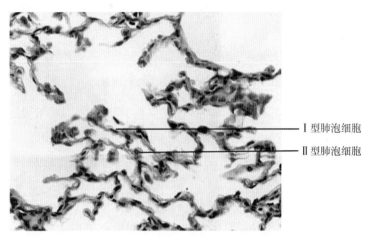

图 6-2-3　肺切片示肺泡上皮细胞

1.肺泡上皮

由 I 型和 II 型肺泡细胞构成。

（1） I 型肺泡细胞（type I alveolar cell）：覆盖肺泡约 95% 的表面积，细胞极度扁平，细胞含核部分略厚，无核部分胞质菲薄，厚约 0.2 μm，参与构成气 – 血屏障，是进行气体交换的部位。电镜下观察， I 型肺泡细胞细胞器较少，可见较多的吞饮小泡，小泡内含有细胞吞入的表面活性物质和微小尘粒，细胞将这些物质转运到肺间质经淋巴清除。 I 型肺泡细胞无增殖能力，损伤后由 II 型肺泡细胞分化补充。

（2） II 型肺泡细胞：细胞较小，散在凸起于 I 型肺泡细胞之间，数量与 I 型肺泡细胞相当，但覆盖肺泡仅约 5% 的表面积。细胞为立方形或圆形，核圆居中，胞质着色浅，呈泡沫状。电镜下观察，细胞游离面有稀疏的微绒毛。胞质上方有较多的高电子密度的分泌颗粒，颗粒大小不等，直径为 0.1 ~ 1 μm，内含同心圆或平行排列的板层状结构，故又称为嗜锇性板层小体（osmiophilic multilamellar body）（图 6-2-4），其主要成分有磷脂（二棕榈酰卵磷脂为主）、蛋白质、糖胺聚糖等。细胞以胞吐方式将板层小体内容物释放出来，在肺泡内表面形成一层液体薄膜，称表面活性物质，它由脂质、蛋白质等组成，其中脂质成分约占 90%、蛋白质约占 10%。脂质中 60% 以上是二棕榈酰卵磷脂（dipalmitoyl phosphatidyl choline，DPPC）。肺表面活性物质有降低肺泡表面张力的作用（详见第七章第一节）。

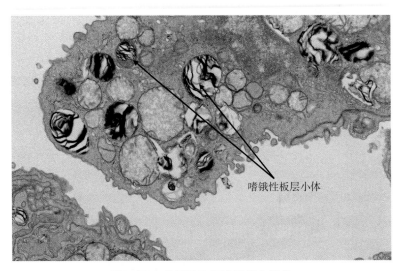

图 6-2-4　Ⅱ型肺泡细胞透射电镜像

嗜锇性板层小体

2. 肺泡隔

肺泡隔（alveolar septum）是相邻肺泡之间薄层的结缔组织，属于肺的间质（图 6-2-5）。肺泡隔内有大量连续毛细血管网与肺泡壁相贴，且富含弹性纤维，起回缩肺泡的作用。老年人的弹性纤维退化，吸烟可加速退化进程。炎症也可破坏弹性纤维，降低肺泡弹性，使其回缩较差，呼气时残留气体增加。久之，肺泡扩大形成肺气肿，影响呼吸功能。此外，肺泡隔内还有成纤维细胞、肺巨噬细胞、浆细胞、肥大细胞、毛细淋巴管和神经纤维。

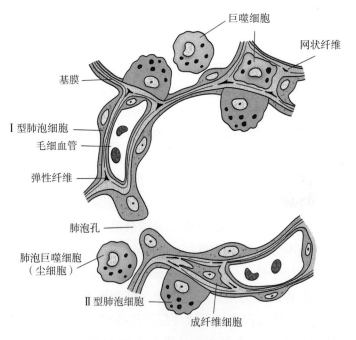

图 6-2-5　肺泡与肺泡隔模式图

巨噬细胞
网状纤维
基膜
Ⅰ型肺泡细胞
毛细血管
弹性纤维
肺泡孔
肺泡巨噬细胞（尘细胞）
Ⅱ型肺泡细胞
成纤维细胞

3. 肺泡孔

相邻肺泡之间相通的小孔，直径 10 ~ 15 μm，称肺泡孔（alveolar pore）。一个肺泡壁上有一个或数个，可均衡相邻肺泡间的气体量。肺泡孔的数目随年龄而增加。

当某个终末细支气管或呼吸性细支气管阻塞时，可借助肺泡孔建立侧支通道，以防肺泡萎陷。但肺部感染时，肺泡孔也是炎症蔓延的渠道。

4. 气 – 血屏障

肺泡内的 O_2 与肺泡隔毛细血管内血液中的 CO_2 之间进行气体交换所通过的结构，称气 – 血屏障（blood-air barrier），又称呼吸膜（respiratory membrane），由肺泡表面液体层、Ⅰ型肺泡细胞、肺泡上皮与毛细血管内皮融合的基膜、连续毛细血管内皮细胞构成（图 6-2-6）。总厚度仅 0.2 ~ 0.5 μm，有利于气体迅速交换。当肺纤维化或肺水肿时，该屏障增厚，肺的气体交换功能障碍，导致机体缺氧。

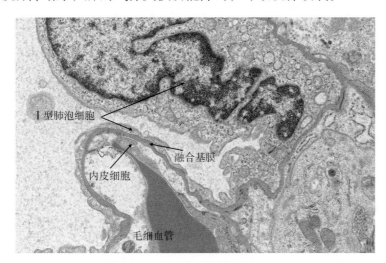

Ⅰ型肺泡细胞

融合基膜

内皮细胞

毛细血管

图 6-2-6　气 – 血屏障透射电镜像

三、肺间质和肺巨噬细胞

（一）肺间质

肺内结缔组织及走行其中的血管、淋巴管和神经构成肺间质。肺间质主要位于支气管树的周围，随着支气管树分支增加，间质逐渐减少。肺间质与疏松结缔组织成分相同，但有较多的弹性纤维和巨噬细胞。

（二）肺巨噬细胞

来源于血液中的单核细胞，广泛分布于肺间质内（图 6-2-5），在肺泡隔中最多，称肺巨噬细胞（pulmonary macrophage），进入肺泡腔的巨噬细胞称为肺泡巨噬细胞（alveolar macrophage）。肺巨噬细胞有活跃的吞噬、分泌多种生物活性物质的功能，能清除进入肺的尘粒、细菌等异物，发挥重要的免疫防御作用。肺巨噬细胞吞噬了大量进入肺内的尘埃颗粒后，称为尘细胞（dust cell）。在心力衰竭导致肺淤血时，大量红细胞从毛细血管溢出，被肺间质的巨噬细胞吞噬，此时肺巨噬细胞胞质中含有许多血红蛋白分解产物——含铁血黄素颗粒，称为心力衰竭细胞（heart failure cell）。

（张艳敏）

第七章　肺的呼吸功能

- **肺通气**
  - ◎ 肺通气的动力
  - ◎ 肺通气的阻力
  - ◎ 肺通气功能的评价
- **气体交换**
  - ◎ 气体交换的基本原理
  - ◎ 肺换气
  - ◎ 肺扩散容量
- ◎ 组织换气
- **气体在血液中的运输**
  - ◎ 氧的运输
  - ◎ 二氧化碳的运输
- **呼吸运动的调节**
  - ◎ 呼吸中枢与呼吸节律的形成
  - ◎ 呼吸的反射性调节

整个呼吸过程包括三个环节：①外呼吸，是指肺毛细血管血液与外界环境之间的气体交换过程，包括肺泡与外界环境之间的气体交换（肺通气）和肺泡与肺毛细血管血液之间的气体交换（肺换气）。②气体在血液中的运输。③内呼吸，包括组织细胞与组织毛细血管之间的气体交换［组织换气（gas exchange in tissues）］以及组织细胞内的氧化代谢过程。这三个环节是相互衔接且同时进行的。

第一节　肺通气

肺通气是气体在外界大气和肺泡之间的交换过程。实现肺通气的器官包括呼吸道、肺泡、胸膜腔、膈和胸廓等。气体进出肺取决于两方面因素的相互作用：一是推动气体流动的通气动力；二是阻止其流动的通气阻力。当通气动力克服通气阻力时，可以实现肺通气。

一、肺通气的动力

根据物理学原理，气体总是从压力高处向压力低处流动。只有肺泡气与外界大气之间存在一定的压力差，才能实现肺通气。因此，肺泡气与外界大气之间的压力差是实现肺通气的直接动力。在一定的海拔高度，外界大气的压力是相对恒定的，因而在呼吸过程中，发生变化的只能是肺泡内气体的压力，即肺内压（alveolar pressure 或 intrapulmonary pressure）。肺内压在呼吸过程中的变化取决于肺的扩张和缩小，但肺自身并不具有主动张缩能力，它的张缩必须依赖于胸廓的节律性扩张和缩小，而胸廓的张缩则由呼吸肌的收缩和舒张所引起。因此，呼吸肌的收缩和舒张所引起的节律性呼吸运动是实现肺通气的原动力（primary force）。

（一）呼吸运动

呼吸肌收缩或舒张所引起的胸廓节律性扩大或缩小称为呼吸运动，包括吸气运动（inspiratory movement）和呼气运动（expiratory movement）。主要吸气肌有膈肌和肋间外肌，主要呼气肌为肋间内肌和腹肌。此外，还有一些辅助吸气肌，如斜角肌、胸锁乳突肌等，这些肌肉只在用力呼吸时参与呼吸运动。

1. 平静呼吸

安静状态下的呼吸运动称为平静呼吸。

（1）吸气（inspiration）：平静呼吸时，吸气运动主要由膈肌和肋间外肌的收缩完成，这是一个主动过程。当肋间外肌收缩时，增大了胸腔的前后径和左右径。当膈肌收缩时，增大胸腔的上下径。因此，吸气肌收缩引起胸腔的上下径、前后径和左右径都增大，从而导致胸腔和肺容积增大，肺内压低于大气压，外界气体流入肺内，完成吸气。

（2）呼气（expiration）：平静呼气时，呼气肌不参与运动，而是由膈肌和肋间外肌舒张所致，是一个被动过程。当膈肌和肋间外肌舒张时，肺依其自身的回缩力而回位，并牵引胸廓，使之上下径、前后径和左右径缩小，从而引起胸腔和肺的容积减小，肺内压升高。当肺内压高于大气压时，气体由肺内流出，完成呼气。

平静呼吸的特点是呼吸运动平稳而均匀，频率为 12 ~ 18 次 / 分，吸气主动而呼气被动。

2. 用力呼吸

当机体劳动或运动、呼吸道不通畅或肺通气阻力增大时，或者当吸入气中 CO_2 含量增加或 O_2 含量减少时，呼吸运动会加深加快，这种呼吸形式称为用力呼吸（forced breathing）。

用力吸气时，除吸气肌加强收缩外，辅助吸气肌也参与收缩。用力呼气时，除吸气肌舒张外，还有呼气肌参与收缩。因此，用力呼吸的特点是其吸气和呼气都是主动过程。

（二）胸膜腔内压和肺内压

1. 胸膜腔内压

（1）胸膜腔内压的测量：可采用直接法或间接法测量胸膜腔内压。①直接法是将与检压计相连接的注射针头斜刺入胸膜腔内，直接测定胸膜腔内压，其缺点是有刺破胸膜脏层和肺的危险。②间接法是让受试者吞下带有薄壁气囊的导管至下胸段食管内，测量食管内压。因为食管位于胸腔内，且其壁薄而软，在呼吸过程中食管内压的变化值与胸膜腔内压的变化值基本一致，故可用食管内压的变化来间接反映胸膜腔内压的变化。

（2）胸内压的周期性波动：在每一个呼吸周期中，胸膜腔内压随呼吸运动而发生周期性波动（图 7-1-1）。平静呼气末，胸膜腔内压较大气压低 3 ~ 5 mmHg，吸气末较大气压低 5 ~ 10 mmHg。可见，胸膜腔内压在平静呼吸时始终低于大气压，故称为胸膜腔负压或胸内负压。用力呼吸时，胸膜腔内压波动将大幅增加。关闭声门用力吸气时，胸膜腔内压可降至低于大气压 90 mmHg；关闭声门用力呼气时，胸膜腔内压可高于大气压 110 mmHg。

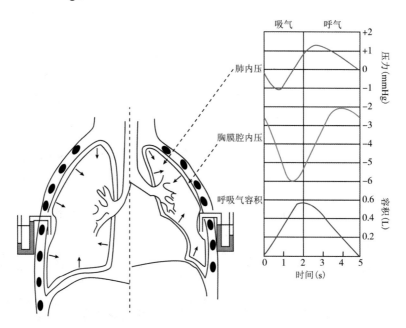

图 7-1-1　呼吸时肺内压、胸膜腔内压及呼吸气容积的变化过程

（3）胸膜腔负压的形成：在人的生长发育过程中，胸廓的发育较肺快，因此胸廓的自然容积大于肺的自然容积。由于两层胸膜紧紧贴在一起，从胎儿出生后第一次呼吸开始，肺即被牵引而始终处于扩张状态。被扩张的肺所产生的回位力向内牵引胸廓，使胸廓容积缩小。当胸廓的容积小于其自然容积时，胸廓将产生向外扩展的回位力，使胸廓的容积趋于扩大，以回到其自然容积位置。在肺的内向回位力和胸廓的外向回位力的作用下，胸膜腔内压便降低而低于大气压，即形成负压。胸膜腔负压的形成与作用于胸膜腔的两种力有关，一是肺内压，使肺泡扩张；二是肺回缩压，使肺泡缩小。胸膜腔内压就是这两种方向相反的力的代数和，即胸膜腔内压 = 肺内压 +（- 肺回缩压）。在吸气末或呼气末，肺内压等于大气压，此时胸膜腔内压 = 大气压 +（- 肺回缩压）；若以大气压为 0 计，则胸膜腔内压 = - 肺回缩压。可见，胸膜腔内压的大小主要是由肺回缩压所决定的。

（4）胸膜腔负压的生理意义：①保持肺处于扩张状态，使肺能随胸廓的张缩而张缩。②作用于胸腔内的腔静脉和胸导管，使之扩张，有利于静脉血和淋巴液的回流。

胸膜腔内保持负压的前提是胸膜腔须保持其密闭性。一旦密闭的胸膜腔与大气相通，空气便进入胸膜腔而形成气胸。此时胸膜腔负压减小或消失，肺依其自身的弹性而回缩，造成肺不张，不仅影响肺通气，也阻碍静脉血和淋巴液回流。

2.肺内压

肺内压（intrapulmonary pressure）是指肺泡内气体的压力，在呼吸过程中呈周期性变化（图 7-1-1）。吸气时，肺容积增大，肺内压随之降低，当低于大气压时，外界气体进入肺。随着肺内气体量的增加，肺内压也逐渐升高，至吸气末，肺内压升高到与大气压相等，气流便暂停。呼气时，肺容积减小，肺内压随之升高，当高于大气压时，气体流出肺。随着肺内气体量的减少，肺内压也逐渐降低，至呼气末，肺内压又降到与大气压相等，气流再次暂停。

3.人工呼吸

人工呼吸是指用人为的方法改变肺内压，建立肺内压和大气压之间的压力差来维持肺通气。根据产生压力差的方式不同，人工呼吸又可分为正压人工呼吸和负压人工呼吸。正压法是使肺内压高于大气压，负压法是使胸膜腔内压低于肺内压。现在所有的呼吸机，以及经典的口对口人工呼吸法都是正压人工呼吸；经典的仰卧压胸人工呼吸法、俯卧压背人工呼吸法以及早期"铁肺"呼吸机均是负压人工呼吸。

二、肺通气的阻力

肺通气阻力是指肺通气过程中所遇到的阻力，可分为弹性阻力和非弹性阻力两类。弹性阻力（elastic resistance，R）是指弹性体对抗外力作用所引起的变形的力。肺和胸廓都具有弹性，均可产生弹性阻力，因此肺通气的弹性阻力包括肺弹性阻力和胸廓弹性阻力。弹性阻力一般用顺应性（compliance，C）来表示，顺应性是指弹性组织在外力作用下发生变形的难易程度。顺应性大，表示其变形能力强，弹性阻力小；顺应性小，表示其变形能力差，弹性阻力大。因此，顺应性（C）与弹性阻力（R）成反比关系 $C=1/R$。顺应性的大小可用单位跨壁压的变化（ΔP）所引起的腔内容积的变化（ΔV）来表示，即 $C=\Delta V/\Delta P$（L/cm H_2O）。平静呼吸时，弹性阻力约占肺通气总阻力的 70%，其在气流停止的静息状态下仍存在，属于静态阻力。因为肺和胸廓呈串联关系，所以肺和胸廓的总弹性阻力是两者弹性阻力之和。

非弹性阻力包括气道阻力、惯性阻力和组织的黏滞阻力。平静呼吸时，非弹性阻力约占 30%，仅在气体流动时才发生，属于动态阻力。

（一）弹性阻力

1.肺弹性阻力

（1）肺的顺应性：肺在被扩张时产生弹性回缩力，其方向与肺扩张的方向相反，因而是吸气的阻力，即肺的回缩力构成了肺扩张的弹性阻力。肺弹性阻力可用肺顺应性（compliance of lung，C_L）表示，即肺顺应性 = 肺容积的变化（ΔV）/跨肺压的变化 ΔP（L/cm H_2O）。其中，跨肺压是指肺内压和胸膜腔内压之差。

测定肺顺应性时，一般采用分步吸气（或向肺内充气）或分步呼气（或从肺内抽气）的方法，每步吸气或呼气后，在受试者屏气并保持气道通畅的情况下测定肺容积和胸膜腔内压。因为此时呼吸道内没有气体流动，肺内压等于大气压，所以只需测定胸膜腔内压就可算出跨肺压。根据每次测得的数据绘制成的压力 - 容积曲线就是肺的顺应性曲线。曲线斜率大，表示顺应性大，弹性阻力小；曲线斜率小，表示顺应性小，弹性阻力大。在呼吸道无气流情况下所测得的顺应性也称肺的静态顺应性（static compliance）。肺顺应性还受肺总量的影响，为了排除肺总量的影响，将肺顺应性除以肺总量得到比顺应性（specific compliance）。

（2）肺弹性阻力的构成：肺弹性阻力主要包括两部分，一是肺自身的弹力纤维和胶原纤维等弹性成分产生的阻力。当肺被扩张时，这些纤维被牵拉而倾向于回缩。肺扩张越大，其牵拉作用越强，肺的回缩力和弹性阻力便越大；反之则越小。二是肺泡内侧的液体层同肺泡内气体之间的液气界面的表面张力（surface tension）。肺本身的弹性成分所形成的弹性阻力约占肺总弹性阻力的 1/3，肺泡表面张力约占 2/3。

肺的表面张力源于肺泡内表面液气界面的能使液体表面积缩小的力。因为液气界面的液体分子之间的引力远大于液体与气体分子之间的引力，所以液体表面有尽可能缩小的倾向。近似于球形的肺泡内表面液层每一点上的合力方向朝向肺泡中心，故肺泡表面张力有助于肺的回缩。向动物离体肺注入与抽出气体时的肺顺应性曲线并不重叠，这一现象称为滞后现象（hysteresis），而在注入生理盐水时，则滞后现象不明显。因此，滞后现象的产生主要与肺泡表面张力有关（图 7-1-2）。

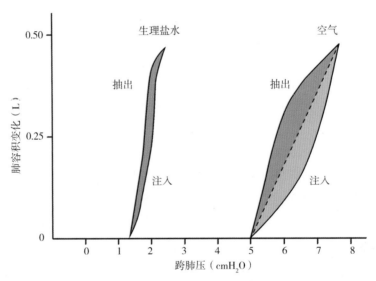

图 7-1-2　充空气和充生理盐水时的肺顺应性曲线

根据 Laplace 定律，即 P=2T/r，式中 P 为肺泡内液气界面的压强（N/m^2），它可引起肺泡回缩；T 为肺泡内液气界面的表面张力系数，即单位长度的表面张力（N/m）；r 为肺泡半径（m）。若表面张力系数不变，则肺泡的回缩力与肺泡半径成反比，即小肺泡的回缩力大，而大肺泡的回缩力小。正常成年人双侧肺有 3 亿多个大小不等的肺泡，其半径可相差 3～4 倍。若不同大小的肺泡之间彼此连通，则小肺泡内的气体将流入大肺泡内，引起小肺泡萎陷关闭而大肺泡则过度膨胀，肺泡将失去稳定性。但由于肺泡内液气界面存在 II 型上皮细胞分泌的肺表面活性物质，所以，上述情况实际不会发生（图 7-1-3）。

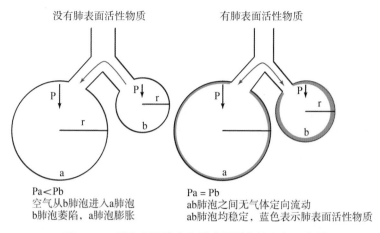

没有肺表面活性物质　　　　　　有肺表面活性物质

Pa＜Pb
空气从b肺泡进入a肺泡
b肺泡萎陷，a肺泡膨胀

Pa＝Pb
ab肺泡之间无气体定向流动
ab肺泡均稳定，蓝色表示肺表面活性物质

图 7-1-3　肺泡表面张力和肺内压及气流方向示意图

肺表面活性物质有非常重要的生理意义：①维持肺泡稳定性。因为肺表面活性物质的密度可随肺泡半径的变小而增大，也可随肺泡半径的增大而减小。所以在肺泡缩小（或呼气）时，肺泡内表面的表面活性物质的密度增大，降低表面张力的作用加强，肺泡表面张力减小，因而可防止肺泡萎陷；而在肺泡扩大（或吸气）时，表面活性物质的密度减小，肺泡表面张力增加，因而可防止肺泡过度膨胀。②减小吸气阻力，减少吸气做功。③防止肺水肿。由于肺表面活性物质可降低肺泡表面张力，减小肺泡回缩力，减弱表面张力对肺毛细血管血浆和肺组织间液的"抽吸"作用，阻止液体渗入肺泡，从而防止肺水肿的发生。

2. 胸廓弹性阻力

胸廓弹性阻力来自胸廓的弹性成分。胸廓处于自然位置时，肺容量约为肺总量的67%（相当于平静吸气末的肺容量），此时胸廓无变形，不表现出弹性阻力。当肺容量小于肺总量的67%（如平静呼气或深呼气）时，胸廓被牵引向内而缩小，其弹性阻力向外，是吸气的动力，呼气的阻力；当肺容量大于肺总量的67%（如深吸气）时，胸廓被牵引向外而扩大，其弹性阻力向内，成为吸气的阻力，呼气的动力。所以胸廓的弹性阻力既可能是吸气或呼气的阻力，也可能是吸气或呼气的动力，应视胸廓的位置而定。这与肺的情况不同，肺弹性阻力始终是吸气的阻力。胸廓的弹性阻力可用胸廓的顺应性（compliance of chest wall，Cchw）来表示，即胸廓的顺应性 = 胸廓容积的变化（ΔV）/ 跨胸壁压的变化 ΔP（L/cmH$_2$O），跨胸壁压为胸膜腔内压与胸壁外大气压之差。

（二）非弹性阻力

非弹性阻力（inelastic resistance）主要是气道阻力，此外还包括惯性阻力和黏滞阻力。惯性阻力（inertial resistance）是气流在发动、变速、换向时因气流和组织的惯性所产生的阻止肺通气的力；黏滞阻力（viscous resistance）来自呼吸时组织相对位移所发生的摩擦。平静呼吸时，呼吸频率较低、气流速度较慢，惯性阻力和黏滞阻力都很小。

1. 气道阻力

气道阻力（airway resistance）是气体流经呼吸道时气体分子之间和气体分子与气道壁之间摩擦产生的阻力，占非弹性阻力的 80% ~ 90%。气道阻力可用维持单位时间内气体流量所需要的压力差来表示，即气道阻力 = 大气压与肺内压之差（cmH_2O）/单位时间内气体流量（L/s）。健康人平静呼吸时，总气道阻力为 1 ~ 3 cmH_2O/（L/s），主要发生在鼻（约占总气道阻力的 50%）、声门（约占 25%）及气管和支气管（约占 15%）等部位，仅约 10% 的阻力发生在口径小于 2 mm 的细支气管。

2. 影响气道阻力的因素

（1）气流形式：气流形式有层流和湍流，层流阻力小，湍流阻力大。当气道内有黏液、渗出物或肿瘤、异物等造成狭窄时，容易发生湍流。

（2）气流速度：气流速度快，阻力大；气流速度慢，阻力小。

（3）气道口径：因为流体的阻力与管道半径的四次方成反比，因此管径变小，阻力变大。影响气道口径的主要因素包括：①肺实质对气道壁的牵引作用。吸气时，胸内压下降（负值增加）（图 7-1-1），跨壁压（呼吸道内外的压力差）增大，肺弹性成分对气道的牵引作用增强，气道口径被动扩大，气道阻力变小，呼气时发生相反的变化。②自主神经系统调节。呼吸道平滑肌受交感和副交感神经的双重支配，副交感神经使气道平滑肌收缩，口径变小，气道阻力增加；而交感神经则使之舒张，口径变大，气道阻力减小。临床上常用拟肾上腺素类药物解除支气管痉挛，缓解呼吸困难。③化学因素。儿茶酚胺可使气道平滑肌舒张；前列腺素中，$PGF_{2\alpha}$ 可使气道平滑肌收缩，而 PGE_2 却使之舒张；变态反应时，由肥大细胞释放的组胺和白三烯等物质可使支气管收缩；吸入气 CO_2 含量增加可刺激支气管和肺的 C 纤维，反射性引起支气管收缩，气道阻力增加。气道上皮细胞还可合成和释放内皮素，使气道平滑肌收缩。

（三）呼吸功

呼吸肌在呼吸运动中克服通气阻力而实现肺通气所做的功为呼吸功（work of breathing），通常以单位时间内跨壁压变化乘以肺容积变化来计算。正常人平静呼吸时，呼吸功主要用于吸气运动，其中 2/3 用来克服弹性阻力，1/3 用来克服非弹性阻力。当劳动、运动或病理情况下，呼吸做功量将增加。

三、肺通气功能的评价

（一）肺容积

肺容积（pulmonary volume）是指不同状态下肺所能容纳的气体量，肺容积包括以下几个部分（图 7-1-4）。

1. 潮气量

每次呼吸时吸入或呼出的气体量为潮气量（tidal volume，TV）。正常成年人平静呼吸时的潮气量为 400 ~ 600 ml。运动时，潮气量增大。

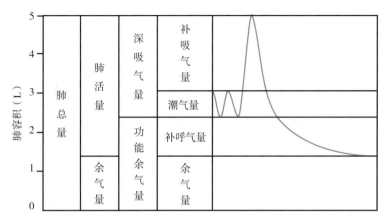

图 7-1-4　肺容积和肺容量图解

2. 补吸气量

平静吸气末，再尽力吸气所能吸入的气体量为补吸气量（inspiratory reserve volume，IRV）。正常成年人的 IRV 为 1500 ~ 2000 ml，它反映吸气的储备量。

3. 补呼气量

平静呼气末，再尽力呼气所能呼出的气体量为补呼气量（expiratory reserve volume，ERV）。正常成年人的 ERV 为 900 ~ 1200 ml，它反映呼气的储备量。

4. 余气量

最大呼气末尚存留在肺内不能再呼出的气体量为余气量（residual volume，RV）。正常成年人 RV 为 1000 ~ 1500 ml，支气管哮喘和肺气肿患者，RV 增加。

（二）肺容量

肺容量（pulmonary capacity）是指肺容积中两项或两项以上的联合气体量，它包括深吸气量、功能余气量、肺活量和肺总量（图 7-1-4）。

1. 深吸气量

从平静呼气末做最大吸气时所能吸入的气体量为深吸气量（inspiratory capacity，IC），它是 TV 与 IRV 之和，是衡量最大通气潜力的指标之一。

2. 功能余气量

平静呼气末尚存留于肺内的气体量为功能余气量（functional residual capacity，FRC），它是 RV 与 ERV 之和，正常成年人约 2500 ml。肺气肿患者的 FRC 增多，而肺实质病变时则减小。FRC 的生理意义是缓冲呼吸过程中肺泡气 PO_2 和 PCO_2 的变化幅度。由于 FRC 的稀释作用，使得吸气时肺内 PO_2 不致突然升得太高，PCO_2 不致降得太低；反之，呼气时 PO_2 不会降得太低，PCO_2 不会升得太高。这样，肺泡气和动脉血的 PO_2 和 PCO_2 就不会随呼吸而发生大幅度波动，从而有利于肺换气。

3. 肺活量

尽力吸气后，从肺内所能呼出的最大气体量称为肺活量（vital capacity，VC），它是 TV、IRV 与 ERV 之和。正常成年男性的 VC 约为 3500 ml，女性约为 2500 ml。

VC 反映肺一次通气的最大能力，在一定程度上可作为肺通气功能的指标。

4.用力肺活量和用力呼气量

由于测定 VC 时不限制呼气的时间，在某些肺组织弹性降低或呼吸道狭窄的患者所测得的 VC 仍可正常。因此，有人提出用力肺活量和用力呼气量的概念（图 7-1-5）。

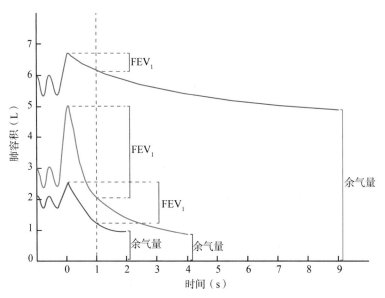

图 7-1-5 用力肺活量和用力呼气量示意图

上、中、下线分别为阻塞性肺疾病患者、正常人和限制性肺疾病患者的用力肺活量和用力呼气量

用力肺活量（forced vital capacity，FVC）是指一次最大吸气后，尽力尽快呼气所能呼出的最大气体量。用力呼气量（forced expiratory volume，FEV）是指一次最大吸气后尽力尽快呼气，在一定时间内所能呼出的气体量，通常以第 1、2、3 秒末的 FEV 所占 FVC 的百分数来表示，正常人的 FEV_1/FVC、FEV_2/FVC 和 FEV_3/FVC 分别约为 83%、96% 和 99%，其中以 FEV_1/FVC 的应用价值最大，是临床上鉴别阻塞性肺疾病和限制性肺疾病最常用的指标。哮喘等阻塞性肺疾病患者，FEV_1 的降低比 FVC 更明显，因而 FEV_1/FVC 变小，此外还显示 RV 增大；而肺纤维化等限制性肺疾病患者，FEV_1 和 FVC 均下降，但 FEV_1/FVC 基本正常，此外还显示 RV 减少（图 7-1-5）。

5.肺总量

肺所能容纳的最大气体量为肺总量（total lung capacity，TLC），它是 VC 与 RV 之和，成年男性约为 5000 ml，女性约为 3500 ml。

（三）肺容量的测定原理和方法

临床上，检查方法分为直接检测的 TLC 和间接检测的 TLC 两大类；前者可通过肺量计（spirometry）直接检测，包括 TV、VC、IRV、ERV 和 IC；后者含有肺量计无法直接检测的 RV 部分，需通过标记气体分析或体积描记法等方法间接换算出来，包括 RV、FRC 和 TLC。

1.肺量计检查直接检测的肺容量

受试者在平静状态下，不需快速用力，只需最大努力吸气和完全呼气。

（1）呼气肺活量（EVC）：受试者在放松的状态下从 TLC 位开始，呼气至 RV 位所能呼出的气量。

（2）吸气肺活量（IVC）：测量方法与 EVC 相似，受试者在放松的状态下从 RV 位开始，深吸气至 TLC 位所能吸入的气量。

（3）分次肺活量：将分别测定的 IC 和 ERV 相加称为分次肺活量。正常人的 IVC 和 EVC 基本相同，但气道阻塞性疾病患者的 IVC 大于 EVC，且 IVC 对于这类患者来说，更容易配合和测定。

2. 肺量计检查不能直接检测的肺容量

FRC、RV 和 TLC 不能用肺量计直接测定，需用其他方法间接测定。方法分为气体稀释法和体积描记法（简称体描法）两大类。气体稀释法的原理为某一已知容量的指示气体被未知容量的待测气体所稀释，测定已稀释气体中指示气体的浓度，即可通过计算得出待测气体的容量。为了准确测定 RV，所采用的指示气体必须是机体所不能产生或代谢的，并且不能和肺进行气体交换，目前常采用的气体为氦（He）或氮（N_2）。气体稀释法按测试系统的不同，分为密闭式和开放式；按呼吸方法的不同，又分为重复呼吸法和单次呼吸法。密闭式的方法需储气箱或储气袋，只需测定混合气体的浓度，对气体分析仪的响应速度要求不高。开放式的方法采用快速气体分析仪，可实时测定气体浓度的变化。

（四）肺通气量和肺泡通气量

1. 肺通气量

肺通气量（pulmonary ventilation volume）是指每分钟吸入或呼出的气体总量，它是 TV 与呼吸频率的乘积。平静呼吸时，正常成年人 TV 约为 500 ml，呼吸频率为 12 ~ 18 次 / 分，则肺通气量为 6 ~ 9 L/min。

最大随意通气量（maximal voluntary ventilation，MVV）是指尽力做深、快呼吸 12 秒，乘以 5 所得出的每分钟所能吸入或呼出的最大气体量。它反映单位时间内充分发挥全部通气能力所能达到的通气量，是估计一个人能进行最大运动量的生理指标之一。MVV 常用于术前评价，为非特异性指标，是呼吸系统通气功能的总测试，受呼吸调控、呼吸肌力、胸肺顺应性、气道阻力及受试者配合等多种因素的影响。MVV 减少见于：①肺活动度受限，如肺间质纤维化、大量胸腔积液。②气道阻力增加，如 COPD 或支气管肿瘤。③呼吸肌无力，如脊髓灰质炎和重症肌无力。④脊柱活动受限，如类风湿脊椎炎、强直性脊柱炎和脊柱畸形。MVV 是与患者呼吸困难主诉相关性较好的指标。

通气储量百分比可反映通气功能的储备能力，计算公式如下：通气储量百分比 =（最大随意通气量 – 平静时肺通气量）/ 最大随意通气量 ×100%，其正常值应 ≥ 93%。

2. 肺泡通气量

每次吸入的气体，有一部分将留在鼻或口至终末细支气管之间的呼吸道内，不参与肺泡与血液之间的气体交换，这部分传导性呼吸道的容积称为解剖无效腔（anatomical dead space），正常成年人的解剖无效腔约为 150 ml。进入肺泡的气体也可因血流在肺内分布不均而不能全都与血液进行气体交换，未能进行气体交换的这部分肺泡容积称为肺泡无效腔（alveolar dead space），正常人肺泡无效腔接近于零。肺泡无效腔与解剖无效腔一起合称为生理无效腔（physiological dead space）。健康人平卧时，生理无效腔等于或接近于解剖无效腔。由于无效腔的存在，每次吸入的新鲜空气不能全部到达肺泡与血液进行有效的气体交换。肺泡通气量（alveolar ventilation）是指每分钟吸入肺泡的新鲜空气量。肺泡通气量 =（潮气量 − 无效腔气量）× 呼吸频率。

（张文程）

第二节 气体交换

一、气体交换的基本原理

气体分子在空间不停地进行不规则的运动，当不同区域存在气压差时，气体分子将从气压高处向气压低处发生净转移，这一过程称为气体的扩散（diffusion）。气体分子在肺泡气和血液之间的交换以及在血液与组织细胞之间的交换就是以扩散方式进行的。

（一）气体的分压差

混合气体中各气体组分所产生的压力称为该气体的分压（partial pressure）。在温度恒定时，某种气体的分压等于混合气体的总压力乘以该气体在混合气体中所占容积百分比。例如空气是混合气体，总压力为 760 mmHg，其中 O_2 的容积百分比约为 21%，则 PO_2 为 760 × 21% = 159 mmHg；CO_2 的容积百分比约为 0.04%，则 PCO_2 = 760 × 0.04% = 0.3 mmHg。

气体的分压差（ΔP）是指两个区域之间某气体分压的差值，它是气体扩散的动力和决定气体扩散方向的关键因素。

（二）气体的物理特性与扩散速率

单位时间内气体扩散的容积称为气体扩散速率（diffusion rate，D）。根据 Fick 弥散定律，气体在通过薄层组织时，扩散速率与组织两侧的气体分压差（ΔP）、温度（T）、扩散面积（A）和气体分子溶解度（S）成正比，而与扩散距离（d）和气体分子量（MW）的平方根成反比。溶解度（solubility，S）是单位分压下溶解于单位容积溶液中的气体量。气体分子的溶解度与分子量的平方根之比（$S/\sqrt{MW}$）称为扩散系数（diffusion coefficient），它取决于气体分子本身的特性。因为 CO_2 在血

Note

浆中的溶解度（51.5 ml）约为 O_2（2.14 ml）的 24 倍，而 CO_2 的分子量（44）略大于 O_2 的分子量（32），所以 CO_2 的扩散系数约为 O_2 的 20 倍。

二、肺换气

（一）肺换气过程

在肺内，肺泡气 PO_2 是 102 mmHg，混合静脉血流经肺毛细血管时，血液 PO_2 为 40 mmHg，比肺泡气 PO_2 低，O_2 在分压差的作用下由肺泡气向血液净扩散，使血液 PO_2 逐渐上升，最后接近肺泡气的 PO_2。而混合静脉血 PCO_2 为 46 mmHg，肺泡气 PCO_2 为 40 mmHg，所以，CO_2 从血液向肺泡扩散，经过肺换气，血液离开肺泡时已成为动脉血（图 7-2-1）。O_2 和 CO_2 在血液和肺泡之间的扩散都极为迅速，不到 0.3 秒即可达到平衡。通常情况下，血液流经肺毛细血管的时间约 0.7 秒，所以当血液流经肺毛细血管全长约 1/3 时，肺换气过程已基本完成。

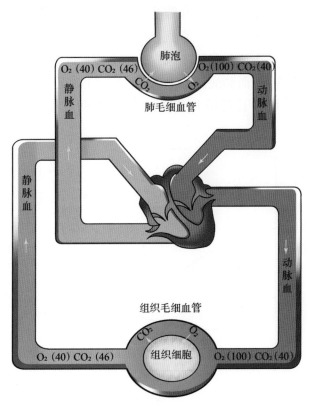

图 7-2-1 肺换气和组织换气示意图

数字表示气体压力，单位：mmHg

（二）影响肺换气的因素

1. 呼吸膜的厚度

肺泡与血液进行气体交换，必须通过呼吸膜。气体扩散速率与呼吸膜厚度（扩散距离）成反比，呼吸膜越厚，单位时间内交换的气体量就越少。生理情况下，呼吸膜的总厚度不到 1 μm，最薄处只有 0.2 μm。任何使呼吸膜增厚的疾病（如肺纤维化、肺水肿等）都会降低气体扩散速率，减少扩散量。在运动时，由于血流加速，缩短了气体在肺部的交换时间，这时呼吸膜的厚度或扩散距离的改变对肺换气的影响就更显突出。

2. 呼吸膜的面积

气体扩散速率与扩散面积成正比。正常成年人两肺约有 3 亿个肺泡，总扩散面积约 70 m²。在安静状态下，用于气体扩散的呼吸膜面积约 40 m²，因此有相当大的储备面积。劳动或运动时，因肺毛细血管开放数量和开放程度的增加，有效扩散面积也大大增加。肺不张、肺实变、肺气肿、肺叶切除或肺毛细血管关闭和阻塞等，均可使呼吸膜扩散面积减小而影响肺换气。

3. 通气 / 血流比值

每分钟肺泡通气量（$\dot{V}_A$）和每分钟肺血流量（$\dot{Q}$）的比值（$\dot{V}_A/\dot{Q}$）称为通气 / 血流比值（ventilation/perfusion ratio）。正常成年人安静时，$\dot{V}_A/\dot{Q}$ 约为 4.2/5 = 0.84，这是指全肺的平均水平，但肺泡通气量和肺毛细血管血流量在肺内的分布是不均匀的，因此各个局部的 $\dot{V}_A/\dot{Q}$ 并不相同。当人在直立位时，由于重力作用，从肺底部到肺尖部，肺泡通气量和肺毛细血管血流量都逐渐减少，但血流量的减少更为显著，所以肺尖部的 $\dot{V}_A/\dot{Q}$ 较大，可高达 3.3，而肺底部的 $\dot{V}_A/\dot{Q}$ 较小，可低至 0.63。只有适宜的 $\dot{V}_A/\dot{Q}$ 才能实现适宜的肺换气，$\dot{V}_A/\dot{Q}$ 比值增大或减小，都表明两者匹配不佳，气体交换的效率均会降低（图 7-2-2）。

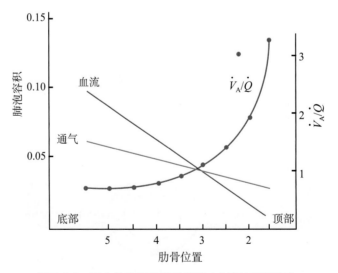

图 7-2-2　直立体位时生理性通气 / 血流比值的变化

三、肺扩散容量

在肺泡 – 毛细血管膜中进行交换的气体主要是 O_2 和 CO_2。气体在单位分压差（1 mmHg）的作用下，每分钟通过呼吸膜扩散的气体毫升数称为肺扩散容量（diffusion capacity of lung，D_L），它是衡量呼吸气体通过呼吸膜能力的一种指标。正常成年人安静时，O_2 的 D_L 平均约为 20 ml/（min·mmHg），CO_2 的 D_L 为 O_2 的 20 倍。肺部

Note

疾病时，D_L 可因有效扩散面积减小或扩散距离增加而减小。

由于 CO_2 的弥散速率约为 O_2 的 21 倍，CO_2 在通过肺泡毛细血管膜时几乎不受弥散障碍的影响，而弥散障碍主要影响 O_2。由于直接计算氧气的弥散量需测定肺毛细血管血氧平均分压，方法复杂，而一氧化碳（CO）与血红蛋白的结合力比 O_2 大 210 倍，生理范围内的氧分压不是一个主要干扰因素，除大量吸烟者外正常人血浆中 CO 含量几乎为零，便于计算检查中 CO 的摄取量，而且 CO 在转运过程中极少溶解在血浆中，所以 CO 成为测定肺弥散功能的理想气体。

（一）CO 弥散量的测定和计算方法

利用 CO 进行肺弥散功能检查有许多不同的方法，包括单次呼吸法、CO 摄取法、恒定状态法、重复呼吸法以及操作简单无须屏气的内呼吸法。以 Ogilvie 等建立的单次呼吸法肺 CO 弥散功能（$D_L CO$ single-breath method，$D_L CO$-SB）最为常用。

1. 单次呼吸法（single breath method，SB）

测定时，受试者呼气至残气位后，吸入含有 0.3% CO、10% He、20% O_2 及 N_2 平衡的混合气至肺总量位，屏气 10 秒后呼气，在呼气过程中连续测定 CO 及 He 的浓度，计算出 $D_L CO$（SB）。当受试者 FVC < 1.5 L 时，由于不能收集到足够的肺泡气，无法进行 $D_L CO$ 的测定。

2. 重复呼吸法（rebreathing method，RB）

测定时，受试者呼气至残气位后，自储存袋内重复呼吸含有 0.3% CO、10% He、20% O_2 及 N_2 平衡的混合气，呼吸深度与肺活量相当，共 1 分钟，使储存袋内的气体和肺泡气体充分混合。连续测定储存袋内的 CO 浓度，计算出 $D_L CO$（RB）。重复呼吸法由于气体混合充分，因此测定结果受通气 / 血流比值失衡的影响小，适用于阻塞性通气功能障碍的患者。但由于该方法较复杂，一般不作为常规测定方法。

（二）肺弥散功能检查指标

1. 肺 CO 弥散量（$D_L CO$）

$D_L CO$ 是指一氧化碳在单位时间（1 min）及单位压力差（1 mmHg 或 0.133 kPa）条件下从肺泡转移至肺泡毛细血管内并与血红蛋白结合的量（ml 或 mmol），其单位是 ml/（min·mmHg）或 mmol/（min·kPa），是反映肺弥散功能的主要指标。

2. 肺泡容量（V_A）

吸入气量中能达到肺泡并进行气体交换的容量，用于估算肺内一氧化碳能够扩散并通过肺泡毛细血管膜的肺容积。正常受试者 V_A 近似等于 TLC 减去死腔气量。

3. $D_L CO$ 与肺泡容量比值（$D_L CO/V_A$）

$D_L CO/V_A$ 也称单位肺泡容积的弥散量或比弥散量，由于弥散量受肺泡容量影响，肺泡容量减少可导致 $D_L CO$ 减少，因此评价弥散功能时应该考虑受试者的肺泡容量（V_A），以排除肺容积对弥散量的影响，$D_L CO/V_A$ 更容易区分肺部与肺外的病理生理改变。

4. 每升肺泡容积的一氧化碳弥散量（KCO 或 Krogh 因子）

其单位是 mmol/（min·kPa），意义同 $D_L CO/V_A$。

5. 校正后 D_LCO 值（D_LCOc）

常用血红蛋白、吸入气氧分压和碳氧血红蛋白（COHb）进行校正。

（三）肺弥散功能检查结果判断

肺弥散功能检查结果受多种因素影响，如年龄、身高、体重、性别、种族、体力活动、工种、生存环境、吸烟、血红蛋白、运动及体位等。目前有众多的以不同人群为受试对象而建立的参考值预计方程，选取恰当的预计值是正确诊断的前提条件，肺弥散功能检查结果是否正常，需与正常预计值进行比较。正常范围通常以 95% 人群可达到的数值为界，即预计方程的 95% 可信区间，高于这个最低临界值视为正常，此值称为正常值下限（LLN）。理论上 LLN 是判断肺弥散功能结果最可靠的标准，但计算 LLN 较为繁琐，所以为了临床应用的方便起见，D_LCO、D_LCO/V_A 等指标直接以预计值的 80% 为 LLN，低于该值视为异常。肺弥散功能损害严重程度分级见表 7-2-1。

表 7-2-1　肺弥散功能损害程度分级

损害程度	D_LCO 占预计值百分率
正常	$D_LCO \geqslant 80\%$ 或 LLN
轻度障碍	$60\% \leqslant D_LCO < 80\%$
中度障碍	$40\% \leqslant D_LCO < 60\%$
重度障碍	$D_LCO < 40\%$

（四）肺弥散功能检查的临床应用

凡能影响肺泡毛细血管膜面积与厚度、肺泡毛细血管床容积、通气血流不匹配以及一氧化碳与血红蛋白反应者，均能影响 D_LCO，使测定值降低或增高。

1. D_LCO 增加的病理生理状态 / 疾病

能使肺毛细血管流量增加，使正常情况下很少开放的肺毛细血管开放的生理或病理状态，均能使弥散量增加，如久居高原、运动、平卧体位、肥胖、部分左向右分流的先天心脏病变、部分早期左心衰竭、早期红细胞增多症及部分弥漫性肺泡出血等均可引起 D_LCO 增加。

2. D_LCO 减少的病理生理状态 / 疾病

弥散距离增加，如间质性肺疾病、肺水肿；肺泡破坏引起的肺毛细血管床减少导致弥散面积减少，如肺气肿、肺叶切除术后等；肺血管病，如肺动脉高压、肺血管炎、肺栓塞等；贫血等引起血红蛋白水平下降；少数过度肥胖、右心衰竭、红细胞增多症及弥漫性肺泡出血等均可引起 D_LCO 下降。此外，一些肺外疾病，如糖尿病、肾功能不全、甲状腺功能亢进、化疗药物及抗心律失常药物的长期使用也会造成 D_LCO 的降低。

四、组织换气

组织换气是体循环毛细血管中的血液与组织细胞之间的气体交换。在组织中，由于细胞的有氧代谢，O_2 被利用，并产生 CO_2，所以 PO_2 可低至 30 mmHg 以下，而

PCO_2 可高达 50 mmHg 以上。动脉血液流经组织毛细血管时，O_2 便顺分压差从血液向组织液和细胞扩散，CO_2 则由组织液和细胞向血液扩散，动脉血因失去 O_2 和得到 CO_2 而变成静脉血（图 7-2-1）。组织换气时，扩散膜两侧的 O_2 和 CO_2 的分压差随细胞内氧化代谢的强度和组织血流量而异。当血流量不变时，代谢增强、耗 O_2 多，则组织液中 PO_2 低，PCO_2 高；代谢率不变时，血流量大，则 PO_2 高，PCO_2 低。

（张文程　王　晖）

第三节　气体在血液中的运输

血液主要的功能之一是运输 CO_2 和 O_2。细胞代谢产生的 CO_2 经组织换气进入血液循环，运输到肺排出体外；经肺换气摄取的 O_2 通过血液循环运输到机体各器官和组织，供细胞利用。

CO_2 和 O_2 均以物理溶解和化学结合两种形式进行运输。根据 Henry 定律，气体在溶液中溶解的量与其分压和溶解度成正比，与温度成反比。血液中的 O_2 和 CO_2 主要以化学结合形式存在，而物理溶解形式所占比例极小，化学结合可使血液对 O_2 的运输量增加 65 ~ 140 倍，对 CO_2 的运输量增加近 20 倍。虽然血液中以物理溶解形式存在的 O_2 和 CO_2 很少，但很重要，起着"桥梁"作用。在肺换气或组织换气时，进入血液的 O_2 或 CO_2 都是先溶解在血浆中，提高其分压，再发生化学结合；O_2 或 CO_2 从血液释放时，也是溶解的先逸出，降低各自的分压，然后化学结合的 O_2 或 CO_2 再解离出来，溶解到血浆中。物理溶解和化学结合两者之间处于动态平衡。本节主要讨论 O_2 和 CO_2 的化学结合形式的运输。

一、氧的运输

血液中所含的 O_2 仅约 1.5% 以物理溶解的形式运输，其余 98.5% 则以化学结合的形式运输。红细胞内血红蛋白（hemoglobin，Hb）是有效运输 O_2 的载体，也参与运输 CO_2。

（一）Hb 的分子结构

Hb 分子由 4 个血红素和 1 个珠蛋白组成。每个血红素基团中心为一个二价铁（Fe^{2+}）。Fe^{2+} 可与 O_2 结合，使 Hb 成为氧合血红蛋白（oxyhemoglobin，HbO_2）；没有结合 O_2 的 Hb 称为去氧血红蛋白（deoxyhemoglobin），通常简写为 Hb。因此，Hb 既可以是血红蛋白的一般称谓，也可以是指去氧血红蛋白 Hb。每个珠蛋白有 4 条多肽链，每条多肽链与 1 个血红素相连接构成 Hb 的单体或亚单位。Hb 的 4 个单体之间和亚单位内部由盐键连接。Hb 与 O_2 的结合或解离将影响盐键的形成或断裂，使 Hb 发生变构效应，并使之与 O_2 的亲和力也随之而变，这是 Hb 氧解离曲线呈 S 形和波尔效应的基础。

（二）Hb 与 O_2 的结合

1. 结合反应可逆而迅速

Hb 与 O_2 的结合反应快而可逆，结合不到 0.01 秒，解离也很快。结合和解离不需酶的催化，但可受 PO_2 的影响。当血液流经 PO_2 高的肺部时，Hb 与 O_2 结合，形成 HbO_2；当血液流经 PO_2 低的组织时，HbO_2 迅速解离，释出 O_2，成为 Hb，可用下式表示：

$$Hb+O_2 \xrightleftharpoons[PO_2\,低（组织）]{PO_2\,高（肺部）} HbO_2$$

2. 结合反应是氧合而非氧化

Fe^{2+} 与 O_2 结合不伴有铁离子价的改变，即 Fe^{2+} 与 O_2 结合后仍是二价铁，因此，此结合反应是氧合（oxygenation），而不是氧化（oxidation）。结合 O_2 的 Hb 称为氧合 Hb，而不是氧化 Hb；未结合 O_2 的 Hb 相应称为去氧 Hb，而不是还原 Hb。

3. Hb 结合 O_2 的量

1 分子 Hb 可结合 4 分子 O_2。成年人 Hb 的分子量为 64458，因此在 100% O_2 饱和状态下，1g Hb 可结合的最大 O_2 量为 1.39 ml。由于正常时红细胞含有少量不能结合 O_2 的高铁 Hb，所以 1g Hb 实际结合的 O_2 量低于 1.39 ml，通常按 1.34 ml 计算。评价 Hb 结合 O_2 的量包括 Hb 氧容量、Hb 氧含量和 Hb 氧饱和度。

（1）Hb 氧容量（oxygen capacity of Hb）：是指在 100 ml 血液中，Hb 所能结合的最大 O_2 量。若以健康成年人的血液中 Hb 浓度为 15g/100 ml 为计，则 Hb 的氧容量为 $1.34 \times 15 = 20.1$ ml/100ml（血液）。

（2）Hb 氧含量（oxygen content of Hb）：是指在 100 ml 血液中，Hb 实际结合的 O_2 量。当动脉血 PO_2 为 100 mmHg 时，Hb 氧含量为 19.4 ml/100 ml，而当静脉血 PO_2 为 40 mmHg 时，Hb 氧含量约为 14.4 ml/100ml。

（3）Hb 氧饱和度（oxygen saturation of Hb）：是指 Hb 氧含量与 Hb 氧容量的百分比。如果 PO_2 达 150 mmHg，动脉血的 Hb 氧含量也可达 20.1 ml/100 ml，与 Hb 氧容量相等，则 Hb 氧饱和度是 100%，也称氧饱和；如果静脉血的 Hb 氧含量是 15 ml，则 Hb 氧饱和度约为 75%。

一般情况下，血浆中溶解的 O_2 极少，可忽略不计，因此，Hb 氧容量、Hb 氧含量和 Hb 氧饱和度可分别视为血氧容量（oxygen capacity of blood，CO_2 max）、血氧含量（oxygen content of blood，CO_2）和血氧饱和度（oxygen saturation of blood，SO_2）。HbO_2 呈鲜红色，去氧 Hb 呈紫蓝色，当血液中去氧 Hb 含量达 5 g/100 ml 以上时，皮肤、黏膜呈暗紫色，称为发绀（cyanosis）。

Note

（三）氧解离曲线

氧解离曲线（oxygen dissociation curve）是表示血液 PO_2 与 Hb 氧饱和度关系的曲线（图 7-3-1），也称为氧合血红蛋白解离曲线（oxyhemoglobin dissociation curve）。该曲线既表示在不同 PO_2 下 O_2 与 Hb 的解离情况，也反映在不同 PO_2 时 O_2 与 Hb 的结合情况。氧离曲线呈 S 形，这与 Hb 的变构效应有关。Hb 有两种构象：Hb 为紧密型（tense form，T 型），HbO_2 为疏松型（relaxed form，R 型），两者可相互转换。当 Hb 与 O_2 结合时，盐键逐步断裂，其分子构象逐渐由 T 型变为 R 型，对 O_2 的亲和力逐渐增加；反之，当 HbO_2 释放 O_2 时，Hb 分子逐渐由 R 型变为 T 型，对 O_2 的亲和力逐渐降低。R 型 Hb 对 O_2 的亲和力为 T 型的 500 倍。无论在结合 O_2 还是释放 O_2 的过程中，Hb 的 4 个亚单位彼此之间有协同效应，即 1 个亚单位与 O_2 结合后，由于变构效应，其他亚单位更易与 O_2 结合；反之，当 HbO_2 的 1 个亚单位释出 O_2 后，其他亚单位更易释放 O_2。根据氧解离曲线的 S 形变化趋势和功能意义，可人为将曲线分为三段。

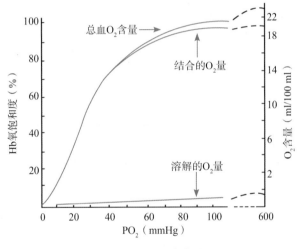

图 7-3-1　氧解离曲线

测定条件：血液 pH 为 7.4，PCO_2 为 40 mmHg，温度为 37℃，Hb 浓度为 15g/100 ml

1.氧解离曲线的上段

相当于血液 PO_2 在 60 ~ 100 mmHg 时的 Hb 氧饱和度（图 7-3-1 右段），其特点是曲线较平坦，表明在此范围内 PO_2 对 Hb 氧饱和度或血氧含量影响不大。例如，PO_2 为 100 mmHg（相当于动脉血 PO_2）时，Hb 氧饱和度为 97.4%，血氧含量约为 19.4 ml/100 ml。如果将吸入气的 PO_2 提高到 150 mmHg，即提高了 50%，而 Hb 氧饱和度最多为 100%，只增加了 2.6%，物理溶解的 O_2 量也只增加大约 0.5 ml/100 ml（血液），此时血氧含量约为 20.0 ml/100 ml，增加不到 1 ml。这就是为何 $\dot{V}_A/\dot{Q}$ 不匹配时，肺泡通气量的增加几乎无助于 O_2 的摄取的道理。反之，当 PO_2 从 100 mmHg 下降到 60 mmHg 时，Hb 氧饱和度为 90%，血氧含量下降并不多。因此，即使在高原、高空或某些肺通气或肺换气功能障碍性疾病患者，吸入气 PO_2 有所下降，只要动脉血 PO_2 不低于 60 mmHg，Hb 氧饱和度仍能维持在 90% 以上，血液仍可携带足够量的 O_2，不致引起明显的低氧血症。

2. 氧解离曲线的中段

相当于血液 PO_2 在 40 ～ 60 mmHg 时的 Hb 氧饱和度（图 7-3-1 中段），其特点是曲线较陡。如上述，动脉血 PO_2 为 100 mmHg 时，Hb 氧饱和度为 97.4%，血氧含量约为 19.4 ml/100 ml。当 PO_2 为 40 mmHg（混合静脉血）时，Hb 氧饱和度约为 75%，血氧含量约为 14.4 ml/100 ml，即每 100 ml 血液流经组织时释放 5 ml O_2。因此，这段曲线可以反映安静状态下血液对组织的供 O_2 情况。

3. 氧解离曲线的下段

相当于血液 PO_2 在 15 ～ 40 mmHg 时的 Hb 氧饱和度（图 7-3-1 左段），其特点是曲线最为陡直，表明血液 PO_2 发生较小变化即可导致 Hb 氧饱和度的明显改变。在组织活动增强（如劳动）时，组织中的 PO_2 可降至 15 mmHg，HbO_2 进一步解离，释放出更多的 O_2，Hb 氧饱和度也降至更低水平，血氧含量仅约 4.4 ml/100 ml。这样，每 100 ml 血液能供给组织 15 ml O_2（包括曲线中段部分的释 O_2 在内）。因此，这段曲线可以反映血液供 O_2 的储备能力。

（四）影响氧解离曲线的因素

O_2 的运输障碍可导致机体缺氧。许多因素均可影响 O_2 的运输，即影响 Hb 与 O_2 的结合或解离。氧解离曲线的位置发生偏移则意味着 Hb 对 O_2 的亲和力发生了变化。通常用 P_{50} 来表示 Hb 对 O_2 的亲和力。P_{50} 是使 Hb 氧饱和度达 50% 时的 PO_2，正常约为 26.5 mmHg（图 7-3-2）。P_{50} 增大时，氧解离曲线右移，表示 Hb 对 O_2 的亲和力降低，需要更高的 PO_2 才能使 Hb 氧饱和度达到 50%；P_{50} 降低时，氧解离曲线左移，表示 Hb 对 O_2 的亲和力增加，Hb 氧饱和度达 50% 所需要的 PO_2 降低。pH、PCO_2、温度、有机磷化合物、Hb 的质和量等因素均可影响血液对 O_2 的运输。

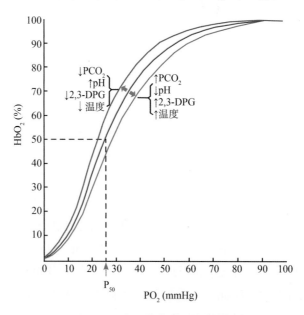

图 7-3-2 影响氧解离曲线的主要因素

1. **血液 pH 和 PCO_2 的影响**

血液 pH 降低或 PCO_2 升高时，Hb 对 O_2 的亲和力降低，P_{50} 增大，曲线右移；而 pH 升高或 PCO_2 降低时，Hb 对 O_2 的亲和力增加，P_{50} 降低，曲线左移（图 7-3-2）。血液酸度和 PCO_2 对 Hb 与 O_2 的亲和力的这种影响称为波尔效应（Bohr effect）。波尔效应主要与 pH 改变时 Hb 的构象发生变化有关。酸度增加时，H^+ 与 Hb 多肽链某些氨基酸残基结合，促进盐键形成，使 Hb 分子向 T 型转变，对 O_2 的亲和力降低；而酸度降低时，则促使盐键断裂并释放出 H^+，使 Hb 向 R 型转变，对 O_2 的亲和力增加。当 PCO_2 发生改变时，可通过 pH 的改变产生间接效应；同时，CO_2 可与 Hb 结合而直接降低 Hb 与 O_2 的亲和力，不过这种作用很小。波尔效应具有重要的生理意义，它既可促进肺毛细血管血液摄取 O_2，又有利于组织毛细血管血液释放 O_2。当血液流经肺部时，CO_2 从血液向肺泡净扩散，血液 PCO_2 随之下降，H^+ 浓度也降低，两者均使 Hb 对 O_2 的亲和力增大，曲线左移，促进对 O_2 的结合，使血氧含量增加。当血液流经组织时，CO_2 从组织向血液净扩散，血液 PCO_2 和 H^+ 浓度随之升高，Hb 对 O_2 的亲和力降低，曲线右移，促进 HbO_2 解离，从而为组织提供 O_2。

2. **红细胞内 2,3- 二磷酸甘油酸**

红细胞内含有丰富的有机磷化合物，如 2,3- 二磷酸甘油酸（2,3-diphosphoglycerate，2,3-DPG）、ATP 等，其中 2,3-DPG 在调节 Hb 与 O_2 的亲和力中具有重要作用。2,3-DPG 浓度升高时，Hb 对 O_2 的亲和力降低，P_{50} 增大，氧解离曲线右移；反之，曲线左移（图 7-3-2）。这种作用可能是 2,3-DPG 与 Hb 的 β 链形成盐键，促使 Hb 向 T 型转变；也可能是 2,3-DPG 提高了细胞内 H^+ 浓度，进而通过波尔效应降低 Hb 对 O_2 的亲和力。

2,3-DPG 是红细胞无氧糖酵解的产物。在贫血、高山低氧、慢性缺氧等情况下，糖酵解加强，红细胞内 2,3-DPG 增加，氧解离曲线右移，有利于 HbO_2 释放较多的 O_2，改善组织的缺氧状态；但此时红细胞内过多的 2,3-DPG 也会降低 Hb 在肺部对 O_2 的结合。

在血库中用抗凝剂枸橼酸 – 葡萄糖液保存 3 周以上的血液，因糖酵解停止，红细胞内 2,3-DPG 浓度降低，使 Hb 与 O_2 的亲和力增加，O_2 不容易解离而影响对组织的供氧。因此，临床上在给患者输入大量经过长时间储存的血液时，医护人员应知晓这种血液对组织供 O_2 较少。如果用枸橼酸盐 – 磷酸盐 – 葡萄糖液作抗凝剂，虽然这种影响要小一些，但也不能长期储存。长期储存的血液，红细胞运输 O_2 的能力较差。

3. **温度的影响**

温度升高时，Hb 对 O_2 的亲和力降低，P_{50} 增大，氧解离曲线右移，促进 O_2 的释放；而温度降低时，曲线左移，不利于 O_2 的释放而有利于结合（图 7-3-2）。温度对氧解离曲线的影响可能与 H^+ 的活度变化有关。温度升高时，H^+ 的活度增加，可降低 Hb 对 O_2 的亲和力；反之，则增加其亲和力。临床上进行低温麻醉手术是因为低温有利于降低组织的耗氧量。但应注意温度下降可增加 Hb 对 O_2 的亲和力，此时可因 HbO_2 对 O_2 的释放减少而导致组织缺氧，而血液却因氧含量较高而呈红色，因此容易疏忽组织缺氧的情况。

4.其他因素

Hb 与 O_2 的结合力还受 Hb 自身性质和含量的影响。如果 Hb 分子中的 Fe^{2+} 被氧化成 Fe^{3+}，Hb 便失去运输 O_2 的能力。胎儿 Hb（多肽链为 $\alpha_2\gamma_2$）比成年人 Hb（多肽链为 $\alpha_2\beta_2$）与 O_2 的亲和力高，有助于胎儿血液流经胎盘时从母体摄取 O_2。异常 Hb 运输 O_2 的功能则较低。

二、二氧化碳的运输

（一）CO_2 的运输形式

血液中所含的 CO_2 约 5% 以物理溶解的形式运输，其余约 95% 则以化学结合的形式运输。化学结合的形式主要是碳酸氢盐（bicarbonate，HCO_3^-，约 88%）和氨基甲酰血红蛋白（carbaminohemoglobin，$HHbNHCOOH$ 或 $HbCO_2$，约 7%）。

1.碳酸氢盐

在血浆或红细胞内，溶解的 CO_2 与水结合生成碳酸（H_2CO_3），H_2CO_3 解离为 HCO_3^- 和 H^+（见下式）。该反应是可逆的，并且都需要碳酸酐酶（carbonic anhydrase）。其反应方向取决于 PCO_2 的高低。在组织，反应向右进行；在肺部，则反应向左进行。

$$CO_2 + H_2O \rightleftharpoons H_2CO_3 \rightleftharpoons H^+ + HCO_3^-$$

在组织中，经组织换气扩散入血的 CO_2 首先溶解于血浆，其中小部分 CO_2 经上述反应生成 HCO_3^- 和 H^+，HCO_3^- 主要与血浆中的 Na^+ 结合，以 $NaHCO_3$ 的形式运输 CO_2，而 H^+ 则被血浆缓冲系统所缓冲，血液 pH 无明显变化。但是由于血浆中缺少碳酸酐酶，所以反应过程较缓慢，需要数分钟才能达到平衡。溶解于血浆的 CO_2 绝大部分扩散进入红细胞，红细胞内含有较高浓度的碳酸酐酶，在其催化下，CO_2 与 H_2O 结合生成 H_2CO_3 的反应极为迅速，其反应速率可增加 5000 倍，不到 1 秒即达平衡。在红细胞内，H_2CO_3 再解离生成 HCO_3^- 和 H^+，H^+ 主要与 Hb 结合而被缓冲，同时释放出 O_2，H^+ 与 Hb 结合不仅能促进更多的 CO_2 转变为 HCO_3^-，有利于 CO_2 的运输，同时还能促使更多 O_2 的释放，有利于组织的供 O_2；小部分 HCO_3^- 与 K^+ 结合，以 $KHCO_3$ 的形式运输 CO_2，大部分 HCO_3^- 顺浓度梯度通过红细胞膜扩散进入血浆，红细胞内负离子因此而减少。另外，红细胞膜不允许正离子自由通过，而允许小的负离子通过，所以 Cl^- 便通过红细胞膜中特异的 HCO_3^--Cl^- 交换体，由血浆进入红细胞，这一现象称为 Cl^- 转移（chloride shift）（图 7-3-3）。这样，HCO_3^- 便不会在红细胞内堆积，也有利于更多的 CO_2 转变成 HCO_3^- 的形式在血液中运输。随着 CO_2 的进入，红细胞内的渗透压由于 HCO_3^- 或 Cl^- 的增多而升高，H_2O 便进入红细胞以保持其渗透压平衡，使静脉血中的红细胞轻度"肿胀"。同时，因为动脉血中的一部分液体经淋巴而不是经静脉回流，所以静脉血的血细胞比容要比动脉血的血细胞比容高约 3%。

在肺部，因为肺泡气 PCO_2 比静脉血低，所以血浆中溶解的 CO_2 扩散入肺泡，而血浆中的 $NaHCO_3$ 则不断产生 CO_2，溶解于血浆中。红细胞内的 $KHCO_3$ 解离出 HCO_3^-，HCO_3^- 与 H^+ 生成 H_2CO_3，后者又经碳酸酐酶的作用而加速分解为 CO_2 和

Note

H_2O，CO_2 从红细胞扩散入血浆，而血浆中的 HCO_3^- 便进入红细胞以补充被消耗的 HCO_3^-，Cl^- 则扩散出红细胞。这样，以 $NaHCO_3$ 和 $KHCO_3$ 形式运输的 CO_2 便在肺部被释放出来。

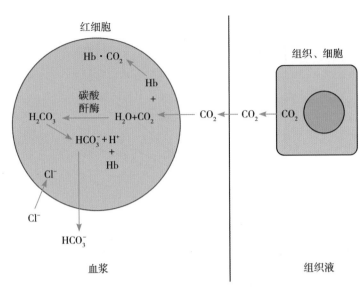

图 7-3-3 CO_2 在血液中的运输示意图

由此可见，碳酸酐酶在 CO_2 的运输中具有非常重要的意义。因此，在使用碳酸酐酶抑制剂（如乙酰唑胺）时，应注意可能会影响 CO_2 的运输。有动物实验资料表明，乙酰唑胺可使组织 PCO_2 由正常的 46 mmHg 升高到 80 mmHg。

2. 氨基甲酰血红蛋白

进入红细胞的一部分 CO_2 可与 Hb 的氨基结合，生成 $HbCO_2$（图 7-3-3），这一反应无须酶的催化，而且迅速、可逆，如下式所示：

$$HbNHO_2 + H^+ + CO_2 \underset{\text{肺部}}{\overset{\text{组织}}{\rightleftharpoons}} HbCO_2 + O_2$$

调节这一反应的主要因素是氧合作用。HbO_2 与 CO_2 结合形成 $HbCO_2$ 的能力比去氧 Hb 小。在组织中，部分 HbO_2 解离释出 O_2，变成去氧 Hb，与 CO_2 结合成 $HbCO_2$。此外，去氧 Hb 的酸性比 HbO_2 弱，易与 H^+ 结合，也促进反应向右进行，并缓冲血液 pH 的变化。在肺部，HbO_2 生成增多，促使 $HbCO_2$ 解离，释放 CO_2 和 H^+，反应向左进行。氧合作用的调节具有重要意义。虽以 $HbCO_2$ 形式运输的 CO_2 仅占 CO_2 总运输量的 7% 左右，但占肺部 CO_2 释放量的 17.5%，提示这种运输形式的高效性。

（二）CO_2 解离曲线

CO_2 解离曲线（carbon dioxide dissociation curve）是表示血液中 CO_2 含量与 PCO_2 关系的曲线（图 7-3-4）。与氧解离曲线不同，血液中 CO_2 含量可随 PCO_2 的升高而增加，CO_2 解离曲线接近线性而不呈 S 形，无饱和点。因此，CO_2 解离曲线的纵坐标不用饱和度而用浓度表示。

图 7-3-4 中的 A 点是静脉血，即 PO_2 为 40 mmHg、PCO_2 为 45 mmHg 时的 CO_2 含量，约为 52 ml/100 ml；B 点是动脉血，即 PO_2 为 100 mmHg、PCO_2 为 40 mmHg 时的 CO_2 含量，约为 48 ml/100 ml。比较 A、B 两点得知，血液流经肺部时，每 100 ml 血液可释出 4 ml CO_2，CO_2 运输障碍可导致机体 CO_2 潴留。

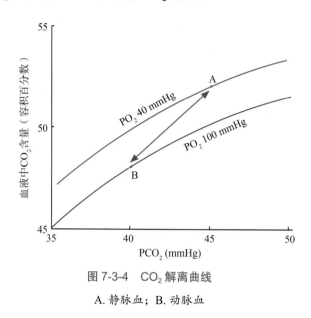

图 7-3-4　CO_2 解离曲线

A. 静脉血；B. 动脉血

（三）影响 CO_2 运输的因素

Hb 是否与 O_2 结合是影响 CO_2 运输的主要因素。Hb 与 O_2 结合可促进 CO_2 释放，而释放 O_2 之后的 Hb 则容易与 CO_2 结合，这一现象称为何尔登效应（Haldane effect）。由图 7-3-4 可见，在相同的 PCO_2 下，动脉血（HbO_2 多）携带的 CO_2 比静脉血少。因为 HbO_2 酸性较强，而去氧 Hb 酸性较弱，所以去氧 Hb 容易与 CO_2 结合，生成 $HbCO_2$，也容易与 H^+ 结合，使 H_2CO_3 解离过程中产生的 H^+ 能被及时中和，有利于提高血液运输 CO_2 的量。因此，在组织中，由于 HbO_2 释出 O_2 而成为去氧 Hb，通过何尔登效应促进血液摄取并结合 CO_2；反之，在肺部，则因 Hb 与 O_2 结合，何尔登效应促进 CO_2 释放。

综上所述，O_2 和 CO_2 的运输是相互影响的。CO_2 通过波尔效应影响 O_2 的运输，O_2 又通过何尔登效应影响 CO_2 的运输。两者都与 Hb 的理化特性有关。

（姚　伟）

第四节　呼吸运动的调节

呼吸运动的调节受呼吸中枢的调控，以适应机体代谢的需要。

一、呼吸中枢与呼吸节律的形成

（一）呼吸中枢

呼吸中枢（respiratory center）由中枢神经系统内产生呼吸节律和调节呼吸运动的神经元细胞群构成。呼吸中枢分布广泛，包括脊髓、延髓、脑桥、间脑和大脑皮质等。各级中枢在呼吸节律的产生和呼吸运动调节中所起的作用不尽相同，通过相互协调和相互制约，共同完成机体的正常呼吸运动。英国生理学家 Lumsden 和美国神经生理学家 Smith 为呼吸中枢定位的研究作出杰出贡献。

1. 脊髓

脊髓中存在支配呼吸肌的运动神经元，其胞体位于第 3 ~ 5 颈段（支配膈肌）和胸段（支配肋间肌和腹肌等）脊髓前角。Lumsden 于 1923 年对猫的脑干进行横切实验。当脊髓和延髓之间被横切后（图 7-4-1，D 平面），呼吸运动即刻停止。此实验揭示脊髓本身以及呼吸肌不能产生节律性呼吸。脊髓的呼吸神经元是联系高位呼吸中枢和呼吸肌的中继站，以及整合某些呼吸反射的初级中枢。

2. 低位脑干

低位脑干是指延髓和脑桥。Lumsden 在不同平面横切猫的脑干，观察到了不同的呼吸运动变化。在中脑和脑桥之间（图 7-4-1，A 平面）横切，呼吸节律没有明显变化；如果在脑桥的上、中部之间横切（图 7-4-1，B 平面），呼吸将变慢变深；如果再切断双侧颈迷走神经，吸气便大大延长，仅偶尔出现短暂的呼气，这种形式的呼吸称为长吸式呼吸（apneusis）。这一结果提示：脑桥上部为呼吸调整中枢（pneumotaxic center，PC），它对长吸中枢产生抑制作用；脑桥下部为长吸中枢（apneustic center），对吸气活动产生紧张性易化作用，使吸气延长；来自肺部的迷走神经传入冲动也有抑制吸气和促进吸气转为呼气的作用；当脑桥下部失去来自脑桥上部和迷走神经这两方面的传入作用后，吸气便不能及时被中断而转为呼气，于是出现长吸式呼吸。如果再在延髓与脑桥之间横切（图 7-4-1，C 平面），则不论迷走神经是否完整，都出现喘息样呼吸（gasping respiration），表现为不规则的呼吸运动，提示延髓为喘息中枢（gasping center），即可产生最基本的呼吸节律。

Smith 和 Suzue 等相继在新生大鼠脑片或脑干－脊髓标本上观察离体条件下的呼吸活动，以精确微切实验从头端到尾端去除部分延髓，发现延髓腹外侧区的前包钦格复合体（Pre-Bötzinger complex，Pre-Böt C）被去除后，C_4 神经或脑神经根的放电活

Note

动都消失。这一实验不仅证实了 Lumsden 认为延髓是基本呼吸中枢的观点，并进一步提出呼吸节律主要产生于延髓的前包钦格复合体。

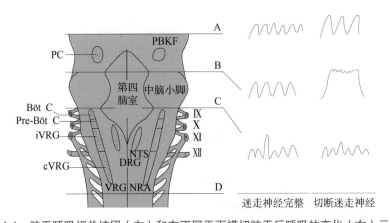

图 7-4-1　脑干呼吸相关核团（左）和在不同平面横切脑干后呼吸的变化（右）示意图

PC：呼吸调整中枢；PBKF：臂旁内侧核和 KF 核；Böt C：包钦格复合体；Pre-Böt C：前包钦格复合体；iVRG：中段腹侧呼吸组；cVRG：尾段腹侧呼吸组；NTS：孤束核；DRG：背侧呼吸组；VRG：腹侧呼吸组；NRA：后疑核；Ⅸ、Ⅹ、Ⅺ、Ⅻ：分别为第 9、10、11、12 对脑神经；A、B、C、D：在脑干不同平面横切

在中枢神经系统内，部分神经元呈节律性自发放电，且其节律性与呼吸周期相关，这部分神经元称为呼吸相关神经元（respiratory-related neuron）或呼吸神经元（respiratory neuron）。在低位脑干，呼吸神经元主要集中分布于左右对称的三个区域（图 7-4-1）：①延髓背内侧的背侧呼吸组（dorsal respiratory group，DRG）。该区相当于孤束核腹外侧部，主要含吸气神经元，其作用是兴奋脊髓膈运动神经元，引起膈肌收缩而吸气。②延髓腹外侧的腹侧呼吸组（ventral respiratory group，VRG）。该区从尾端到头端相当于后疑核、疑核和面神经后核以及它们的邻近区域，含有多种类型的呼吸神经元，平静呼吸时没有明显作用，机体代谢增强（如劳动）时，它们的活动使脊髓呼吸运动神经元兴奋，进而加强吸气并引起主动呼气，因而增加肺通气量；此外，它们还可调节咽喉部辅助呼吸肌的活动，进而调节气道阻力。③脑桥头端背侧的脑桥呼吸组（pontine respiratory group，PRG）。该区相当于臂旁内侧核及与其相邻的 Kolliker-Fuse（KF）核，两者合称为 PBKF 核，为呼吸调整中枢所在部位，主要含呼气神经元，其作用是限制吸气，促使吸气向呼气转换。

3. 高位脑

脑桥以上的中枢可影响呼吸运动，如下丘脑、边缘系统、大脑皮质等。大脑皮质可分别通过皮质脊髓束和皮质脑干束随意控制脊髓和低位脑干呼吸神经元的活动，以保证其他与呼吸相关的活动，如唱歌、谈话、排便和吞咽等活动的完成。

呼吸运动受低位脑干自主性和大脑皮质随意性的双重调节，这两个系统的下行通路是分开的。自主呼吸和随意呼吸分离的现象可在临床上观察到。例如，在脊髓前外侧索下行的自主呼吸通路受损时，自主节律性呼吸运动出现异常甚至停止，而患者仍可进行随意呼吸。但患者一旦入睡，呼吸运动就会停止。所以这种患者常需依靠人工呼吸机来维持肺通气。另外，如果大脑皮质运动区或皮质脊髓束受损，患者可以进行自主呼吸，但不能完成对呼吸运动的随意调控。

（二）呼吸节律的产生机制

目前正常呼吸节律的形成机制还未阐明。起搏细胞学说（theory of pacemaker）和神经元网络学说（theory of neuronal network）是目前主要的两种机制学说。起搏细胞学说认为，呼吸节律是延髓内某些神经元的固有特性，具有自发性的节律活动，可驱动其他呼吸神经元的活动，前包钦格复合体可能就是呼吸驱动的起搏神经元所在部位。而神经元网络学说认为，呼吸节律的产生与中枢不同的呼吸神经元之间存在广泛而复杂的联系有关，这些联系包括兴奋性和抑制性突触联系，因此提出多种呼吸节律产生的模型，其中最有影响的是 20 世纪 70 年代提出的中枢吸气活动发生器（central inspiratory activity generator）和吸气切断机制（inspiratory off-switch mechanism）模型。然而，这两种模型目前都没有得到公认。

二、呼吸的反射性调节

呼吸运动的吸气时间、频率、深度和呼吸类型等都会受到来自呼吸器官自身以及血液循环等其他器官感受器传入冲动的反射性调节。

（一）化学感受性呼吸反射

化学因素对呼吸运动的调节是一种反射性调节，称为化学感受性反射（chemoreceptor reflex）。化学因素是指动脉血液、组织液或脑脊液中的 H^+、CO_2 和 O_2。

1. 化学感受器（chemoreceptor）

是指其适宜刺激为 H^+、CO_2 和 O_2 等化学物质的感受器。化学感受器根据所在部位的不同分为外周化学感受器（peripheral chemoreceptor）和中枢化学感受器（central chemoreceptor）。

（1）外周化学感受器：分别位于颈动脉体和主动脉体（图 7-4-2A）。比利时生理学家 Heymans 于 1930 年首次证明颈动脉体和主动脉体在化学感受性呼吸调节中的作用，并于 1938 年获得诺贝尔生理学或医学奖。在动脉血 PO_2 降低、PCO_2 或 H^+ 浓度升高时，外周化学感受器受到刺激，冲动分别沿窦神经（舌咽神经的分支，分布于颈动脉体）和迷走神经（分支分布于主动脉体）传入延髓孤束核，反射性引起呼吸加深加快。主动脉体和颈动脉体虽都参与呼吸和循环的调节，但主动脉体在循环调节方面较为重要，而颈动脉体主要参与呼吸调节。颈动脉体含有Ⅰ型细胞（球细胞）和Ⅱ型细胞（鞘细胞），Ⅰ型细胞起感受器的作用。窦神经的传入纤维末梢分支与Ⅰ型细胞形成特化的突触（图 7-4-2B）。Ⅰ型细胞受到刺激时，通过一定途径使细胞内 Ca^{2+} 浓度升高，由此触发递质释放，引起传入神经纤维兴奋。此外，颈动脉体还受交感传出神经支配（图 7-4-2B），通过调节血流量和感受细胞的敏感性来改变化学感受器的活动。

颈动脉体的研究表明，外周化学感受器敏感的是动脉血中的 PO_2 下降、PCO_2 升高或 H^+ 浓度增加，而对动脉血中 O_2 含量的降低不敏感。临床上贫血或 CO 中毒时，血 O_2 含量虽然下降，但其 PO_2 仍正常。只要血流量不减少，则化学感受器传入神经

Note

放电频率并不增加。CO_2较容易扩散进入外周化学感受器细胞，使细胞内H^+浓度增加；而血液中H^+则不易进入细胞。因此，相对而言，CO_2对外周化学感受器的刺激作用较H^+强。

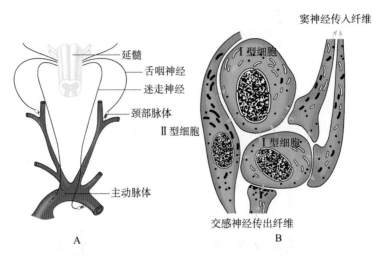

图 7-4-2　外周化学感受器及其组织结构示意图

A. 外周化学感受器的位置；B. 颈动脉体的组织结构

上述三种因素对化学感受器的刺激作用可以相互增强，两种因素同时作用比单一因素的作用强。这种协同作用的意义在于，当机体发生循环或呼吸衰竭时，PCO_2升高和PO_2降低往往同时存在，它们共同刺激外周化学感受器，共同促进代偿性呼吸增强反应。

（2）中枢化学感受器：位于延髓腹外侧浅表部位，左右对称，可分为头、中、尾三个区（图 7-4-3）。头区和尾区都有化学感受性；中区不具有化学感受性，但局部阻滞或损伤中区，动物的通气量降低，并使头、尾区受刺激时的通气反应消失，提示中区可能是头区和尾区传入冲动向脑干呼吸中枢投射的中继站。中枢化学感受器的分布不仅存在于脑干，而且还涉及脑内其他区域，如蓝斑、斜方体后核、孤束核、下丘脑等部位。

中枢化学感受器的生理性刺激是脑脊液和局部细胞外液中的H^+，而不是CO_2，但血液中的CO_2能迅速通过血–脑屏障，使化学感受器周围细胞外液中的H^+浓度升高，从而刺激中枢化学感受器（图 7-4-3B），引起呼吸中枢兴奋，使呼吸运动加快加深，肺通气量增加。由于脑脊液中碳酸酐酶含量很少，CO_2与水的水合反应很慢，所以对CO_2的通气反应有一定的时间延迟。另外，血液中的H^+不易透过血–脑屏障，故血液 pH 的变化对中枢化学感受器的刺激作用较弱，也较缓慢。

当体内CO_2持续增多时，在最初数小时内，呼吸兴奋反应很明显，但在随后的 1～2 天内，呼吸兴奋反应逐渐减弱到原先的 1/5 左右，即存在适应现象。原因有两个：①肾对血液 pH 具有调节作用。②血液中的HCO_3^-也可缓慢透过血–脑屏障和血–脑脊液屏障，使脑脊液和局部细胞外液的 pH 回升，减弱H^+对呼吸运动的刺激作用。所以，血液中的CO_2对呼吸运动的急性驱动作用较强，而慢性刺激作用则较弱。

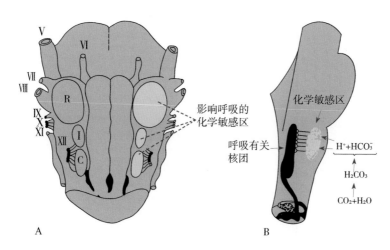

图 7-4-3　中枢化学感受器示意图

A. 延髓腹外侧浅表部位的中枢化学感受区；B. 血液或脑脊液 PCO_2 升高刺激呼吸运动的中枢机制

R：头区；I：中区；C：尾区；V ~ Ⅻ：分别为第 5 ~ 12 对脑神经

中枢化学感受器与外周化学感受器不同的是，它不感受低 O_2 的刺激，但对 H^+ 的敏感性比外周化学感受器高，反应潜伏期较长。中枢化学感受器的生理功能可能是通过影响肺通气来调节脑脊液的 H^+ 浓度，使中枢神经系统有一稳定的 pH 环境；而外周化学感受器的作用则主要是在机体低 O_2 时维持对呼吸的驱动。

2. CO_2、H^+ 和 O_2 对呼吸运动的调节

（1）CO_2 水平：CO_2 是调节呼吸运动最重要的生理性化学因素。无论是麻醉动物还是人类，当动脉血液 PCO_2 降到很低水平时，即可出现呼吸暂停。因此，一定水平的 PCO_2 对维持呼吸中枢的基本活动是必需的，若过度通气因 CO_2 排出增加也可抑制呼吸运动。

吸入气中 CO_2 浓度增加以及肺通气和（或）换气功能障碍时血液中 PCO_2 都将升高（称为高碳酸血症），代谢活动增强（如运动或劳动）也可使血液中 PCO_2 升高，反射性使呼吸运动加深加快，肺通气量增加（图 7-4-4）。肺通气增加可使血液 CO_2 排出增加，从而使血液 PCO_2 恢复正常水平。但如果血液 PCO_2 过高则可抑制中枢神经系统包括呼吸中枢的活动，引起头痛、头昏、呼吸困难，甚至昏迷，出现 CO_2 麻醉。总之，CO_2 对呼吸运动起经常性调节作用，血液 PCO_2 在一定范围内升高可加强呼吸运动，但超过一定限度则起抑制作用。

CO_2 刺激呼吸有两条途径：一是通过刺激中枢化学感受器再兴奋呼吸中枢。去除外周化学感受器的作用之后，CO_2 引起的通气反应仅下降 20% 左右；动脉血 PCO_2 只需升高 2 mmHg 就可刺激中枢化学感受器，出现肺通气增强的反应；二是刺激外周化学感受器，冲动经窦神经和迷走神经传入延髓，反射性地使呼吸加深、加快，肺通气量增加。而刺激外周化学感受器，则动脉血 PCO_2 需升高 10 mmHg。由此可见，中枢化学感受器在 CO_2 引起的通气反应中起主要作用。但中枢化学感受器的反应较慢，因此当动脉血 PCO_2 突然增高时，外周化学感受器在引起快速呼吸反应中可起重要作用。另外，当中枢化学感受器对 CO_2 的敏感性降低或产生适应后，外周化学感受器的调节作用就显得很重要。

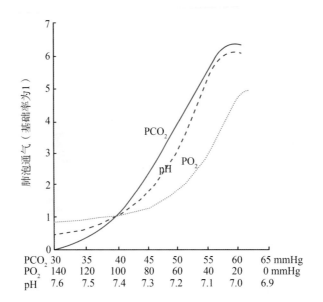

图 7-4-4　改变动脉血液 PCO_2、PO_2、pH 三因素之一而维持另外两个因素正常时的肺泡通气反应

（2）H^+ 浓度：当动脉血的 H^+ 浓度升高（如呼吸性或代谢性酸中毒）时，呼吸运动加深加快，肺通气量增加；相反，当 H^+ 浓度降低（如呼吸性或代谢性碱中毒）时，呼吸运动受到抑制，肺通气量减少（图 7-4-4）。H^+ 对呼吸的调节也是通过外周化学感受器和中枢化学感受器实现的。中枢化学感受器对 H^+ 的敏感性较外周化学感受器高，约为后者的 25 倍，但 H^+ 通过血 – 脑屏障的速度较慢，限制了它对中枢化学感受器的作用。血液中的 H^+ 主要通过刺激外周化学感受器而起作用，而脑脊液中的 H^+ 才是中枢化学感受器最有效的刺激物。

（3）O_2 水平：当吸入气 PO_2 降低（如初上高原）以及肺通气或肺换气功能障碍时，动脉血液中 PO_2 将下降，反射性使呼吸运动加深加快，肺通气量增加；反之，则肺通气量减少（图 7-4-4）。通常在动脉血 PO_2 下降到 80 mmHg 以下时，肺通气量才出现可觉察到的增加。可见，动脉血 PO_2 的改变对正常呼吸运动的调节作用不大，仅在机体严重缺 O_2 时才有重要意义。此外，在严重肺气肿、肺心病患者，由于肺换气功能障碍，导致机体慢性缺 O_2 和 CO_2 潴留，长时间 CO_2 潴留能使中枢化学感受器对 CO_2 的刺激作用发生适应，而外周化学感受器对低 O_2 刺激的适应很慢，在这种情况下，低 O_2 对外周化学感受器的刺激就成为驱动呼吸运动的主要刺激因素。因此，如果在慢性肺通气或肺换气功能障碍引起机体缺 O_2 的情况下给患者吸入纯 O_2，则可能由于解除了低 O_2 的刺激作用而引起呼吸抑制，在临床应用氧疗时应充分考虑这一点并予以高度警惕。

低 O_2 对呼吸运动的刺激作用完全是通过外周化学感受器实现的。切断动物外周化学感受器的传入神经后，急性低 O_2 对呼吸运动的刺激效应便完全消失。低 O_2 对中枢的直接作用是抑制。低 O_2 通过外周化学感受器对呼吸中枢的兴奋作用可对抗其中枢的直接抑制效应。严重缺 O_2 时，如果外周化学感受器的反射效应不足以克服低 O_2 对中枢的直接抑制作用，将导致呼吸运动的减弱。

3. CO_2、H^+ 和 O_2 在呼吸运动调节中的相互作用

图 7-4-4 显示的是 CO_2、H^+ 和 O_2 三个因素中只改变一个因素而保持其他两个因素

Note

不变时的肺通气效应。由图可见，三者引起的肺通气反应的程度大致接近。然而，在自然呼吸情况下，一种因素的改变往往会引起另一种、两种因素相继改变或几种因素同时改变。三者之间具有相互作用，对肺通气的影响既可因相互协同而增强，也可因相互抵消而减弱。图 7-4-5 所示为一种因素改变而对另两种因素不加控制时的情况，可见 CO_2 对呼吸的刺激作用最强，且比其单因素作用（图 7-4-4）更明显，H^+ 的作用次之，低 O_2 的作用最弱。PCO_2 升高时，H^+ 浓度也随之升高，两者的协同作用使肺通气反应比单纯 PCO_2 升高时更强。H^+ 浓度增加时，因肺通气增加而使 CO_2 排出增加，导致 PCO_2 下降，H^+ 浓度也有所降低，因此可部分抵消 H^+ 的刺激作用，使肺通气量的增加比单因素 H^+ 浓度升高时小。PO_2 降低时，也因肺通气量增加，呼出较多的 CO_2，使 PCO_2 和 H^+ 浓度降低，从而减弱低 O_2 的刺激作用。

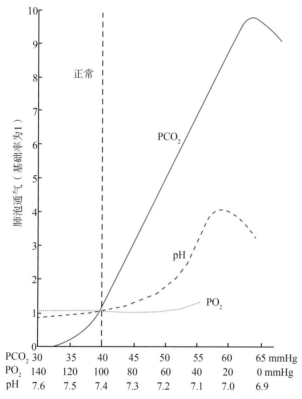

图 7-4-5　改变动脉血液 PCO_2、PO_2、pH 三因素之一而不控制另外两个因素时的肺泡通气反应

（二）肺牵张反射

Hering 和 Breuer 在 1868 年首次报道肺牵张反射（pulmonary stretch reflex），故又称为黑 – 伯反射（Hering-Breuer reflex）。肺牵张反射包括肺扩张反射和肺萎陷反射。向肺内充气或肺扩张可引起吸气活动抑制，而从肺内抽气或肺萎陷则可引起吸气活动加强。迷走神经被切断后，上述反应消失，说明迷走神经参与上述的反射性反应。

1. 肺扩张反射

肺扩张反射（pulmonary inflation reflex）是指肺扩张时抑制吸气活动的反射。其感受器位于从气管到细支气管的平滑肌中，属于牵张感受器，其阈值低，适应慢。当肺扩张时，牵拉呼吸道使牵张感受器兴奋，冲动增加，经迷走神经传入延髓，通过延髓和脑桥呼吸中枢的作用，促使吸气转换为呼气。肺扩张反射的生理意义在于加速吸气向呼气的转换，使呼吸频率增加。在动物实验中，切断两侧颈迷走神经后，动物的吸气过程将延长，吸气加深，呼吸变得深而慢。

2. 肺萎陷反射

肺萎陷反射（pulmonary deflation reflex）是指在肺萎陷时增强吸气活动或促进呼气转换为吸气的反射。感受器位于气道平滑肌内，但其性质尚不清楚，要在较大程度的肺萎陷时才出现该反射，所以它在平静呼吸时并不重要，但对防止呼气过深以及在肺不张等情况下可能起一定作用。

（三）防御性呼吸反射

防御性呼吸反射主要包括咳嗽反射和喷嚏反射。

1. 咳嗽反射

当喉、气管和支气管的黏膜受到化学性或机械性刺激时，位于这些部位的呼吸道黏膜下的感受器兴奋，冲动经迷走神经传入延髓引发咳嗽反射，将呼吸道内的分泌物或异物排出，称为咳嗽反射（cough reflex）。

2. 喷嚏反射

鼻黏膜的感受器受到刺激，经三叉神经传入，引起腭垂下降，舌压向软腭，而不是声门关闭，呼出气主要从鼻腔喷出，以清除鼻腔中的刺激物，称为喷嚏反射（sneezc reflex）。

（四）呼吸肌本体感受性反射

呼吸肌本体感受性反射（proprioceptive reflex）是指当呼吸肌内的肌梭受到牵张刺激时，可反射性加强呼吸运动。

（姚　伟）

第八章 缺氧

■ **缺氧的原因与分类**
　◎ 低张性缺氧
　◎ 血液性缺氧
　◎ 循环性缺氧
　◎ 组织性缺氧
■ **缺氧对机体的影响**
　◎ 呼吸系统变化
　◎ 循环系统变化

◎ 血液系统变化
◎ 中枢神经系统变化
◎ 组织、细胞变化
■ **缺氧治疗的基本原则**
◎ 病因学治疗
◎ 氧疗
◎ 防治氧中毒

患者，男，37岁，乘坐飞机去拉萨旅游，到达半天后即感到头痛、心慌、恶心呕吐、胸闷气短等不适，自服红景天效果不佳，遂进入酒店休息。晚上上述症状加重，并出现手足麻木、呼吸困难，伴咳嗽、咳混杂血丝的泡沫痰，急送当地医院。

进入诊室后，患者情绪紧张并且时有烦躁，医生安抚其不要紧张，深吸气，慢呼气，详细询问了患者的现病史和既往疾病史（患者否认既往有心脏和肺部等疾病），并及时给予鼻导管吸氧，患者情绪逐渐平稳。查体示：T 36.5℃，P 126次/分，R 28次/分，BP 150/95 mmHg，口唇和甲床发绀，心率126次/分，呼吸音粗，可闻及湿啰音，腹部无阳性体征。实验室检查：动脉血二氧化碳分压（$PaCO_2$）29.5 mmHg，动脉血氧分压（PaO_2）53 mmHg，动脉血氧容量（CaO_2max）20.2 ml/dL，动脉血氧含量（CaO_2）14.5 ml/dL，动脉血氧饱和度（SaO_2）78%。

问题：

（1）患者情绪紧张和烦躁不安的可能原因是什么？作为医生，当患者情绪激动时，该如何做？

（2）在患者发病过程中，主要发生了哪种病理过程？其发生的原因和机制是什么？

（3）患者为何会出现头痛？呼吸、循环系统发生了哪些变化？这些变化对机体有何意义？

（4）如果你是接诊医生，会给患者选择何种吸氧方式？选择依据是什么？

氧是人体生存所必需的，但体内氧储存量很少，必须依赖外环境氧的供应，并通过呼吸、血液、循环持续进行氧的摄取、携带和运输，以保证细胞生物氧化的需要。机体呼吸、心跳一旦停止，数分钟内就可能死于缺氧。组织供氧不足和（或）用氧障碍均可导致机体功能、代谢和形态结构异常改变，这一病理过程称为缺氧（hypoxia）。

Note

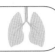

第一节 缺氧的原因与分类

根据缺氧发生的病因和血氧变化特点，可将其分为四种类型（图 8-1-1 ）。

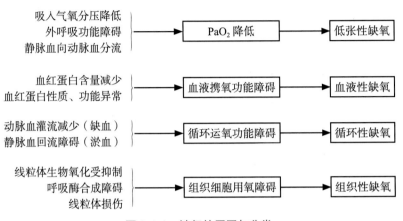

图 8-1-1 缺氧的原因与分类

一、低张性缺氧

低张性缺氧（hypotonic hypoxia）是指以 PaO_2 降低、血氧含量减少为主要表现的缺氧，又称乏氧性缺氧（hypoxic hypoxia）。

（一）原因

1. 吸入气氧分压降低

位于通风不良的矿井、坑道，海拔 3000 m 以上的高原、高空，或吸入低氧混合气体及被惰性气体过度稀释的空气，均可因吸入气氧分压过低而导致肺泡气氧分压下降，弥散进入血液的氧减少，造成低张性缺氧。

2. 外呼吸功能障碍

肺通气和（或）换气功能障碍可引起肺泡气氧分压下降和（或）气体弥散障碍。常见于呼吸道阻塞或狭窄（如异物吸入、喉头水肿、声带麻痹、支气管痉挛）、胸腔疾病（如胸腔积液、积血、气胸）、肺部疾病（如肺水肿、肺气肿、肺纤维化）、呼吸肌麻痹或呼吸中枢抑制等。

3. 静脉血向动脉血分流

见于某些先天性心脏病，如法洛四联症、房间隔或室间隔缺损伴肺动脉高压或肺动脉狭窄、未经氧合的右心静脉血向主动脉或左心分流掺入动脉血中而导致 PaO_2 降低。

Note

（二）血氧指标和皮肤黏膜颜色变化

PaO_2、CaO_2 及 SaO_2 均降低。PaO_2 在 60 mmHg 以上时，氧解离曲线接近水平，SaO_2 和 CaO_2 变化较小，当 PaO_2 降至 60 mmHg 以下时，SaO_2 和 CaO_2 才会显著减少，造成组织细胞缺氧。PaO_2 降低，氧弥散的动力减小，由血液弥散至组织细胞的氧量减少，动－静脉血氧含量差（CaO_2-CvO_2）减小。在慢性缺氧时，因组织利用氧的能力代偿性增强，使 CaO_2-CvO_2 也可接近于正常。急性低张性缺氧时，因 Hb 没有明显变化，血氧容量一般正常；但慢性缺氧时，因红细胞和 Hb 代偿性增多而使血氧容量有所增加。

低张性缺氧时，动、静脉血中去氧 Hb 浓度增高，皮肤和黏膜呈青紫色，称为发绀。Hb 正常的人，可根据发绀的程度大致判断缺氧的程度，但 Hb 过多或过少时，发绀与缺氧常不一致。例如红细胞增多症患者，血中去氧 Hb 超过 5 g/dL，机体出现发绀，但可无缺氧症状。重度贫血患者，Hb 可降至 5 g/dL 以下，即便出现严重低张性缺氧，也不会出现发绀。

二、血液性缺氧

血液性缺氧（hemic hypoxia）是指因血红蛋白含量减少或性质改变，使血液携氧能力降低或与 Hb 结合的氧不易释放而引起的缺氧。由于 PaO_2 正常，故又称为等张性缺氧（isotonic hypoxia）。

（一）原因

1. Hb 含量减少

见于各种原因引起的严重贫血。

2. 一氧化碳中毒

一氧化碳（carbon monoxide，CO）是一种无色、无味、无刺激的气体。CO 吸入后，可与 Hb 结合形成一氧化碳血红蛋白（HbCO），占据 Hb 分子中 O_2 的结合位点，严重影响血液对 O_2 的运输能力（图 8-1-2）。CO 与 Hb 的亲和力约为 O_2 的 250 倍，这一方面意味着在极低的 PCO 下，CO 即可从 HbO_2 中取代 O_2。另外，当 CO 与 Hb 分子中一个血红素结合后，可增加其余 3 个血红素对 O_2 的亲和力，妨碍 Hb 与 O_2 的解离。CO 抑制红细胞内糖酵解过程，减少 2,3-DPG 生成，氧解离曲线左移，导致血红蛋白所结合的氧不易释放，从而加重缺氧。肺泡 PCO 为 0.4 mmHg（肺泡 PO_2 100 mmHg 的 1/250）时，CO 即可与 O_2 等量竞争，使 Hb 与 O_2 的结合量减半；肺泡 PCO 为 0.6 mm Hg（空气中

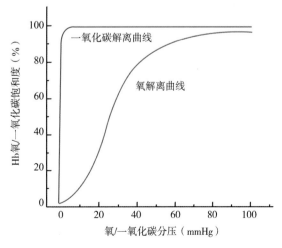

图 8-1-2　氧解离曲线和一氧化碳解离曲线示意图

CO 浓度低于 1/1000）即可致人死亡。

3. 高铁血红蛋白血症

正常情况下，Hb 中的铁主要以二价铁形式存在，在氧化剂作用下二价铁被氧化为三价铁，形成高铁血红蛋白（methemoglobin），导致高铁血红蛋白血症（methemoglobinemia）。高铁血红蛋白中的 Fe^{3+} 因与羟基牢固结合而丧失结合氧的能力，Hb 分子中的四个 Fe^{2+} 中有部分被氧化成 Fe^{3+}，剩余的 Fe^{2+} 虽能与氧结合，但不易解离，导致氧解离曲线左移，引起组织缺氧。生理情况下，血液中有少量的高铁血红蛋白，不超过血红蛋白总量的 2%，并可被血液中维生素 C 和还原性谷胱甘肽等还原剂还原为二价铁；高铁血红蛋白含量超过血红蛋白总量的 10%，就出现缺氧表现；达到 30% ~ 50%，则会发生严重缺氧，患者出现全身青紫、头痛、精神恍惚、意识不清甚至昏迷。

高铁血红蛋白血症常见于亚硝酸盐中毒，在食用大量含硝酸盐的腌菜、剩菜后，硝酸盐经肠道细菌作用还原为亚硝酸盐，吸收入血后，将血红蛋白中的 Fe^{2+} 氧化为 Fe^{3+}，引起高铁血红蛋白血症。此外，过氯酸盐和磺胺衍生物等氧化剂也可引起高铁血红蛋白血症。高铁血红蛋白血症也可见于某些遗传缺陷性疾病，例如先天缺乏烟酰胺腺嘌呤二核苷酸（nicotinamide adenine dinucleotide，NADH）- 高铁血红蛋白还原酶可引起先天性高铁血红蛋白血症，属于常染色体隐性遗传病。

4. Hb 与氧的亲和力异常增高

输入大量库存血，其中的红细胞可因在低温保存条件下代谢减弱而使 2,3-DPG 生成减少，使氧解离曲线左移；输入大量碱性液体，血液 pH 升高，可通过 Bohr 效应增加 Hb 与氧的亲和力，氧不易释放而减少对组织细胞的供氧。

（二）血氧指标和皮肤黏膜颜色变化

由于外呼吸功能正常，PaO_2 正常。贫血患者，血氧容量和 CaO_2 降低，但 SaO_2 正常。CO 中毒时，CaO_2 和 SaO_2 均降低。由于血氧容量是在体外用高压氧使 Hb 充分饱和后测得的最大携氧量，因此 CO 中毒时，在体外测定的血氧容量虽可正常，但患者体内血液中实际携带的氧是减少的。高铁血红蛋白血症时，血氧容量、CaO_2 和 SaO_2 均降低。Hb 与氧亲和力异常增高时，血氧容量、CaO_2 和 SaO_2 正常甚至有增加的趋势。血液性缺氧时，由于毛细血管床中的平均血氧分压较低，血液 - 组织细胞间的氧分压差减小，氧向组织弥散的驱动力减小，使动 - 静脉血氧含量差减小。

贫血患者皮肤黏膜呈苍白色；CO 中毒患者 HbCO 增至 50% 时，皮肤黏膜呈樱桃红色；高铁血红蛋白血症患者皮肤、黏膜呈棕褐色（咖啡色），类似发绀的颜色，且主要由经肠道吸收的亚硝酸盐所致，故称为肠源性发绀（enterogenous cyanosis）；Hb 与氧亲和力异常增高患者皮肤黏膜呈鲜红色。

三、循环性缺氧

循环性缺氧（circulatory hypoxia）是指因组织有效循环血流量减少使组织供氧量减少所引起的缺氧，又称低动力性缺氧（hypokinetic hypoxia）。

（一）原因

1.动脉血灌流不足

动脉血管痉挛、动脉硬化、血管炎、血栓形成和栓塞可导致动脉血灌流不足，组织血液灌注减少引起缺血，称为缺血性缺氧（ischemic hypoxia），如冠心病、脑栓塞。

2.静脉血回流障碍

静脉血管阻塞或受压引起的静脉血回流障碍，导致组织淤血，称为淤血性缺氧（congestive hypoxia），如下肢深静脉血栓。

休克和心力衰竭可导致全身性循环障碍。急性心源性休克和低血容量性休克早期可因微循环血流灌注不足而发生全身性缺血性缺氧，中晚期则因微血管扩张，血液淤滞而发生全身淤血性缺氧。充血性心力衰竭患者心输出量减少，全身各组织器官血液灌流减少引起缺血性缺氧，又可因静脉回流受阻引起淤血性缺氧。全身性循环障碍引起的缺氧易导致乳酸等酸性代谢产物蓄积，引起酸中毒，使心肌收缩力进一步减弱，心输出量降低，加重循环性缺氧，形成恶性循环。动脉硬化、血栓形成、血管炎、血管痉挛受压等，由于血管阻塞或受压，可引起局部缺血性或淤血性缺氧。

（二）血氧指标和皮肤黏膜颜色变化

动脉血氧分压、氧容量、氧含量和氧饱和度均正常。因血流缓慢，血液通过毛细血管的时间延长，组织细胞从单位容量血液中摄取的氧量相对较多，且由于血流淤滞，二氧化碳含量增多，促使氧解离曲线右移，释放的氧增加，导致静脉血氧分压和氧含量下降更为明显，使动－静脉血氧含量差增大。但是单位时间内流过毛细血管的有效循环血流量减少，故组织细胞实际获取的氧量仍是减少的，从而导致组织缺氧。缺血性缺氧时，组织器官苍白；淤血性缺氧时，组织器官毛细血管中去氧 Hb 含量增加，可出现发绀。

四、组织性缺氧

组织性缺氧（histogenous hypoxia）是指组织、细胞对氧的利用障碍而引起的缺氧，又称氧利用障碍性缺氧（dysoxidative hypoxia），主要与线粒体结构和功能障碍有关。

（一）原因

1.线粒体生物氧化功能受抑制

线粒体是细胞生物氧化的能源工厂，氧化磷酸化是生成三磷酸腺苷（adenosine triphosphate，ATP）的主要途径。任何影响线粒体氧化磷酸化或电子传递的因素都可减少 ATP 的生成，导致组织性缺氧（图 8-1-3）。氰化物（cyanide，CN）、硫化氢和砷化物中毒，可通过抑制细胞色素氧化酶，使其失去电子传递功能，呼吸链中断，抑制细胞生物氧化过程；鱼藤酮和巴比妥可抑制电子从 NADH 向辅酶 Q 传递，2,4- 二硝基苯酚可使氧化磷酸化解耦联，减少 ATP 的生成。

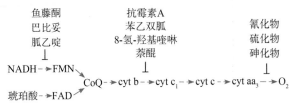

图 8-1-3 呼吸链及氧化磷酸化抑制剂作用环节示意图

2.线粒体呼吸酶合成障碍

维生素 B_1（硫胺素）是丙酮酸脱氢酶的辅酶成分，维生素 B_2（核黄素）是黄素腺嘌呤二核苷酸（flavin adenine dinucleotide，FAD）的组成成分，维生素 PP（烟酰胺）是辅酶Ⅰ和辅酶Ⅱ的组成成分。上述维生素的严重缺乏可减少呼吸酶的合成，影响氧化磷酸化过程。

3.线粒体损伤

高温、高剂量放射线辐射和细菌毒素等可损伤线粒体结构，引起其功能障碍，减少 ATP 的生成。

（二）血氧指标和皮肤黏膜颜色变化

动脉血氧分压、氧含量、氧容量和氧饱和度均正常。但由于组织利用氧减少，静脉血氧分压、氧含量和氧饱和度均高于正常，动－静脉血氧含量差降低，患者皮肤黏膜呈红色或玫瑰红色。

临床上常见的缺氧多为两种或多种类型同时存在的混合性缺氧。如失血性休克患者，既有循环性缺氧，又可因大量失血加上治疗过程中大量输液使血液过度稀释，引起血液性缺氧，若合并肺功能障碍，又可发生低张性缺氧。各型缺氧血氧指标和皮肤黏膜颜色变化特点见表 8-1-1。

表 8-1-1　各型缺氧血氧指标和皮肤黏膜颜色变化特点

缺氧类型	病因	PaO_2	CO_2max	CaO_2	SaO_2	CaO_2-CvO_2	皮肤黏膜颜色
低张性缺氧	吸入气氧分压降低						
	外呼吸功能障碍	↓	N 或↑	↓	↓	N 或↓	发绀
	静脉血分流入动脉血						
血液性缺氧	贫血	N	↓	↓	N	↓	苍白色
	CO 中毒	N	N	↓	↓	↓	樱桃红色
	高铁血红蛋白血症	N	↓	↓	↓	↓	棕褐色
	Hb 与氧亲和力异常增加	N	N 或↑	N 或↑	N 或↑	↓	鲜红色
循环性缺氧	缺血	N	N	N	N	↑	苍白色
	淤血	N	N	N	N	↑	发绀
组织性缺氧	用氧障碍	N	N	N	N	↓	玫瑰红色

注：PaO_2：动脉血氧分压；CO_2max：氧容量；CaO_2：动脉血氧含量；SaO_2：动脉血 Hb 氧饱和度；CaO_2-CvO_2：动－静脉血氧含量差；N：正常

（姚树桐）

第二节　缺氧对机体的影响

缺氧可对机体各系统、器官、组织、细胞功能代谢及形态结构产生广泛、非特异性的影响，其影响程度与缺氧的原因、发生的速度、程度、部位、持续时间及机体的耐受性有关。例如氰化物中毒可在几分钟内导致死亡；CO 中毒，当半数 Hb 与 CO 结合丧失携氧能力时，可危及生命；贫血患者，即便 Hb 减少一半，患者仍可无明显不适；在高海拔地区，适应良好的个体可正常工作、生活。急性缺氧，机体代偿功能未能充分发挥，可引起器官组织代谢障碍和功能紊乱，甚至导致死亡；慢性缺氧时，可通过机体的代偿作用，增强组织细胞氧的供应和利用，对机体的影响相对较小。

在缺氧发生发展过程中，机体的代偿性反应和损伤性反应往往同时存在，其区别在于反应程度的不同，并可相互转化。轻度缺氧主要引起机体代偿性反应，严重缺氧而机体代偿不足时，可引起器官组织功能代谢障碍、细胞损伤。例如居住平原的人进入高原后红细胞生成增多，可提高血液携氧能力，是一种代偿性反应；但红细胞过度增多则可使血液黏滞度增大而造成微循环障碍，加重缺氧，转变为一种损伤性反应。各种类型的缺氧对机体的影响既相似，又各有特点。下面主要以低张性缺氧为例说明缺氧对机体的影响。

一、呼吸系统变化

1. 肺通气量增加

PaO_2 下降可通过刺激颈动脉体与主动脉体化学感受器反射性兴奋呼吸中枢，使呼吸加深加快，肺泡通气量增加，称为低氧通气反应（hypoxic ventilatory response，HVR），是对急性低张性缺氧最重要的代偿反应。

（1）有助于氧的摄取和弥散：呼吸深快，使更多的新鲜空气进入肺泡，提高肺泡气氧分压，并可将原来未参与换气的肺泡调动起来，增大呼吸膜面积，利于氧的弥散，促进 PaO_2 和 SaO_2 的升高。

（2）有助于氧的运输：呼吸深大可增强胸廓运动度，胸腔负压增大，促进静脉血回流，回心血量增多，增加肺血流量和心输出量，有利于气体在肺内的交换和氧在血液中的运输。

血液性缺氧、循环性缺氧和组织性缺氧时，由于 PaO_2 正常，呼吸运动可无明显增强。但循环性缺氧如果累及肺循环，如左心衰竭引起肺淤血、水肿时，可因 PaO_2 降低使呼吸加快。缺氧所致的乳酸生成增多，也可因为发生代谢性酸中毒引起呼吸加快。

2. 中枢性呼吸衰竭

严重缺氧（$PaO_2 < 30$ mmHg）时，显著影响中枢神经系统的能量代谢而直接抑制呼吸中枢，发生中枢性呼吸衰竭，表现为呼吸抑制、呼吸节律和频率不规则（如潮

Note

式呼吸和间停呼吸），甚至呼吸停止，导致通气量减少。

3. 高原性肺水肿

少数人从平原快速进入海拔 3000 m 以上高原时，发生高原性肺水肿，表现为呼吸困难、发绀，咳白色或粉红色泡沫痰，肺部有湿啰音等。高原性肺水肿的发生机制尚不十分明了，可能与以下因素有关：①缺氧导致肺内各部位小动脉不均匀收缩，血液转移至血管收缩较弱的部位，使其毛细血管内压增高，血浆、蛋白、红细胞经肺泡 – 毛细血管壁转移至间质或肺泡。②缺氧时体循环外周血管收缩，肺血流量增加，促进毛细血管内压增高。③缺氧直接或间接引起肺血管内皮细胞通透性增加，液体渗出增多。高原性肺水肿将进一步加重机体缺氧。

二、循环系统变化

1. 心脏功能变化

急性轻度或中度缺氧初期，低氧通气反应刺激肺牵张感受器，反射性兴奋交感神经，使心率增快、心肌收缩力增强，以及因呼吸运动增强所引起的回心血量增加，从而增加心输出量，有助于改善对器官组织的血液供应，是急性缺氧时重要的代偿机制。

严重缺氧可直接抑制心血管运动中枢，导致心肌能量代谢障碍和心肌收缩蛋白破坏，可因心率减慢、心肌收缩力减弱而降低心输出量，并可引起窦性心动过缓、早搏，甚至发生心室颤动。久居高原或 COPD 患者，由于持久性肺动脉高压以及血液黏滞度增加，加重右心室负荷，引起右心室肥大，严重时发生心力衰竭。

2. 血流重新分布

缺氧时，全身各器官的血流发生重新分布，皮肤、内脏、肾脏和骨骼肌的组织血流量减少，心和脑血流量增多，其主要机制是：①不同器官血管对儿茶酚胺的反应性不同。皮肤、内脏和肾脏血管 α- 肾上腺素受体较心、脑血管密度高，对儿茶酚胺的敏感性较强。缺氧时交感神经兴奋、儿茶酚胺释放增多，这些部位收缩更明显，血管床容积减小，血流量减少。②局部代谢产物对血管的影响。缺氧时会产生大量乳酸、腺苷、前列腺素 I_2（prostaglandin I_2，PGI_2）等具有血管扩张作用的局部代谢产物，其对心、脑血管的影响大于对皮肤、内脏和肾脏血管的影响，故使心、脑血管阻力减小，血流量增加。血液重新分布有利于保证心、脑重要生命器官的氧供，具有重要代偿意义。

缺氧反应过于强烈，可产生不利的影响。例如胃肠道血管持续收缩，血流过度减少，可导致胃肠黏膜损伤，引起食欲减退、腹胀、腹泻，甚至发生应激性溃疡。居住平原的人进入高原后，脑血流量增多，有利于保证脑的血氧供应，但如果脑血流量增加过多，超过脑室和脊髓腔的缓冲能力，就可造成颅内压明显升高，成为剧烈头痛等高原反应症状发生的重要机制。

3. 缺氧性肺血管收缩

（1）缺氧性肺血管收缩的机制：肺泡气氧分压降低可引起该部位肺小动脉收缩，称为缺氧性肺血管收缩（hypoxic pulmonary vasoconstriction，HPV），是肺循环独有的生理现象。其发生机制可能与下列因素有关。①缺氧对肺血管平滑肌的直接作用：急性缺氧抑制肺血管平滑肌电压依赖性钾通道（Kv），钾离子外流减少，跨膜电位发生去极化，促进电压依赖性钙通道开放，Ca^{2+} 内流增多，引起肺血管收缩。②交感神经的作用：缺氧时交感神经兴奋，通过 α 受体引起肺血管收缩。③体液因素的作用：缺氧时，血栓素 A_2（thromboxane A_2，TXA_2）、内皮素（endothelin，ET）、血管紧张素 II（angiotensin II）、5-HT 等缩血管物质生成增多，而前列环素（prostacyclin）、一氧化氮（nitric oxide，NO）、心房钠尿肽（atrial natriuretic peptide，ANP）等扩血管物质生成减少，使肺血管收缩。

（2）缺氧性肺血管收缩对机体的影响：HPV 可减少缺氧肺泡周围的血流，使这部分血流转向通气充分的肺泡，有利于维持缺氧肺泡和通气充分肺泡通气 / 血流比值的适当比例，从而维持较高的 PaO_2。同时也可通过升高肺动脉压增加肺尖部的血流，使肺尖部的肺泡通气得到更充分的利用，因此具有一定的代偿意义。但是剧烈的肺血管收缩可引起肺动脉压急剧升高，促使肺水肿的发生。

慢性缺氧使肺小动脉长期处于收缩状态，引起肺血管壁平滑肌细胞和成纤维细胞的肥大和增生，血管壁中胶原和弹性纤维沉积，导致肺血管重构，血管壁增厚和硬化、管腔狭窄，顺应性下降，形成持续的缺氧性肺动脉高压。持久的肺动脉高压可增加右心室后负荷而引起右心室肥大甚至衰竭，缺氧性肺动脉高压是高原性心脏病和肺源性心脏病的主要发病环节。

4. 毛细血管增生

慢性缺氧可引起组织中毛细血管增生，尤其是心、脑的毛细血管增生更为显著。组织中毛细血管密度增加，缩短了氧从毛细血管向细胞弥散的距离，有利于增加对细胞的氧供，具有代偿意义。毛细血管增生的主要机制是：缺氧引起缺氧诱导因子 -1（hypoxia inducible factor-1，HIF-1）表达上调，促进血管内皮生长因子（vascular endothelium growth factor，VEGF）等基因的表达和蛋白合成，VEGF 具有促进毛细血管增生的作用。此外，缺氧时 ATP 生成减少，腺苷增多，也可刺激血管生成。

三、血液系统变化

1. 红细胞和 Hb 增多

慢性缺氧时，肾脏缺血缺氧，刺激肾小管旁间质细胞内 HIF-1 表达、活性增加，上调促红细胞生成素（erythropoietin，EPO）表达，使其合成释放增多，EPO 促进骨髓造血，促进红细胞的增殖、分化和成熟，升高血液红细胞数量和 Hb 含量。适度的红细胞和 Hb 增多可提高血液的携氧能力，增加组织的供氧量，是对慢性缺氧的重要代偿性反应。但红细胞过度增多，则显著增加血液黏滞度和血流阻力，造成微循环障碍，加重缺氧，增加心脏负荷，导致血栓形成，对机体产生不利影响。

2. Hb 氧解离曲线右移

红细胞内 2,3-DPG 是糖酵解支路中生成的产物，缺氧时由于红细胞糖酵解增强而使其生成增加。2,3-DPG 与去氧 Hb 结合，使其空间结构稳定，降低结合氧的能力。另外，2,3-DPG 为酸性，可降低红细胞内的 pH，通过 Bohr 效应减小 Hb 与氧的亲和力，使氧解离曲线右移，促使氧合 Hb 解离，有助于红细胞释放出更多的氧，供给组织细胞利用。但在严重缺氧时因减少肺泡毛细血管中 Hb 与氧的结合而降低血液的携氧能力。

四、中枢神经系统变化

大脑是机体代谢最旺盛的器官，其重量仅占体重的 2% ~ 3%，但安静状态下脑血流量为心输出量的 20%，耗氧量为全身耗氧量的 20% ~ 30%。脑的能量来源主要依赖于糖的有氧代谢，而脑内几乎无糖和氧的储备，因此脑组织对缺氧性损害极其敏感。大脑完全缺氧 6 s，患者即可出现意识丧失；完全缺氧 5 min 即可出现神经元不可逆性损伤；心搏骤停时，持续时间超过 5 min，患者难以恢复意识，因此心肺复苏最好能在 4 min 内进行。

急性缺氧可引起头痛、头晕、头昏、思维能力下降、判断力减弱、情绪激动、精神错乱、乏力、动作不协调等，严重缺氧可导致惊厥或意识丧失；慢性缺氧时，神经精神症状较为缓和，可表现为易疲劳，精力不集中，记忆力减退，轻度精神抑郁等。缺氧引起的脑组织形态学变化主要是脑细胞水肿、变性、坏死和间质脑水肿。

五、组织、细胞变化

缺氧时组织、细胞变化是器官功能、代谢和结构改变的基础，既有代偿适应性变化，又有损伤性变化。

1. 适应性变化

（1）细胞对氧的利用能力增强：慢性缺氧时，细胞内线粒体数目增多、表面积增大，且细胞色素氧化酶、琥珀酸脱氢酶等呼吸酶含量增多、活性增高，有利于细胞对氧的利用。

（2）糖酵解增强：缺氧时，ATP 生成减少，ATP/ADP 比值下降，可增加磷酸果糖激酶（糖酵解限速酶）活性，加强糖酵解过程，通过底物磷酸化，在不消耗氧的条件下生成 ATP，在一定程度上可补偿能量的不足。但此过程可因乳酸生成增多而引起代谢性酸中毒。

（3）携氧蛋白表达增多：细胞中存在多种携氧蛋白（oxygen carrying protein），如普遍存在于组织细胞中的胞红蛋白（cytoglobin，CGB），存在于肌细胞中的肌红蛋白（myoglobin，Mb）以及存在于脑组织中的脑红蛋白（neuroglobin，NGB），它们与氧的亲和力均明显高于 Hb。慢性缺氧时，上述携氧蛋白表达增多，可有效促进氧从血液、组织液向细胞内转移，提高细胞对氧的摄取能力，同时具有储存氧的作用，当氧供 – 需不平衡时，将所结合的氧释放出来供细胞利用。

（4）低代谢状态：缺氧时，细胞处于低代谢状态，总的耗能过程减弱，如糖、蛋白质合成减少、离子泵功能下降等，以减少对氧的消耗，维持细胞生存基本的生命活动。

2. 损伤性变化

（1）细胞膜损伤：缺氧时 ATP 生成减少，细胞膜上钠泵（Na^+-K^+-ATP 酶）活性减弱，细胞内外 Na^+ 和 K^+ 不能被有效逆浓度梯度主动转运，使细胞内 Na^+ 增多和 K^+ 减少；另外细胞内糖酵解增强，乳酸生成增多，释放 H^+，可通过细胞膜上 H^+-Na^+ 交换蛋白促进细胞内 H^+ 排出，细胞外 Na^+ 内流，进一步使细胞内 Na^+ 增多，升高细胞内晶体渗透压而导致细胞水肿；细胞内 K^+ 减少可使细胞膜电位负值变小而影响细胞功能。严重缺氧时，细胞膜对 Ca^{2+} 的通透性增高，Ca^{2+} 内流增多，同时因 ATP 减少抑制钙泵功能，不能有效将 Ca^{2+} 泵出细胞外和泵入肌质网，引起胞质 Ca^{2+} 浓度增加，发生钙超载。Ca^{2+} 可抑制线粒体的呼吸功能，激活磷脂酶，使膜磷脂分解；Ca^{2+} 还可激活钙依赖性蛋白水解酶，使黄嘌呤脱氢酶转变为黄嘌呤氧化酶，促进氧自由基的生成，加重细胞损伤。

（2）线粒体损伤：急性缺氧可降低线粒体氧化磷酸化功能，ATP 生成减少。严重缺氧可导致线粒体结构损伤，表现为线粒体肿胀、线粒体嵴断裂溶解、外膜破裂以及基质外溢等，其机制与大量氧自由基诱发的脂质过氧化和钙超载所导致的磷酸钙沉积及氧化磷酸化抑制有关。

（3）溶酶体损伤：细胞内钙超载和酸中毒可激活磷脂酶，分解膜磷脂，使溶酶体膜通透性增加、稳定性减弱，出现溶酶体肿胀甚至破裂，酸性磷酸酶、组织蛋白酶等溶酶体酶逸出，造成细胞自溶、坏死。

（姚树桐）

第三节　缺氧治疗的基本原则

一、病因学治疗

去除缺氧的病因是治疗缺氧的关键。吸入气氧分压过低所致的缺氧患者应尽快脱离缺氧环境，如高海拔地区；COPD、急性呼吸窘迫综合征（acute respiratory distress syndrome，ARDS）、支气管哮喘等患者应积极治疗原发病，改善肺通气和换气功能；先天性心脏病患者应及时手术治疗；贫血患者应补充或促进红细胞和 Hb 生成以纠正贫血；各种中毒所致的缺氧患者应及时解毒。

二、氧疗

吸入氧分压较高的空气或纯氧治疗缺氧相关性疾病的措施称为氧疗（oxygen therapy），是治疗缺氧的首要措施，在临床上广泛应用。氧疗对各种类型的缺氧均有一定疗效，但其效果因缺氧的原因不同而有所差异。吸氧可有效提高肺泡气氧分压，促进氧经呼吸膜弥散，提高 PaO_2 和 SaO_2，增加血氧含量，因此对吸入气氧分压过低所致的缺氧以及由肺通气和（或）换气功能障碍所致的低张性缺氧效果显著；COPD 患者 PaO_2 降低的同时往往伴有 $PaCO_2$ 升高，即发生 II 型呼吸衰竭（详见第十一章），应给予持续低浓度低流量吸氧，以维持轻度缺氧对呼吸中枢的兴奋作用；吸入纯氧或高压氧疗对于治疗高原性肺水肿和 ARDS 所致的 I 型呼吸衰竭效果显著，对于静脉

Note

血由右向左分流所致的缺氧患者，由于吸入的氧无法有效对掺入动脉血的静脉血进行氧合作用，常压氧疗效果较差，但吸入纯氧或高压氧疗可使血浆中物理溶解的氧量增加，在一定程度上增加动脉血氧含量，具有一定的疗效；血液性缺氧和循环性缺氧患者 PaO_2 正常，此时氧疗的作用也主要是通过提高 PaO_2 增加血液中物理溶解的氧量，促进氧向组织细胞的弥散，在一定程度上改善对组织的供氧；吸入纯氧特别是高压氧不仅可增高 PaO_2，而且增强氧与 CO 竞争结合 Hb 的能力，促进 HbCO 的解离，因而对 CO 中毒患者治疗效果较好。组织性缺氧时组织细胞的供氧是正常的，其主要发病环节是细胞用氧障碍，故氧疗效果欠佳。

三、防治氧中毒

氧疗虽然对于缺氧患者的治疗很重要，但是吸入氧分压过高的气体过久则可导致组织细胞损伤和器官功能障碍，即氧中毒（oxygen intoxication）。是否发生氧中毒主要取决于吸入气氧分压，在高气压环境下，如高压舱、潜水，以及长时间、高流量、吸入纯氧时容易引起氧中毒。氧中毒的发生机制与活性氧的毒性作用有关。正常情况下，只有少量进入组织细胞的氧在代谢过程中产生活性氧（如羟自由基、超氧阴离子、过氧化氢和单线态氧等），并被及时清除。当供氧过多时，活性氧的生成增多，超过机体的清除能力，则可引起脂质过氧化，破坏蛋白质和核酸，导致机体损伤。因此在临床工作中需要预防，并可给予维生素 C、维生素 E、辅酶 Q、谷胱甘肽等抗氧化物质以增强对活性氧的清除。

（姚树桐）

第九章 　 肺疾病

第一节 　 肺炎

　　患者，女，75岁。因"发热10天，呼吸困难4天"入院，既往体健。10天前接触新型冠状病毒感染者后出现发热，体温最高可达39℃，伴全身酸痛，伴咽痛，无咳嗽、咳痰，无胸闷、憋喘。自测新型冠状病毒抗原阳性，口服布洛芬解热治疗，3天后体温逐渐降至正常。后出现咳嗽、咳少量黄色痰，伴头晕，味觉减退。4天前患者出现呼吸困难，伴恶心，无呕吐，无腹痛、腹泻，饮食睡眠差。给予氧疗、激素及止咳化痰等对症支持治疗后症状好转。胸部CT示疾病早期双肺可见多发磨玻璃影，以肺外带明显（图9-1-1A、B）；疾病进展期双肺多发斑片样、细网格状及结节状密度增高影，以磨玻璃密度为主，部分小叶间隔增厚，边界欠清（图9-1-1C、D）；吸收期双肺斑片样、细网格状及结节状密度增高影较前范围减小、密度降低，明显好转（图9-1-1E、F）。

　　问题：

　　（1）呼吸道病毒感染早期表现是什么？

　　（2）出现什么症状考虑合并肺部感染？

　　（3）病毒性肺炎有哪些常见病理改变？

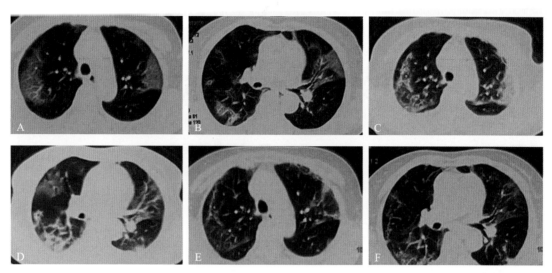

图 9-1-1　双肺 CT 表现

　　肺炎（pneumonia）是指终末气道、肺泡和肺间质的急性渗出性炎症，是呼吸系统的常见病和多发病，可由病原微生物、理化因素、免疫损伤、过敏及药物所致。根据病因不同，肺炎分为细菌性肺炎、病毒性肺炎、支原体肺炎、真菌性肺炎、寄生虫性肺炎、放射性肺炎、化学性肺炎、类脂性肺炎和吸入性肺炎或过敏性肺炎等。以细菌性肺炎为最常见，大约占肺炎的 80%。根据肺部炎症发生的部位和范围，分为大叶性肺炎、小叶性肺炎和间质性肺炎。按病变的性质又可分为浆液性、纤维素性、化脓性、出血性、干酪性及肉芽肿性肺炎等。按肺炎的获得环境分成社区获得性肺炎（community acquired pneumonia，CAP）和医院获得性肺炎（hospital acquired pneumonia，HAP）两类。在实际应用时常综合上述分类。

一、细菌性肺炎

（一）大叶性肺炎

　　大叶性肺炎（lobar pneumonia）是主要由肺炎球菌引起的以肺泡内弥漫性纤维素渗出为主的炎症，病变通常累及肺大叶的全部或大部。

　　1. 病因与发生机制

　　90% 以上的大叶性肺炎是由肺炎链球菌感染引起，根据荚膜多糖的抗原特性，肺炎球菌可分为 86 个血清型，其中 1 ~ 3 型毒力强，常引起大叶性肺炎，儿童则多为 6、14、19 及 23 型感染。肺炎球菌为革兰染色阳性双球菌，菌体似矛头状，多呈双排列或短链排列，有荚膜，其致病力是由于高分子多糖体的荚膜对组织的侵袭作用，毒力大小与荚膜中的多糖结构及含量有关。肺炎球菌不产生毒素，不引起组织坏死或形成空洞。少见的致病菌包括肺炎杆菌、金黄色葡萄球菌、流感嗜血杆菌、溶血性链球菌。

　　肺炎链球菌为口腔和鼻咽部的正常寄生菌，当受寒、醉酒、疲劳和感冒时可致呼吸道的防御功能减弱，机体抵抗力降低，易使细菌侵入肺泡发生肺炎。进入肺泡内的病原菌迅速生长繁殖并引发肺组织的变态反应，导致肺泡间隔毛细血管扩张、通透性

Note

升高，浆液和纤维蛋白原大量渗出。炎性渗出物和细菌通过肺泡间孔（Cohn孔）或呼吸性细支气管向邻近肺组织蔓延，波及部分或整个肺大叶，而肺大叶之间的蔓延则是经叶支气管播散所致。由于病变开始于肺的外周，故肺叶间分界清楚，但易累及胸膜。

2. 病理变化

大叶性肺炎的主要病理变化为肺泡腔内的纤维素性炎，常发生于单侧肺，多见于肺下叶，也可同时或先后发生于两个或多个肺叶。未经抗生素治疗的大叶性肺炎表现为典型的自然发展过程，大致可分为四期。

（1）充血水肿期：发病的第1～2天，病变肺叶肿胀，暗红色，挤压可见淡红色浆液渗出。镜下见肺泡间隔内毛细血管扩张充血，肺泡腔内有大量渗出的浆液，混有少量红细胞、中性粒细胞和巨噬细胞，并含有大量细菌，因此痰液中常可检出肺炎链球菌。此期患者因毒血症而寒战、高热及外周血白细胞计数升高。胸片X线检查显示片状分布的模糊阴影。

（2）红色肝样变期：一般为发病后的第3～4天，肺叶充血肿胀，呈暗红色，质地变实，切面灰红，较粗糙，外观似肝脏，故称为红色肝样变期。病变肺叶的胸膜面可有纤维素性渗出物。镜下见肺泡间隔内毛细血管仍处于扩张充血状态，而肺泡腔内则充满纤维素及大量红细胞，其间夹杂少量中性粒细胞和巨噬细胞（图9-1-2），其中纤维素连接成网并穿过肺泡间孔与相邻肺泡内的纤维素网相连，防止细菌继续扩散，有利于巨噬细胞吞噬细菌。此期渗出物中仍能检测出较多的肺炎链球菌，痰培养肺炎球菌阳性。X线检查可见大片致密阴影。若病变范围较广，患者动脉血中氧分压因肺泡换气和肺通气功能障碍而降低，可出现发绀等缺氧症状。肺泡腔内的红细胞被巨噬细胞吞噬、崩解后，形成含铁血黄素随痰液咳出，致使痰液呈铁锈色。病变波及胸膜时，则引起纤维素性胸膜炎，出现胸痛，并可随呼吸和咳嗽而加重。

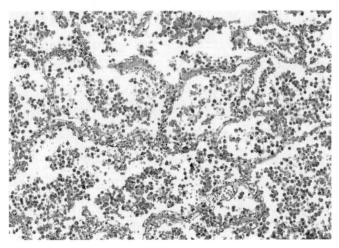

图9-1-2　大叶性肺炎红色肝样变期

肺泡腔内充满红细胞，伴少量纤维素和中性粒细胞渗出，肺泡间隔增厚，毛细血管显著充血

（3）灰色肝样变期：发病后的第5～6天，病变肺叶仍肿大，但充血消退，由红色逐渐转变为灰白色，质实如肝，切面干燥粗糙颗粒状，故称灰色肝样变期（图9-1-3A）。镜下见肺泡腔内渗出的纤维素增多，纤维素网中有大量中性粒细胞，几乎很少见到红

细胞。肺泡壁毛细血管受压迫，充血消退（图9-1-3B）。渗出物中的致病菌已大部分被消灭，故痰培养不易检出细菌。

（4）溶解消散期：发病后1周左右进入溶解消散期。此时机体防御功能显著增强，病菌消灭殆尽。肺泡腔内中性粒细胞变性坏死，并释放出大量蛋白水解酶将渗出物中的纤维素溶解，由淋巴管吸收或经气道咳出。肺内实变病灶消失，病变肺组织质地较软，挤压时切面可见脓样浑浊液体溢出。肺内炎症病灶完全溶解消散后，肺组织结构和功能恢复正常，胸膜渗出物亦被吸收或机化。患者体温下降，临床症状和体征逐渐减轻、消失，胸部X线检查恢复正常。

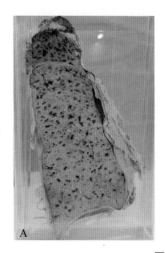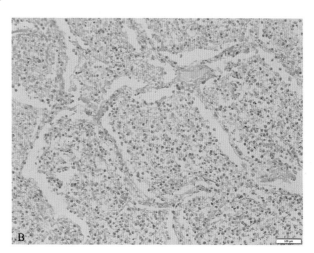

图 9-1-3　大叶性肺炎灰色肝样变期

A. 左肺下叶肿胀，实变似肝脏，灰白、粗糙；B. 镜下，
肺泡腔内以纤维素和中性粒细胞渗出为主，肺泡间隔受压变窄，毛细血管受压呈贫血状态

大叶性肺炎的上述病理变化是一个连续的过程，彼此之间无绝对的界限，同一病变肺叶的不同部位亦可呈现不同阶段的病变。现今由于在疾病的早期即开始使用抗生素类药物，干预了疾病的自然经过，故已很少见到典型的四期病变过程，病程明显缩短，临床症状也不典型，病变范围往往比较局限，表现为节段性肺炎。

3. 临床表现

本病常见于青壮年，男性较多见，发病前常有受凉、淋雨、疲劳、醉酒、病毒感染史，多有上呼吸道感染的前驱症状。主要症状为寒战、高热、咳嗽、胸痛、呼吸困难和咳铁锈色痰。起病急骤，患者体温在数小时内升至39～40℃。

早期肺部体征无明显异常，仅有胸廓呼吸运动幅度减小，叩诊稍浊，听诊可有呼吸音减低及胸膜摩擦音。肺实变时叩诊浊音，触觉语颤增强并可闻及支气管呼吸音。消散期可闻及湿啰音。重症感染时可伴休克、ARDS。

血白细胞计数升高，中性粒细胞多在80%以上，并有核左移现象。痰涂片行革兰染色及荚膜染色镜检，如发现典型的革兰染色阳性、带荚膜的双球菌或链球菌，即可初步做出病原学诊断。聚合酶链反应（polymerase chain reaction, PCR）及免疫荧光技术可提高病原学诊断率。

胸部影像学检查早期仅见肺纹理增粗，或受累的肺段、肺叶稍模糊。随着病情进展，表现为大片致密阴影（图9-1-4），在实变阴影中可见支气管充气征，肋膈角可有少

Note

量胸腔积液。在炎症消散期，炎症浸润逐渐吸收，可有片状区域吸收较快而呈现"假空洞"征，多数病例在起病3～4周后才完全消散。

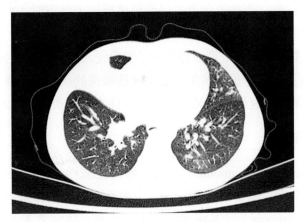

图 9-1-4 大叶性肺炎影像学表现

CT 显示右肺中叶大片实变影，表现为密度均匀升高，边界清楚

该病自然病程1～2周。发病5～10天，体温可自行骤降或逐渐消退，使用有效的抗菌药物后可使体温在1～3天恢复正常，患者的其他症状与体征亦随之逐渐消失。一旦确诊本病，应采用抗菌治疗，治疗首选青霉素。辅以卧床休息，补充足够的蛋白质、热量及维生素等支持疗法。

4. 并发症

大叶性肺炎的并发症现已少见。常见并发症有以下5种。

（1）肺肉质变（pulmonary carnification）：亦称机化性肺炎。由于肺内炎性病灶中中性粒细胞渗出过少，释放的蛋白酶量不足以溶解渗出物中的纤维素，大量未能被溶解吸收的纤维素即被肉芽组织取代而机化（图9-1-5）。病变肺组织呈褐色肉样外观，故称肺肉质变。

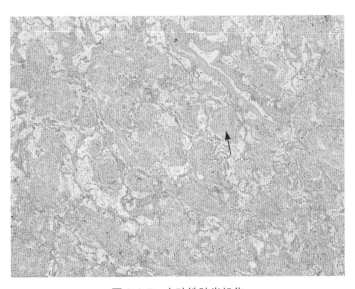

图 9-1-5 大叶性肺炎机化

肺泡腔内炎性渗出物被肉芽组织和纤维组织（蓝色箭头所示）取代

（2）胸膜肥厚和粘连：大叶性肺炎时病变常累及局部胸膜伴发纤维素性胸膜炎，若胸膜及胸膜腔内的纤维素不能被完全溶解吸收而发生机化，则致胸膜增厚或粘连。

（3）肺脓肿及脓胸：当病原菌毒力强或机体抵抗力低下时，由金黄色葡萄球菌和肺炎链球菌混合感染者，易并发肺脓肿，并常伴有脓胸。

（4）败血症或脓毒败血症：严重感染时，细菌侵入血液大量繁殖并产生毒素所致。

（5）感染性休克：见于重症病例，是大叶性肺炎的严重并发症。主要表现为严重的全身中毒症状和微循环衰竭，故又称中毒性或休克性肺炎，死亡率较高。

（二）小叶性肺炎

小叶性肺炎（lobular pneumonia）是指主要由化脓性细菌感染引起，以肺小叶为单位的急性化脓性炎症。病变常以细支气管为中心，向周围肺组织扩展，故又称支气管肺炎（bronchopneumonia）。本病主要发生于儿童、体弱老人及久病卧床者。临床主要表现为发热、咳嗽，脓性痰，可早期出现循环衰竭。若治疗不及时或不当，病死率甚高。

1. 病因与发生机制

小叶性肺炎常由多种细菌混合感染导致，凡是能引起支气管炎的细菌几乎均可引起小叶性肺炎。常见的致病菌有葡萄球菌、肺炎球菌、流感嗜血杆菌、肺炎克雷伯菌、链球菌、铜绿假单胞菌及大肠埃希菌等，这些细菌大多是口腔或上呼吸道内的常驻菌，小叶性肺炎的发病常与上述细菌中致病力较弱的菌群有关。当患有传染病或营养不良、恶病质、昏迷、麻醉和手术后等情况下，由于机体抵抗力下降，呼吸系统防御功能受损，病原体经支气管侵入细支气管、终末细支气管及肺泡并生长繁殖，引起小叶性肺炎。因此，小叶性肺炎常是某些疾病的并发症，如麻疹后肺炎、手术后肺炎、吸入性肺炎、坠积性肺炎等均属于小叶性肺炎。

2. 病理变化

小叶性肺炎的病变特征是以细支气管为中心的急性化脓性炎。

肉眼观，病灶为灰黄色或暗红色，质实，常散在分布于双肺，以下叶和背侧多见。病灶大小不一，直径多在 0.5 ~ 1 cm（相当于一个肺小叶的范围），形状不规则，病灶中央常可见病变细支气管的横断面。严重病例，病灶可互相融合成片，甚或累及整个大叶，发展为融合性支气管肺炎（confluent bronchopneumonia）（图 9-1-6），一般不累及胸膜。

镜下，早期受累的细支气管黏膜充血、水肿，表面附着黏液性渗出物，周围肺组织无明显改变或肺泡间隔仅有轻度充血。随着病情进展，病灶内细支气管管腔及其周围的肺泡腔内充满中性粒细胞及坏死脱落的上皮细胞。病灶周围肺组织充血，肺泡腔内见中性粒细胞、脓细胞、脱落的肺泡上皮细胞，部分肺泡过度扩张（代偿性肺气肿）。严重时，病灶中中性粒细胞渗出增多，支气管和肺组织遭破坏，呈完全化脓性炎症改变（图 9-1-7）。肺内各个病灶可呈炎症的不同发展阶段，病变不一致。

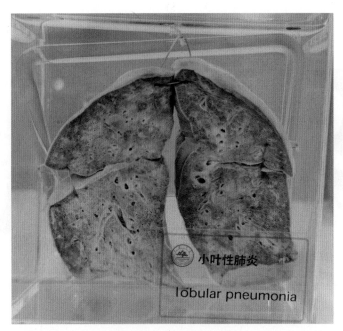

图 9-1-6　小叶性肺炎

切面见大小不等的灰黄色炎症病灶，边界不清，部分病灶融合

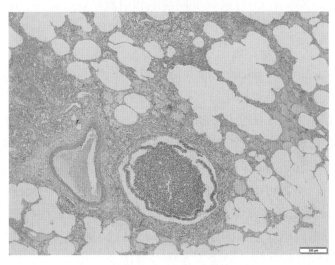

图 9-1-7　小叶性肺炎

镜下可见细支气管管腔内充满以中性粒细胞为主的脓液，局灶支气管黏膜上皮脱落，
周围肺组织大量中性粒细胞浸润，部分肺泡壁破坏，周围可见代偿性肺气肿

3. 临床表现

　　小叶性肺炎多发生在季节交换时节或者冬季。因小叶性肺炎多为其他疾病的并发症，其临床症状常被原发疾病所掩盖。症状以发热、咳嗽、咳痰、气短喘息为主要临床表现，支气管黏膜受炎症及渗出物的刺激引起咳嗽，痰液往往为黏液脓性或脓性。毒血症状明显，全身肌肉、关节酸痛，体质衰弱，精神萎靡，病情严重者可早期出现周围循环衰竭。重症患者可有呼吸困难或呼吸窘迫的症状。因病变常呈小灶性分布，故肺实变体征不明显，X线片和CT影像显示沿着肺纹理分布的不规则斑片状阴影，边缘密度浅而模糊，无实变征象，肺下叶常受累（图 9-1-8）。由于病变部位细支气

管和肺泡腔内含有渗出物，听诊可闻及湿啰音。外周血白细胞计数明显升高，中性粒细胞比例增加。

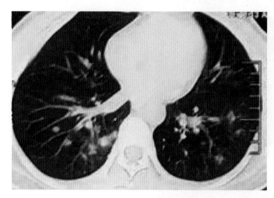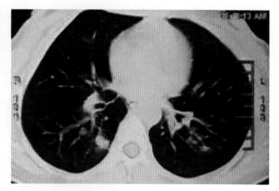

图 9-1-8　小叶性肺炎影像学表现

胸部 CT 检查显示肺纹理增多、增粗、模糊，双肺多发斑片影，多沿支气管分布，边缘模糊，密度不均

4. 治疗

小叶性肺炎的并发症远较大叶性肺炎多，且危险性也大，较常见的有呼吸功能不全、心力衰竭、脓毒血症、肺脓肿和脓胸等。婴幼儿、年老体弱者，特别是并发其他严重疾病者，预后大多不良。治疗强调早期清除和引流原发病灶，选用敏感的抗菌药物。

（三）军团菌肺炎

军团菌肺炎（legionella pneumonia）是由嗜肺军团杆菌（legionella pneumophila）引起的，以肺组织急性纤维素性化脓性炎为病变特点的急性传染病。1976 年首次暴发流行于参加美国费城退伍军团会议的人员而得名。本病呈世界性分布，我国亦有散发病例。军团菌属现已确定有 40 余个菌种（近 70 个血清型），临床分离到的 90% 是嗜肺军团杆菌。患者常起病急，病情较严重，除高热伴呼吸道症状外，尚可有消化系统及神经系统症状，严重者可出现肺脓肿、胸膜炎、心肌炎、呼吸衰竭、肾衰竭、心功能不全等。由于临床表现复杂且缺乏特异性症状和体征，X 线检查亦难与其他肺炎鉴别，故给早期诊断及治疗造成困难。病死率可高达 15% 左右，尤以老年人、免疫缺陷者及伴有其他疾病（糖尿病、肿瘤）者病亡率高。

二、病毒性肺炎

病毒性肺炎（viral pneumonia）是由上呼吸道病毒感染向下蔓延，损伤呼吸道上皮及肺泡上皮细胞引起的炎症，主要表现为间质性肺炎。大多发生于冬春季节，暴发或散发流行。本病可发生于任何年龄，以儿童多见。病毒性肺炎是除细菌性肺炎外成人社区获得性肺炎第二大常见肺炎，大多可自愈。近年来，新的变异病毒（如 SARS 冠状病毒，新型冠状病毒，H5N1、H1N1、H7N9 病毒等）不断出现，产生暴发流行，死亡率较高，已成为公共卫生防疫的重要疾病之一。

（一）病因与发病机制

常见的致病病毒有流感病毒、呼吸道合胞病毒、腺病毒、副流感病毒、麻疹病毒、单纯疱疹病毒、巨细胞病毒等。病毒性肺炎的发生与病毒的毒力、感染途径以及宿主的年龄、免疫功能状态等有关。通常只会引起上呼吸道感染，即普通感冒，在免疫力低下时，由上呼吸道病毒感染向下蔓延形成肺炎，因此常伴有气管－支气管炎。病毒性肺炎主要通过人与人之间的飞沫传染，传播速度快。这些病毒具有趋向性，能够附着呼吸道表面上皮细胞，诱导宿主细胞内吞，病毒进入细胞并复制和基因表达，导致细胞损伤。由此造成的局部肺组织防御系统的损害如黏液纤毛清除系统的损伤，在此基础上容易继发更为严重的细菌感染。

（二）病理变化

病毒性肺炎主要表现为肺间质的急性炎症。肉眼观，肺组织充血水肿、轻度肿大。镜下通常表现为肺泡间隔明显增宽，毛细血管扩张、充血，间质水肿及淋巴细胞、单核细胞浸润，肺泡腔内一般无渗出物或仅有少量浆液渗出（图9-1-9）。病变较严重时，肺泡腔内则出现由浆液、少量纤维素、红细胞及巨噬细胞混合的渗出物，甚至可见支气管壁和肺泡壁坏死。肺泡腔内的浆液性渗出物常浓缩形成薄层红染的膜状物贴附于肺泡内表面，即透明膜形成。细支气管上皮和肺泡上皮也可增生、肥大，并形成多核巨细胞（图9-1-10）。麻疹性肺炎时出现的巨细胞较多，又称巨细胞肺炎。在增生的上皮细胞和多核巨细胞内可见病毒包涵体。病毒包涵体呈圆形或椭圆形，约红细胞大小，其周围常有一清晰的透明晕（图9-1-11），其在细胞内出现的位置常因感染病毒的种类不同而异。腺病毒、单纯疱疹病毒和巨细胞病毒感染时，病毒包涵体出现于上皮细胞的核内并呈嗜碱性；呼吸道合胞病毒感染时，出现于胞质（嗜酸性）；麻疹肺炎时则胞核和胞质内均可见到。病理学诊断病毒性肺炎的重要依据是找到病毒包涵体。病毒性肺炎若合并细菌感染常伴化脓性病变，从而掩盖了病毒性肺炎的病变特征。

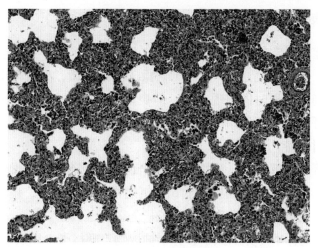

图9-1-9　病毒性肺炎
肺泡壁增宽，毛细血管扩张、充血，以淋巴细胞、单核细胞浸润为主

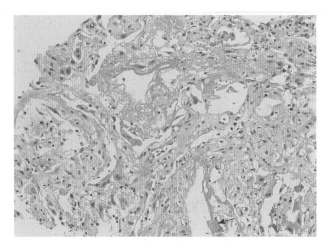

图 9-1-10　病毒性肺炎透明膜形成

肺泡壁纤维素样坏死，透明膜形成（黄色箭头所示）；肺泡上皮增生，局灶形成多核细胞（红色箭头所示）

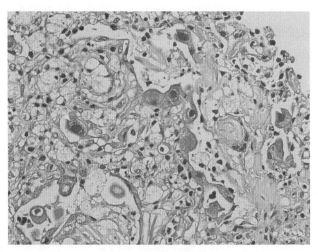

图 9-1-11　病毒包涵体

该病例为巨细胞病毒感染所致病毒性肺炎，可见增生的肺泡上皮细胞核内病毒包涵体，约红细胞大小

（三）临床表现

病毒性肺炎症状通常较轻，但起病较急，发热、头痛、咽痛、全身酸痛、倦怠等全身症状较突出，体温可高达 39～40℃。由于炎症刺激，患者可出现剧烈咳嗽，常在急性流感症状尚未消退时即出现咳嗽，但痰量较少或无痰。小儿或老年人易发生重症肺炎，表现为呼吸困难、发绀、嗜睡、精神萎靡，甚至发生休克、心力衰竭和呼吸衰竭或 ARDS 等并发症。

本病常无显著的胸部体征，病情严重者出现呼吸浅速、心率增快、发绀、肺部干湿啰音。白细胞计数正常、稍高或偏低，血沉通常在正常范围，痰涂片所见的白细胞以单核细胞居多，痰培养常无致病细菌生长。

可以将上呼吸道标本（鼻咽拭子、鼻咽抽取物、咽拭子）以及下呼吸道标本（痰、气管吸出物、支气管肺泡灌洗液）进行病毒检测。病毒培养较困难，不易常规开展。用血清监测病毒的特异性抗体为常用的辅助手段，但抗体产生需要一定的时间，不适

Note

合早期诊断。Real-time PCR 检测病毒核酸所需时间短，敏感性和特异性高，对新发变异病毒或少见病毒的确诊有较高价值。

胸部 CT 表现多样，常见肺纹理增多、片状或磨玻璃状阴影（图 9-1-12），也可表现为网状、索条影，支气管、血管束增粗，叶、段实变影，可伴有纵隔淋巴结肿大，单侧或双侧少量胸腔积液。

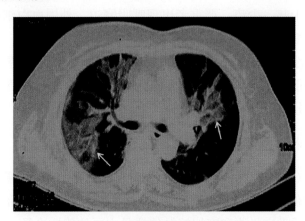

图 9-1-12　病毒性肺炎影像学表现

胸部 CT 检查双肺多叶段斑片状磨玻璃阴影，局部实变影，肺纹理增粗

病毒性肺炎以对症治疗为主，必要时氧疗，须注意隔离消毒，预防交叉感染。

（四）严重急性呼吸综合征

严重急性呼吸综合征（severe acute respiratory syndrome，SARS）是由 SARS 冠状病毒（SARS associated coronavirus，SARS-CoV）引起的一种具有明显传染性、以呼吸道症状为主、可累及多个器官系统的疾病。

本病为呼吸道传染性疾病，主要传播方式为近距离飞沫传播或接触患者呼吸道分泌物，直接接触者粪便、尿液和血液等也会受感染，故医务人员为高发人群，发病有家庭和医院聚集现象。SARS-CoV 呈球形，直径在 100 nm 左右，为有包膜的单股正链 RNA 病毒。SARS 病毒的结构蛋白（S 蛋白、E 蛋白、N 蛋白和 M 蛋白）和 5 个未知的蛋白与肺泡上皮等细胞上的受体结合，刺激机体发生免疫超敏反应，引起强烈的肺组织免疫损伤。其中 S 蛋白是病毒与受体结合的部位，同时与病毒引起的细胞融合相关。研究表明，血管紧张素转换酶 2（ACE2）和 CD209L 是 SARS-CoV 的细胞受体，该病毒利用 ACE2 作为受体，并结合 CD209L 分子，形成 S-ACE2-CD209L 复合物入胞。

病理改变主要在肺，表现为病毒性肺炎，免疫系统以及心、肝、肾、肾上腺等实质性器官也不同程度受累。肉眼观，双肺呈斑块状实变，严重者双肺完全实变，表面暗红色，切面可见肺出血灶及出血性梗死。镜下以弥漫性肺泡损伤为主，肺组织重度充血、出血和水肿，肺泡腔内充满大量脱落肺泡上皮及渗出的单核细胞、淋巴细胞和浆细胞，同时肺泡上皮显著增生。部分肺泡上皮细胞胞质内可见典型的病毒包涵体，电镜检查证实为病毒颗粒。肺泡腔内可见广泛透明膜形成，部分病例肺泡腔内渗出物出现机化，呈肾小球样机化性肺炎改变；脾体积略缩小，质软，镜下见脾小体高度萎缩，脾动脉周围淋巴鞘内淋巴细胞减少，红髓内淋巴细胞稀疏；肺门淋巴结及腹腔淋巴结固有结构消失，皮髓质分界不清，皮质区淋巴细胞数量明显减少，常见淋巴组织灶性坏死。心、肝、肾、肾上腺等器官除小血管炎症性病变外，均有不同程度变性、坏死和出血等改变。

SARS 起病急，以发热为首发症状，体温一般高于 38℃，偶有畏寒，可伴头痛、肌肉和关节酸痛、干咳、少痰，严重者出现呼吸窘迫。外周血白细胞计数一般不升高或降低，常有淋巴细胞计数减少。胸部 X 线检查早期可无异常，一般 1 周内逐渐出现肺纹理粗乱的间质性改变、斑片状或片状渗出影，典型的改变为磨玻璃影及肺实变影。CT 还可见小叶内间隔和小叶间隔增厚（碎路石样改变）、细支气管扩张和少量胸腔积液。病变后期部分患者有肺纤维化改变。

（五）新型冠状病毒感染

新型冠状病毒（SARS-CoV-2）是一种先前未在人类中发现的新型病毒，基因组组成与 SARS-CoV 相似，感染后潜伏期 1 ~ 14 天，多为 3 ~ 7 天，潜伏期具有传染性，人群普遍易感，经呼吸道飞沫和密切接触传播是主要的传播途径。

新型冠状病毒引起的肺炎，其病理特征与 SARS 感染的改变相似，主要表现为深部气道和弥漫性肺泡损伤、渗出和炎症反应，小气道大量黏稠液体渗出，堵塞气道。电子显微镜下，在气管和支气管黏膜上皮细胞和肺泡 II 型上皮细胞的细胞质中观察到冠状病毒颗粒。此外，SARS-CoV-2 感染还可导致心脏、肝脏、脾脏等多个器官的急性损伤。

三、支原体肺炎

支原体肺炎（mycoplasmal pneumonia）是由肺炎支原体引起的一种间质性肺炎，常同时有咽炎、支气管炎和肺炎。肺炎支原体是引起人类社区获得性肺炎的重要病原体。儿童和青少年发病率较高，在成人中也较常见。由口、鼻分泌物经空气传播，秋、冬季发病较多，常为散发性，可引起小流行。支原体肺炎大多症状轻，总体预后较好。

（一）病因和发生机制

肺炎支原体是介于细菌和病毒之间、能独立生活的最小微生物。存在于呼吸道分泌物中的支原体随飞沫以气溶胶颗粒形式传播给密切接触者，潜伏期 2 ~ 3 周，传染性较小。肺炎支原体入侵呼吸道后，首先借助表面蛋白与呼吸道上皮细胞表面的神经氨酸受体黏附，并移动到纤毛的基底部位，从而免于纤毛系统的清除。肺炎支原体通过诱导免疫损伤及释放毒性代谢产物引起支气管、细支气管黏膜层破坏，纤毛运动减弱甚至消失，并可累及间质、肺泡壁等。肺炎支原体感染和发病除病原体的直接致病作用外，尚存在复杂的免疫病理机制。

（二）病理变化

肺炎支原体感染可波及整个呼吸道，引起上呼吸道炎、气管炎、支气管炎及肺炎。常累及一叶肺组织，下叶多见，病变多呈节段性分布。肉眼观，肺组织无明显实变，

Note

呈暗红色，切面可有少量红色泡沫状液体溢出，气管或支气管腔可有黏液性渗出物，一般不累及胸膜。镜下呈非特异性间质性肺炎改变。病变区内肺泡间隔明显增宽，血管扩张、充血，间质水肿伴大量淋巴细胞、单核细胞和散在浆细胞浸润。肺泡腔内无渗出物或仅有少量混有单核细胞的浆液性渗出液。小支气管、细支气管壁及其周围间质充血水肿及慢性炎细胞浸润，伴细菌感染时可有中性粒细胞浸润。病变严重者支气管上皮和肺组织可出现明显坏死、出血等。

（三）临床表现

支原体肺炎起病缓慢，起初有数天至一周的无症状期，继而乏力、头痛、咽痛、肌肉酸痛，咳嗽明显，多为发作性干咳，夜间为重，也可产生脓痰，持久的阵发性剧咳为支原体肺炎较为典型的表现。一般为中等程度发热，也可以高热或无发热。部分患者出现鼻咽部和耳部的疼痛，或伴有气促或呼吸困难。

患者可出现咽部和鼓膜充血，颈部淋巴结肿大。有10%～20%的患者出现斑丘疹或多形红斑等。胸部体征不明显，与肺部病变程度不相符。听诊可闻及鼾音、笛音及湿啰音。肺实变体征很少见。亦有在整个病程中无任何阳性体征者。

血白细胞总数正常或略增高，以中性粒细胞升高为主。起病2周后，约2/3的患者冷凝集试验阳性，滴度1:32，如果滴度逐步升高，更有诊断价值。如血清支原体免疫球蛋白M（IgM）抗体1:64，或恢复期抗体滴度等于或超过4倍增高，可进一步确诊。直接检测呼吸道标本中肺炎支原体抗原，可用于临床早期快速诊断。单克隆抗体免疫印迹法、核酸杂交技术及PCR等技术具有高效、特异而敏感等优点。X线或CT检查显示肺部多种形态的浸润影，呈节段性分布（图9-1-13），以肺下野为多见，病变常经3～4周后自行消散。

该病有自限性，多数不经治疗可自愈。早期使用抗生素可缩短病程，大环内酯类抗生素为首选。

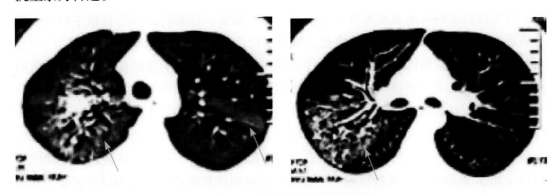

图 9-1-13　支原体肺炎影像学表现

胸部CT检查显示受累肺叶多发、多形态的浸润影，斑片状、节段性分布，密度较低，边缘模糊

四、真菌性肺炎

真菌性肺炎是由真菌感染导致的肺部炎症性疾病，又称肺部真菌病，是最常见的深部真菌病，主要由条件致病性真菌引起。近年来由于广谱抗生素、糖皮质激素、细

胞毒药物及免疫抑制剂的广泛使用，器官移植的开展，以及免疫缺陷病如艾滋病患者的增多，肺真菌病发病率呈上升趋势。因此，肺部真菌感染大都在基础疾病和诱发因素的基础上发生。

肺部真菌感染最常见的致病菌是曲霉菌，其次是隐球菌和念珠菌，少见的有毛霉菌、马内非青霉菌、肺孢子菌以及组织胞浆菌等。真菌在土壤中生长，孢子飞扬至空气中，被吸入肺内引起肺真菌病。有些真菌为寄生菌，当机体免疫力下降时可引起感染。另外，体内其他部位真菌感染可经过淋巴道和血道到达肺部，引起继发性肺真菌病。一般情况下真菌的致病力较弱，只有当机体抵抗力降低时真菌才能侵入组织，大量繁殖，引起疾病。真菌一般不产生内毒素和外毒素，其致病机制目前尚不完全明了。真菌及其代谢产物具有弱抗原性，其致病作用可能与其在体内繁殖引起的机械性损伤、所产生的酶类、酸性代谢产物引起的损伤以及变态反应导致的组织损伤有关。

真菌病的病变与感染真菌的种属、菌量、毒力，以及宿主的抵抗力、有无原发性疾病、受累部位、病变时期等因素有关。常见的基本病理改变包括：①轻度非特异性炎：病灶中仅有少量淋巴细胞单核细胞浸润。②化脓性炎：出现大量中性粒细胞浸润，形成小脓肿，主要见于感染的真菌数量较多、宿主的反应较强烈时，如假丝酵母菌病、曲霉病、毛霉菌病等。③坏死：可见大小不等的坏死灶，常有明显出血，而炎细胞相对较少，多见于机会性感染，如毛霉菌、曲菌感染等。④肉芽肿形成：常与化脓性病变同时存在。⑤败血症：真菌可引起全身播散性感染，常是致死的主要原因。上述病变可单独存在，也可同时存在。真菌感染的病变缺乏特征性，诊断真菌病的最直接方法是分离培养或于病变组织和渗出物检出真菌。常用的组织学辅助染色方法有六胺银和过碘酸希夫染色（periodic acid-Schiff stain，PAS）染色，前者将真菌成分染成棕黑色，后者则染成红色。奥辛蓝和黏液卡红染色用于检测隐球菌。

X线影像表现无特征性，可为支气管炎、大叶性肺炎、单发或多发结节，乃至占位和空洞。

由于肺真菌病临床表现无特异性，易误诊、漏诊。诊断时必须结合宿主因素、临床表现、真菌培养和组织病理学检查，病理学仍是诊断真菌感染的金标准。

治疗以抗真菌药物治疗为主，治疗基础疾病和调整免疫功能同样重要。抗真菌药物大概有以下几类：直接作用于真菌细胞膜，损害细胞膜脂质结构和功能的抗真菌药（如多烯类）；影响真菌细胞膜麦角固醇生物合成的抗真菌药（如唑类、烯丙胺类和吗啉类）；作用于真菌细胞壁，主要影响几丁质、葡聚糖、甘露聚糖和甘露聚糖–蛋白质复合体的抗真菌药物（如棘球白素、尼可霉素类）；干扰真菌核酸合成及功能的药物（如 5- 氟胞嘧啶、灰黄霉素）；其他作用机制抗真菌药物。药物治疗无效、与肺癌难以鉴别的部分病例可选择手术治疗。

（一）肺曲霉病

肺曲霉病（pulmonary aspergillosis）是由曲霉菌引起的一种真菌病。引起人类曲菌病最常见的致病菌为烟曲霉（aspurgills fumigatus），主要侵及支气管和肺，也可累及皮肤、外耳道、副鼻窦、眼眶、心内膜、肾、消化道、中枢神经系统及其他器官组织，严重者可发生败血症。肺曲霉病确诊有赖于组织培养和组织病理学检查。CT 或 X 线检查常有特征性改变（图 9-1-14）。

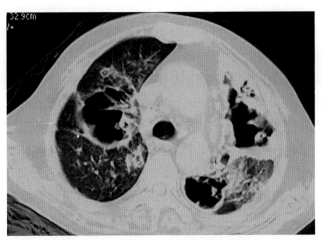

图 9-1-14　侵袭性肺曲霉病影像学表现

胸部 CT 显示双肺多发空洞样病变，周围可见晕征，空洞内可见丝状物

常见病变有化脓性炎症和坏死，伴有肉芽肿形成。组织学形态包括渗出性细支气管炎、支气管黏液栓、支气管中心性肉芽肿、肺曲霉菌球、化脓性炎及坏死。曲霉菌常侵入血管引起血栓形成，造成组织缺血、坏死，病灶内可见大量菌丝。曲霉菌菌丝粗细均匀，直径 2 ~ 7 μm，有分隔，分支状，常呈 45° 锐角。PAS 染色、六胺银染色显示更为清晰（图 9-1-15）。

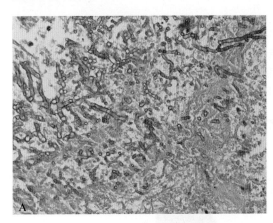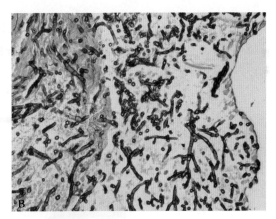

图 9-1-15　支气管内曲霉菌菌团

曲霉菌菌丝分支状，有分隔，常呈 45° 锐角，菌丝之间可见坏死
A. HE 染色（×400）；B. 六胺银染色（×400）

（二）肺隐球菌病

肺隐球菌病（pulmonary cryptococosis）是新型隐球菌（cryptococcus neoformans）引起的一种亚急性或慢性肺真菌病，本病多为继发性，在 AIDS 患者中感染可达 10% ~ 30%，也可见于一些健康人群。好发于青壮年，大约 1/3 的患者无症状。可表现为慢性咳嗽、低热、胸痛、咳黏液痰、身体不适以及体重减轻等。

　　新型隐球菌广泛存在于自然界，也可存在于健康人的皮肤、黏膜和粪便中。病菌经呼吸道进入人体。感染后是否发病主要与宿主的细胞免疫关系密切，T细胞功能受损为主要易感因素，也是引起病变急剧恶化及播散的重要原因。

　　隐球菌在肺组织内引起慢性炎症。受累肺脏切面呈实性、灰黄色肿块，可单发或多发，切面略黏液样。早期，由于隐球菌产生大量荚膜多糖，病变呈胶冻样，炎症反应轻微；晚期病变则表现为炎症纤维化基础上肉芽肿形成，还可见非特异性闭塞性细支气管炎和机化性肺炎等改变。病灶或巨噬细胞内可检测到隐球菌。隐球菌呈圆形或卵圆形，壁厚，不形成菌丝和孢子，有宽阔、折光性的荚膜，直径多在 4 ~ 7 μm，有的可达 20 μm。在组织中用 PAS、黏液卡红或奥辛蓝染色，隐球菌清晰可见（图 9-1-16）。CT 或 X 线表现为间质浸润性改变，单个或多个结节（图 9-1-17）。痰培养发现隐球菌生长对诊断很有帮助，但不足以确诊。治疗选用氟康唑、伊曲康唑或两性霉素 B。

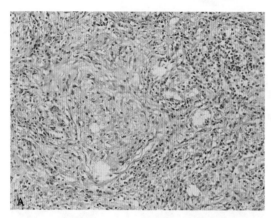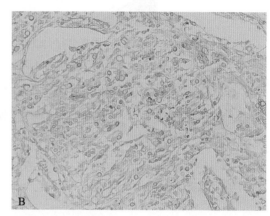

图 9-1-16　肺新型隐球菌感染

纤维化背景上见肉芽肿形成及慢性炎细胞浸润，多核巨噬细胞内可见多个新型隐球菌，菌体圆形或卵圆形，淡蓝色，壁厚，有宽阔的具有折光性的荚膜，周围可见透明区，菌体荚膜被 PAS 染成桃红色

A. HE 染色（×200）；B. PAS 染色（×400）

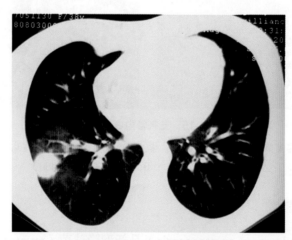

图 9-1-17　肺新型隐球菌感染影像学表现

胸部 CT 显示胸膜下结节样高密度影，需与周围性肺癌、结核球相鉴别

（李　丽　马晓斌　李　艳）

第二节 肺结核病

患者，女，58岁，查体发现双肺结节4年余，双侧胸膜局限性结节状增厚，无咳嗽、咳痰，无胸闷气短，无发热、盗汗、咯血等症状。期间未经特殊处理。今患者为求进一步诊治就医。CT检查提示不能排除恶性肿瘤，遂于胸腔镜下行肺叶楔形切除。术中见右肺下叶多发质韧结节，大者2.5cm×1.5cm×1.5cm，结节切面略灰黄，质地中等，边界清。

问题：

（1）该患者肺部结节组织学图像如图9-2-1所示，请描述图中病理改变特点并作出病理诊断。

（2）请给出合理治疗建议。

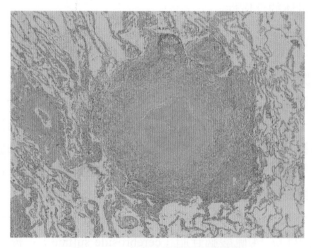

图9-2-1 患者肺结节组织学图像

结核病（tuberculosis）是由结核分枝杆菌（mycobacterium tuberculosis）引起的慢性传染病，可侵及许多脏器，如肺、浆膜、滑膜、肠、淋巴结等，以肺结核最为常见，其病变特征是结核结节形成并伴有不同程度的干酪样坏死。

结核病可能是世界上历史最久，存在时间最长的疾病之一。由于肺是常见感染部位，因此常被称为肺结核。结核病曾经威胁整个世界，卡介苗的使用有效预防和控制了结核病的发病。得益于有效抗结核药物的发明和应用，结核病引起的死亡呈下降趋势。但自20世纪80年代以来，由于艾滋病的流行和耐药菌株的出现，结核病的发病率又呈现上升趋势。近五年来WHO的流行病学数据显示，全球每年结核病新发病例为900万～1000万例，约300万人死于结核病，结核病仍然是头号传染病杀手，WHO已经将结核病作为重点控制的传染病之一，并将每年3月24日作为"世界防治结核病日"。

中国结核病患者数量仅次于印度和印度尼西亚，全国约 80% 的结核病患者集中在农村，且主要在经济不发达的中西部地区。结核病是因病致贫、因病返贫的主要疾病，在我国结核病不仅是一个公共卫生问题，也是一个社会经济问题。国家高度重视结核病的防治工作，将结核病防治战略写入《健康中国 2030 规划纲要》。全国各级医疗卫生机构积极贯彻党中央、国务院的决策和部署，以人民健康为中心，坚持预防为主、防治结合，取得了明显成效，目前，全国结核病的发病率稳步下降，死亡率维持在较低水平。

一、病因和传播途径

结核分枝杆菌属于放线菌目、分枝杆菌科的分枝杆菌属，为有致病力的耐酸菌，镜下为细小、稍弯曲的杆菌，其细胞壁含大量分枝菌酸，具有抗酸性。主要分为人、牛、鸟、鼠等类型，对人致病的主要类型为人型和牛型，对干燥、冷、酸、碱等抵抗力强，在干燥的环境中可存活数个月或数年，在室内阴暗潮湿处能数月不死，但对紫外线比较敏感，太阳光直射下经 2 ~ 7 小时痰中结核分枝杆菌可被杀死。

结核病主要经呼吸道传染，带菌的患者是主要传染源，少数患者可因食入带菌的食物经消化道感染。结核病的发生和发展取决于很多因素，其中最重要的是感染的菌量及毒力的大小和机体的反应性。

二、发病机制

结核杆菌是细胞内生长细菌，不产生内外毒素，其致病性与菌体的结构成分密切相关。结核杆菌含有脂质、蛋白和多糖类三种成分，其中脂质成分与其致病特点密切相关，包括①磷脂（phospholipid）：刺激单核细胞增生，抑制蛋白酶的分解作用，使病灶形成干酪样坏死，还能使炎症灶中的巨噬细胞转变为类上皮细胞，从而形成结核结节；②索状因子（cord factor）：是分枝菌酸与海藻糖的复合物，因能使结核杆菌在培养基上生长时呈蜿蜒索状排列而得名，具有破坏细胞线粒体膜、毒害微粒体酶类、引起慢性肉芽肿的作用；③蜡质 D（wax D）：是一种肽糖脂与分枝菌酸的复合物，能引起迟发型变态反应；④硫酸脑苷脂（cerebroside sulfate）：能抑制吞噬细胞中的吞噬体与溶酶体融合，使脑苷脂在细胞内存活。脂质除可能与毒力有关外，还可保护菌体不易被巨噬细胞消化。蛋白具有抗原性，与蜡质 D 结合后能使机体发生变态反应，引起组织坏死和全身中毒症状，在形成结核结节中也发挥一定的作用。多糖类可引起局部中性粒细胞浸润，并可作为半抗原参与免疫反应。

由结核杆菌感染引起的细胞免疫和Ⅳ型超敏反应是导致结核病组织破坏和机体修复的基础反应。机体初次感染结核菌，受到巨噬细胞表面的包括甘露糖结合凝集素（mannose-binding lectin）和补体受体 3（complement receptor 3，CR3）在内的多种受体介导的趋化作用，到达肺泡的结核菌被巨噬细胞吞噬，由于病菌抑制吞噬体的成熟并阻止吞噬体的形成，在有效的细胞免疫建立以前，结核杆菌在巨噬细胞内可以不受抑制地复制。因此，未致敏的原发性结核病以肺泡腔内和巨噬细胞内结核杆菌增殖为主，表现为全身性血源性播散，但大多数患者在这个阶段无症状或仅有轻微的流感表现。感染 4 ~ 8 周后，T 淋巴细胞受到结核菌的抗原刺激后转化为致敏的淋巴细胞，并释放 IFN-γ，IFN-γ 是激活巨噬细胞抑制结核分枝杆菌感染的关键介质，激活的巨噬细胞释放多种介质，如 TNF 可促使单核细胞聚集、活化，逐渐转化为上皮样细胞，并可融合为朗汉斯巨细胞（Langhans giant cell），形成肉芽肿。IFN-γ 和 TNF 协同作用则诱导 NO 和自由基水平升高以杀灭局势细胞内的结核菌。局部可出现渗出，甚至干酪样坏死，患者出现发热、乏力及食欲减退等全身症状。

人体对结核杆菌的自然免疫力（先天免疫力）是非特异性的，接种卡介苗或经过结核菌感染后所获得的免疫力（后天性免疫力）具有特异性，能将入侵的结核菌杀死或严密包围，制止其扩散，使病灶愈合。在发生变态反应同时获得一定免疫力，免疫反应能将结核菌杀灭或使病灶局限。若免疫力较强，感染的结核菌毒力较弱，可不发病。若人体免疫力低下或感染毒力较强的结核菌则可致病。

三、基本病理变化

肺结核病的基本病理变化包括炎性渗出、增生和干酪样坏死，以上三种基本病理变化可以同时发生，在某一个阶段时间内也可以以某一种病理改变为主，并且有一定的转化倾向。

渗出性病变大多发生于结核病早期或者病情恶化进展阶段，可以表现为局部的中性粒细胞浸润，随后由巨噬细胞以及淋巴细胞取代，反映病变组织内结核分枝杆菌量比较多、淋巴细胞活力高、变态反应强。

增生性病变主要发生在机体抵抗力较强、疾病恢复阶段，主要病理改变为典型的结核结节（图 9-2-2）。结节主要由淋巴细胞、类上皮细胞、朗格汉斯细胞以及成纤维细胞组成，典型的结节中央有干酪样坏死，周围围以由巨噬细胞衍生而来的朗格汉斯巨细胞和类上皮细胞。朗汉斯巨细胞为多核巨细胞，直径可达 300 μm，胞质丰富，核的数目从十几个到几十个不等，细胞核排列在胞质周围呈花环状、马蹄形。

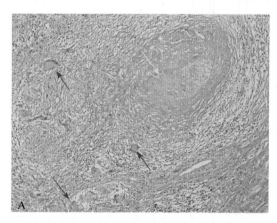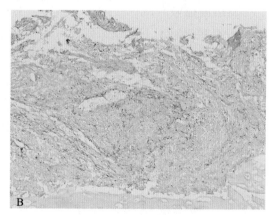

图 9-2-2　肺结核结节

A. HE 染色（×100），中央为干酪样坏死（黄色箭头），周围为类上皮细胞、朗汉斯巨细胞（红色箭头）、淋巴细胞及增生的成纤维细胞；B. 抗酸染色（×200），大量结核杆菌染成桃红色

干酪样坏死是病情进展恶化的表现，主要发生于结核分枝杆菌毒力较强、感染的细菌数量较多、机体超敏反应增强及抵抗力下降等情况。显微镜下，表现为红染的颗粒状物质，含有多量的脂质，肉眼观呈淡黄色，如奶酪样，故称为干酪样坏死。坏死

区域逐渐出现肉芽组织增生，最后成为纤维包裹的纤维性干酪性病灶。

四、基本病变的转化规律

肺结核病的发展和结局取决于机体抵抗力和结核分枝杆菌致病力之间的矛盾关系。在机体抵抗力增强时，结核杆菌被抑制、杀灭，病变转向愈合；反之，则转向恶化。

（一）转向愈合

1. 吸收、消散

为渗出性病变的主要愈合方式，渗出物经淋巴道吸收而使病灶缩小或消散。X 线检查可见边缘模糊、密度不均、呈云絮状的渗出性病变的阴影逐渐缩小或被分割成小片，以致完全消失，临床上称为吸收好转期。较小的干酪样坏死灶及增生性病灶，经积极治疗也有吸收消散或缩小的可能。

2. 纤维化、纤维包裹及钙化

增生性病变和小的干酪样坏死灶可逐渐纤维化，最后形成瘢痕而愈合，较大的干酪样坏死灶难以全部纤维化，则由其周边纤维组织增生将坏死物包裹，继而坏死物逐渐干燥浓缩，并有钙盐沉着。钙化的结核灶内常有少量结核杆菌残留，此病变临床虽属痊愈，但当机体抵抗力降低时仍可复发进展。X 线检查可见纤维化病灶呈边缘清楚，密度增高的条索状阴影；钙化灶为密度甚高、边缘清晰的阴影。

（二）转向恶化

1. 浸润进展

疾病恶化时，病灶周围出现渗出性病变，范围不断扩大，并继发干酪样坏死。X 线显示原病灶周围出现絮状阴影，边缘模糊，临床上称为浸润进展期。

2. 溶解播散

病情恶化时，干酪样坏死物可发生液化，形成的半流体物质可经体内的自然管道（如支气管、输尿管等）排出，致局部形成空洞。空洞内液化的干酪样坏死物中含有大量结核分枝杆菌，可通过自然管道播散到其他部位，形成新的结核病灶。X 线和 CT 检查可见病灶阴影密度深浅不一，出现透亮区及大小不等的新播散病灶阴影。临床称为溶解播散期。此外，结核分枝杆菌还可循血道、淋巴道播散至全身各处。

抗结核化学治疗问世前，结核病的病理转归特点为吸收愈合十分缓慢，多反复恶化和播散。采用化学治疗后，早期渗出性病变可完全吸收消失或仅留下少许纤维条索。

五、肺结核病病理变化

肺结核可因初次感染和再次感染结核分枝杆菌时机体反应性的不同，而致肺部病变的发生发展各有不同的特点，分为原发性和继发性肺结核病两大类。

（一）原发性肺结核病

原发性肺结核病是第一次感染结核杆菌所引起的肺结核病。多见于儿童，但也偶

Note

见于未感染过结核杆菌的青少年或成人。免疫功能严重受抑制的成人由于丧失对结核杆菌的敏感性，可多次发生原发性结核病。

结核杆菌被吸入肺泡后，最初在通气较好的肺上叶下部或下叶上部近胸膜处形成1～1.5 cm大小的原发病灶（Ghon灶），病变为灰白色炎性实变灶，以结核性肉芽肿形成为特点，病灶中央可见干酪样坏死。原发灶的结核杆菌游离或被巨噬细胞吞噬，很快侵入淋巴管，循淋巴液引流到局部肺门淋巴结，引起结核性淋巴管炎和淋巴结炎，表现为淋巴结肿大和干酪样坏死。肺的原发病灶、淋巴管炎和肺门淋巴结结核称为原发综合征（primary complex）。X线呈哑铃状阴影。

原发综合征形成后，虽然在最初几周内有细菌通过血道或淋巴道播散到全身其他器官，但由于机体细胞免疫的建立，约95%的病例不再发展，病灶纤维化和钙化。有时肺门淋巴结病变继续发展，形成支气管淋巴结结核。少数营养不良或同时患有其他传染病的患儿，病灶扩大、干酪样坏死和空洞形成，有的甚至肺内播散形成粟粒性肺结核病或全身播散形成全身粟粒性结核病。这种改变也可见于继发性肺结核病。

（二）继发性肺结核病

继发性肺结核病是指再次感染结核杆菌所引起的肺结核病，多见于成人。可在原发肺结核病后很短时间内发生，但大多在初次感染后十年或几十年后由于机体抵抗力下降使静止的原发病灶再度活化而形成。继发性肺结核病病理变化和临床表现都比较复杂。根据其病变特点和临床经过可分以下几种类型。

1. 局灶型肺结核

继发性肺结核病的早期病变。X线示肺尖部有单个或多个结节状病灶。解剖学上病灶常定位于肺尖下2～4 cm处，直径0.5～1 cm。病灶境界清楚，有纤维包裹。镜下病变以增生为主，中央为干酪样坏死。患者常无自觉症状，多在体检时发现。属于非活动性结核病。

2. 浸润型肺结核

临床上最常见的活动性、继发性肺结核。多由局灶型肺结核发展而来。X线示锁骨下边缘模糊的云絮状阴影。病变以渗出为主，中央有干酪样坏死，病灶周围有炎症包绕。患者常有低热、疲乏、盗汗、咳嗽等症状。如及早发现，合理治疗，渗出性病变可吸收；增生、坏死性病变，可通过纤维化、钙化而愈合。如病变继续发展，干酪样坏死扩大（浸润进展），坏死物液化后经支气管排出，局部形成急性空洞，洞壁坏死层内含大量结核杆菌，经支气管播散，可引起干酪性肺炎（溶解播散）。急性空洞一般易愈合。经适当治疗后，空洞壁肉芽组织增生，洞腔逐渐缩小、闭合，最后形成瘢痕组织而愈合；也可通过空洞塌陷，形成条索状瘢痕而愈合。如果急性空洞经久不愈，则可发展为慢性纤维空洞型肺结核。

3. 慢性纤维空洞型肺结核

该型病变有以下特点：①肺内有一个或多个厚壁空洞。多位于肺上叶，大小不一，不规则（图9-2-3），壁厚可达1 cm以上。镜下洞壁分三层：内层为干酪样坏死物，其中有大量结核杆菌；中层为结核性肉芽组织；外层为纤维结缔组织；②同侧或对侧

Note

肺组织，特别是肺小叶可见由支气管播散引起的很多新旧不一、大小不等、病变类型不同的病灶，愈往下愈新鲜；③后期肺组织严重破坏，广泛纤维化，胸膜增厚并与胸壁粘连，使肺体积缩小、变形，严重影响肺功能，甚至使肺功能丧失。

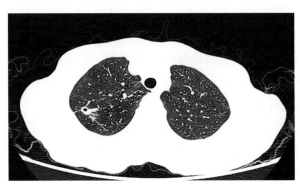

图 9-2-3　纤维空洞型肺结核影像学表现

CT 显示右肺近胸膜处查见一处厚壁空洞（黄色箭头所指）

病变空洞与支气管相通，成为结核病的传染源，故此型又称开放性肺结核。如空洞壁的干酪样坏死侵蚀较大血管，可引起大咯血，患者可因吸入大量血液而窒息死亡。空洞突破胸膜可引起气胸或脓气胸。经常排出含菌痰液可引起喉结核。咽下含菌痰液可引起肠结核。后期由于肺动脉高压而致肺源性心脏病。近年来，由于广泛采用多药联合抗结核治疗及增加抵抗力的措施，较小的空洞一般可机化、收缩而闭塞。体积较大的空洞，内壁坏死组织脱落，肉芽组织逐渐变成纤维瘢痕组织，由支气管上皮覆盖，此时空洞虽仍然存在，但已无菌，实际上已愈合，故称开放性愈合。

4. 干酪性肺炎

干酪性肺炎可由浸润型肺结核恶化进展而来，也可由急、慢性空洞内的细菌经支气管播散所致。镜下主要为大片干酪样坏死灶，肺泡腔内有大量浆液纤维素性渗出物。根据病灶范围的大小分小叶性和大叶性干酪性肺炎，此型肺结核病情危重。

5. 结核球

本病又称结核瘤（tuberculoma），是直径 2 ~ 5 cm、有纤维包裹的孤立的境界分明的干酪样坏死灶（图 9-2-4）。多为单个，也可多个，常位于肺上叶。结核球可来自：①浸润型肺结核的干酪样坏死灶纤维包裹。②结核空洞引流支气管阻塞，空洞由干酪

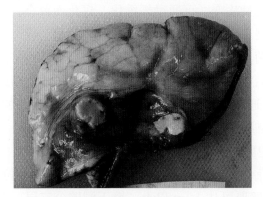

图 9-2-4　肺结核球

胸膜下可见一界限清楚的孤立性结节，切面灰黄色，细腻

样坏死物填充。③多个结核病灶融合。结核球由于其纤维包膜的存在，抗结核药不易发挥作用，且有恶化进展的可能。X线片上有时很难与周围型肺癌相鉴别，因此临床上多采取手术切除。

6. 结核性胸膜炎

结核性胸膜炎（tuberculous pleurisy）根据病变性质可分干性和湿性两种，以湿性结核性胸膜炎为常见。湿性结核性胸膜炎又称渗出性结核性胸膜炎，多见于年轻人。病变主要为浆液纤维素性炎。一般经适当治疗可吸收，如渗出物中纤维素较多，不易吸收，则可因机化而使胸膜增厚粘连。干性结核性胸膜炎又称增生性结核性胸膜炎，是由肺膜下结核病灶直接蔓延到胸膜所致。常发生于肺尖，病变多为局限性，以增生性改变为主。一般通过纤维化而愈合。

（三）肺结核病血道播散所致病变

原发性和继发性肺结核除通过上述淋巴道和支气管播散外，也可通过血道播散引起粟粒性结核和肺外结核病。肺内原发病灶、再感染灶或肺门干酪样坏死灶，以及肺外结核病灶内的结核杆菌侵入血流或经淋巴管由胸导管入血，均可引起血源播散性结核病。

1. 急性全身粟粒性结核病

结核分枝杆菌在短时间内一次或反复多次大量侵入肺静脉分支，经左心至大循环，播散到全身各器官如肺、肝、脾和脑膜等处，可引起急性全身粟粒性结核病（acute systemic miliary tuberculosis）。肉眼观，各器官内均匀密布大小一致，灰白色，圆形，境界清楚的小结节。镜下主要为增生性病变，偶尔出现渗出、坏死为主的病变。临床上病情凶险，有高热衰竭、烦躁不安等中毒症状。X线可发现两肺有散在分布、密度均匀，粟粒大小细点状阴影，病情危重，若能及时治疗，预后仍属良好。少数病例可因结核性脑膜炎而死亡。

2. 慢性全身粟粒性结核病

多见于成人，如急性期不能及时控制而病程迁延3周以上，或结核分枝杆菌在较长时期内每次以少量反复多次不规则进入血液，则形成慢性粟粒性结核病。此时，病变的性质和大小均不一致，同时可见增生、坏死及渗出性病变，病程长。

3. 急性肺粟粒性结核病

由于肺门、纵隔、支气管旁的淋巴结干酪样坏死破入邻近大静脉，或因含有结核分枝杆菌的淋巴液由胸导管回流，经静脉入右心，沿肺动脉播散于两肺所致，也可为急性全身粟粒性结核病的一部分。肉眼观，肺表面和切面可见灰黄或灰白色粟粒大小结节。

4. 慢性肺粟粒性结核病

多见于成人，患者原发灶已痊愈，由肺外某器官的结核病灶内的结核分枝杆菌间歇入血而致病，病程较长，病变新旧、大小不一。小的如粟粒，大者直径可达数厘米（图9-2-5）。病变以增生性改变为主。

5. 肺外结核病

肺外结核病除淋巴结结核由淋巴道播散所致，消化道结核可由咽下含菌的食物或痰液直接感染引起，皮肤结核可通过损伤的皮肤感染外，其他各器官的结核病多为原发性肺结核病血源播散所形成的潜伏病灶进一步发展所致。

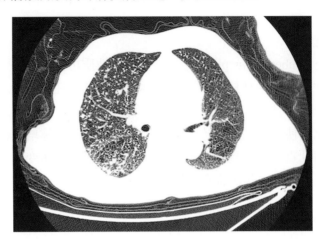

图 9-2-5　粟粒性肺结核影像学表现

CT 显示双肺弥漫性粟粒性结节，大小 1 mm 至数毫米

六、临床表现

肺结核的临床表现不尽相同，但有共同之处。咳痰、咳嗽或痰中带血是肺结核的常见可疑症状。咳嗽较轻，干咳或少量黏液痰。若合并支气管结核，表现为刺激性咳嗽。约 1/3 的患者有咯血。结核病灶累及胸膜时可表现胸痛，随呼吸运动和咳嗽加重。呼吸困难多见于干酪样肺炎和大量胸腔积液。全身症状以发热为最常见，多为长期午后潮热，即下午或傍晚开始升高，翌日清晨降至正常。体征多少不一。部分患者有倦怠乏力、盗汗、食欲减退和体重减轻等。病变范围较小时，可以没有任何体征；渗出性病变范围较大或干酪样坏死时，则可以有肺实变体征。

肺结核病影像特点是病变多发生在上叶的尖后段、下叶的背段和后基底段，呈多态性，即浸润、增殖、干酪、纤维钙化病变可同时存在，密度不均匀、边缘较清楚和病变变化较慢，易形成空洞和播散病灶。胸部 X 线检查是诊断肺结核的常规首选方法。CT 检查能提高分辨率，对病变细微特征进行评价，易发现隐匿病变，并能清晰显示各型肺结核病变特点和性质。痰液结核分枝杆菌检查或培养是确诊肺结核病的主要方法，也是制订化疗方案和评估治疗效果的主要依据。结核菌素试验（tuberculin test）广泛应用于检出结核分枝杆菌的感染，而非检出结核病。其他检测技术如 PCR、核酸探针检测特异性 DNA 片段，以及采用免疫学方法检测特异性抗原和抗体、基因芯片法等，各有优缺点，尚未广泛应用于临床。必要时，可采用纤维支气管镜下活检，用于支气管结核和淋巴结结核的诊断。

七、抗结核病药物

抗结核病药物品种众多，其中疗效高、不良反应相对较少、患者耐受性好的异烟肼、利福平、乙胺丁醇、吡嗪酰胺可作为一线抗结核病药物，多数患者联合应用这些药物可以达到治愈结核病的效果。第二类为二线药物，即对上述药物产生耐药或者患者因免疫力低下等因素如人类免疫缺陷病毒（HIV）感染时使用的药物，如氧氟沙星、左氧氟沙星、对氨基水杨酸、链霉素等。新近研发的抗结核病药物有利福喷汀、莫西沙星及加替沙星等。

（一）常用抗结核病药物

1. 异烟肼

异烟肼（isoniazid，INH）是治疗结核病的主要药物。通过抑制结核分枝杆菌的细胞壁组分－分枝菌酸的合成而阻碍细菌细胞壁的合成；抑制结核分枝杆菌脱氧核糖核酸（DNA）的合成等机制导致细菌死亡。因分枝菌酸只存在于分枝杆菌中，因此异烟肼对结核分枝杆菌具有高度选择性，其对繁殖期细菌有杀菌作用。适用于各种类型的结核病，除作为预防用药可单独应用外，亦可与其他一线抗结核药物联合治疗各型结核病。急性粟粒性结核和结核性脑膜炎时应加大剂量，必要时可采用静脉滴注。肝损害是异烟肼最为常见的不良反应，表现为暂时性转氨酶升高、黄疸，甚至出现肝小叶坏死，用药期间应定期检查肝功能。异烟肼还可引发胃肠道反应、周围神经炎（表现为四肢麻木、痛觉过敏、肌震颤、肌萎缩等）、中枢神经系统兴奋性毒性、过敏反应等。

2. 利福平

利福平（rifampin，RFP）通过特异性抑制细菌 DNA 依赖性 RNA 多聚酶而阻碍细菌 mRNA 合成，但对哺乳动物细胞的 RNA 多聚酶无影响。当细菌 RNA 聚合酶 β 亚基构象发生改变时，利福平不能与作用靶点结合而导致细菌对利福平耐药。常与异烟肼、乙胺丁醇等合用产生协同作用，并能延缓耐药性的发生。

利福平属广谱抗菌药，对结核分枝杆菌、麻风杆菌和革兰阳性球菌尤其是耐药的金黄色葡萄球菌均有很强的抗菌作用，也可抑制革兰阴性菌、某些病毒和沙眼衣原体等。与其他抗结核病药合用于各种结核病及重症患者；与万古霉素合用可治疗耐甲氧西林金黄色葡萄球菌（methicillin resistant staphylococcus aureus，MRSA）所致的严重感染。不良反应较轻，除胃肠道刺激症状、流感症候群外，偶有短暂性肝损害。

3. 乙胺丁醇

乙胺丁醇（ethambutol，EMB）对结核分枝杆菌具有高度抗菌活性。作用机制可能是与 Mg^{2+} 结合，干扰细菌 RNA 的合成。主要与异烟肼、利福平等合用治疗各种类型的结核病。偶见视神经炎（视力下降、视野缩小等），停药可恢复。

4. 吡嗪酰胺

吡嗪酰胺（pyrazinamide，PZA）口服迅速吸收，分布于全身组织及体液，2 小时达血药浓度峰值，$t_{1/2}$ 为 6 小时，主要在肝脏代谢，70% 左右从肾脏排泄，肝肾功能不良者慎用。现作为一线低剂量、短疗程的三联或四联强化治疗方案的组合药物之一。

5. 链霉素

链霉素是第一个抗结核药物，单用毒性较大且易产生耐药性，疗效不及异烟肼和利福平。

6. 对氨基水杨酸

对氨基水杨酸（para-aminosalicylic acid，PAS）属于二线抗结核病药物，为抑菌药，可竞争性抑制二氢蝶酸合酶而抑制叶酸代谢。常见不良反应为恶心、呕吐、厌食、腹痛及腹泻等；偶见发热、关节痛、肝脾大、白细胞减少等。

7. 氟喹诺酮类

氟喹诺酮类（fluoroquinolones）为多药耐药性结核病（multi-drug resistant tuberculosis，MDR-TB）核心方案的重要组成部分之一，可显著改善成年 MDR-TB 患者的症状。

（二）抗结核病药物的应用原则

1. 早期用药

一旦确诊结核病应立即给予药物治疗。早期活动性病灶内结核分枝杆菌处于生长旺盛的繁殖期，对药物敏感，病灶部位血液供应丰富，药物易于渗入，同时患病初期患者抵抗力强，药物能更好地发挥疗效。

2. 联合用药

根据不同病情和抗结核病药物的作用特点，采用二联、三联或四联用药方案以增强疗效，避免严重不良反应和延缓耐药性的产生，异烟肼与利福平联用可能是目前最有效的治疗方案，若两者不能合用，联合用药时至少应使用两药中的一种。

3. 适量且足量用药

用药剂量需个体化，以最佳疗效、最小不良反应为目标。足量用药，使血液和病灶中药物浓度足够高而充分发挥药效，防止并延缓耐药性的产生。

4. 全程规律用药

按要求完成规定疗程，以确保疗效、预防耐药和复发。轻症肺结核应连续治疗 9 ~ 12 个月，中、重度肺结核患者宜用 18 ~ 24 个月，或者根据患者的病情调整用药方案。

（李　丽　孙　霞）

第三节　间质性肺疾病

一位自 18 岁就下井采矿的尘肺病晚期患者，肺部已全部纤维化，现如今 42 岁的年龄看起来像是 60 多岁，患者背着氧气瓶来医院就诊，他称离开氧气瓶他就无法呼吸。

尘肺病是最严重的职业病之一，主要集中在采矿业、建筑业、纺织业中，工人们因长期吸入各种煤灰、水泥灰、皮毛灰尘等，而染上尘肺病。尘肺病死亡率可达到 22.04%，其中煤工尘肺，平均 1 小时死亡 1.5 人，很多患者饱受尘肺病的折磨后死亡。2019 年 7 月，国家卫生健康委员会、国家发展和改革委员会等 10 个部门联合启动了尘肺病防治攻坚行动，相较于十年前，近几年全国报告的新发职业性尘肺病病例数出现大幅下降，新发职业性尘肺病病例数从 2012 年的 24206 例下降至 2021 年的 11809 例，降幅达 51.2%。请查阅资料了解，目前我国尘肺病的现状？在尘肺防治方面，国家采取什么举措保护人民群众的身体健康？

间质性肺疾病（interstitial lung disease，ILD）是指以肺弥漫性纤维化为主要病变的一大类肺疾病的统称，是一组主要累及肺间质和肺泡腔、导致肺泡 – 毛细血管功能单位丧失的弥漫性肺疾病，表现为不同类型的间质性肺炎和纤维化。根据病因、临床和病理特点，ILD 分为已知原因的间质性肺疾病、特发性间质性肺炎、肉芽肿性间质性肺疾病以及其他罕见间质性肺疾病。特发性间质性肺炎是一组病因不明的间质性肺炎。习惯上将已知病因或某种疾病导致的 ILD 称为继发性肺纤维化，如肺尘埃沉着病、肺结节病、药物相关肺纤维化等，这里主要介绍肺尘埃沉着病和肺结节病。

一、肺尘埃沉着病

肺尘埃沉着病（pneumoconiosis）简称尘肺，是长期吸入有害粉尘在肺内沉着，引起以粉尘结节和肺纤维化为主要病变的常见职业病。临床常伴有慢性支气管炎、肺气肿和肺功能障碍。根据沉着粉尘的性质将其分为无机和有机尘肺两大类。国内最常见的无机尘肺主要有肺硅沉着病、石棉肺和煤工尘肺等。有机尘肺是吸入各种具有抗原性的有机尘埃，如含真菌孢子的植物粉尘、细菌产物和动物蛋白等所诱发的肺组织变态反应性炎症，如农民肺、蔗尘肺、皮毛尘肺等。

（一）肺硅沉着病

肺硅沉着病（silicosis）简称硅肺（曾称矽肺），是由于长期吸入游离二氧化硅（SiO_2）粉尘颗粒而引起的以硅结节形成和弥漫性肺纤维化为病变特点的一种常见职业病。游离 SiO_2 存在于绝大多数岩石中，尤其是石英中 SiO_2 含量高达 97% ~ 99%。长期从事开矿、采石、坑道作业以及在石英粉厂、玻璃厂、耐火材料厂、陶瓷厂生产作业的工人易患本病。硅肺是尘肺中最常见、危害最严重的一种。该病病程进展缓慢，即使脱离硅尘接触后，肺部病变仍继续发展。晚期重症患者呼吸功能严重受损，常并发肺源性心脏病和肺结核病。

1. 病因和发病机制

吸入空气中游离 SiO_2 粉尘是硅肺发病的主要原因。发病与否与吸入 SiO_2 的数量、形状及颗粒大小密切相关。当吸入硅尘数量超出正常肺的清除能力或肺清除能力受呼吸道疾病的影响降低时，均能使硅尘沉积于肺内。研究表明虽然不同形状的二氧化硅结晶都可以致病，但以四面体的石英结晶致纤维化的作用最强。硅尘颗粒的大小是致病的又一决定因素，一般认为直径＞5μm 者经过上呼吸道时易附着于黏膜表面，大多被黏液 – 纤毛排送系统清除出体外；而＜5μm 者则可被吸入肺内直达肺泡，并被聚集于肺泡间隔或支气管周围的巨噬细胞吞噬，形成早期硅肺的细胞性结节。硅尘颗粒越小，致病力越强，其中以 1 ~ 2 μm 者致病性最强。间质内部分吞噬了硅尘的巨噬细胞也可穿过淋巴管壁随淋巴回流至肺门淋巴结，引起淋巴结同样病变。

硅尘颗粒引起硅结节形成和间质纤维化的发病机制目前尚未完全阐明。目前认为当吸入肺组织的硅尘被巨噬细胞吞入后，SiO_2 与水聚合形成硅酸，其羟基与细胞内次级溶酶体膜上的磷脂或脂蛋白上的氢原子形成氢键，使溶酶体膜通透性升高或破裂，被激活的巨噬细胞形成的氧自由基也可以直接损伤细胞质膜。溶酶体破裂后释放的多种溶酶体酶导致巨噬细胞崩解自溶，同时释放出硅尘，游离的硅尘又可被其他巨噬细胞再次吞噬。另外，崩解的和已被激活的巨噬细胞释放多种细胞因子和炎症介质，如巨噬细胞生长因子、白细胞介素（IL）、纤维连接蛋白（FN）和肿瘤坏死因子（TNF）等引起肺组织的炎症反应、成纤维细胞增生和胶原沉积，导致肺纤维化。反复吸入并沉积在肺内的硅尘，特别是因巨噬细胞破裂再释放出的硅尘使肺部病变不断发展和加重，即便患者在脱离硅尘作业环境后，肺部疾病仍会继续发展。

免疫因素在硅肺的发病中也可能发挥作用，现有证据表明玻璃样变的硅结节内含较多的免疫球蛋白，患者血清中也出现 IgG、IgM 及抗核抗体等的异常，但确切机制尚未明了。

2. 病理变化

硅肺的基本病变是肺内硅结节（silicotic nodule）形成和肺组织弥漫性纤维化。硅结节为境界清楚的圆形或椭圆形结节，直径 2 ~ 5 mm，色灰白，触之有沙砾感。随着病变不断进展，硅结节不断增大或相互融合成团块状（图 9-3-1）。硅结节形成的早期阶段是由吞噬硅尘的巨细胞聚集形成的细胞性结节。随病程进展，结节内成纤维细胞增生，结节发生纤维化遂形成纤维性结节，纤维组织呈同心圆状排列（图 9-3-2）。纤维性结节从中心开始发生玻璃样变，最终形成典型的硅结节为玻璃样结节，即由呈同心圆状或旋涡状排列的、玻璃样变的胶原纤维构成（图 9-3-3），结节中央常可见到小血管管壁增厚，管腔狭窄。相邻的硅结节可以融合形成大的结节状病灶，其中央常因缺血、缺氧发生坏死和液化，形成硅肺性空洞。偏光显微镜下可观察到硅结节和病变肺组织内的硅尘颗粒。肺门淋巴结内也可有硅结节形成，致淋巴结肿大变硬。

病变肺组织内除见硅结节外，还可见范围不等的弥漫性纤维化病灶，在血管、支气管周围及肺泡间隔的纤维组织增生，镜下为致密的玻璃样变胶原纤维，晚期病例纤维化肺组织可达全肺 2/3 以上。胸膜也可因弥漫性纤维化而广泛增厚，厚度可达 1 ~ 2 cm。

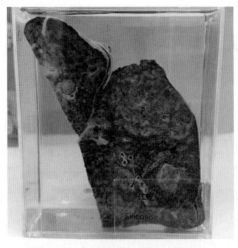

图 9-3-1　硅肺

从肺门到胸膜下散在多个融合的硅结节

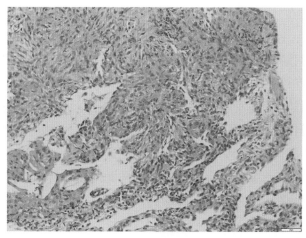

图 9-3-2　细胞性硅结节

结节由成纤维细胞和胶原纤维构成

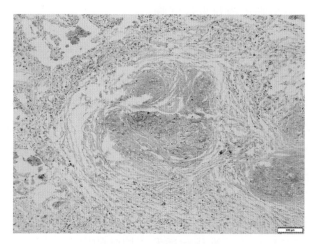

图 9-3-3　玻璃样硅结节

结节由玻璃样变的胶原纤维呈同心圆状排列构成，中央可见硅尘，周围肺间质纤维化

3. 硅肺的分期

根据肺内硅结节的数量、大小、分布范围及肺纤维化程度，将硅肺分为三期。

（1）Ⅰ期硅肺：硅结节主要局限于肺门淋巴结，邻近肺门处硅肺也出现轻微硅肺病变，肺组织内硅结节数量较少，结节直径一般为 1 ~ 3 mm。X 线检查肺门阴影增大，密度增强，肺野内可见少量类圆形或不规则形小阴影。肺的重量、体积和硬度无明显改变。胸膜可有硅结节形成，但增厚不明显。

（2）Ⅱ期硅肺：硅结节数量增多，体积增大，伴有较明显的肺纤维化。结节性病变散布于双肺，但仍以中下肺叶近肺门部密度较高，总的病变范围不超过全肺的1/3。X 线检查显示肺野内见较多直径小于 1 cm 的阴影，分布范围较广。肺的重量和硬度增加，体积增大，胸膜也增厚。

（3）Ⅲ期硅肺：硅结节密集并融合成团块。X 线检查肺内可出现直径超过 2 cm 的大阴影。肺门淋巴结肿大，密度高，可见蛋壳样钙化。肺重量和硬度明显增加，入水可下沉。切开时阻力大，有砂砾感，大团块病灶的中央可见硅肺空洞。

4. 并发症

（1）肺结核病：硅肺患者易并发结核病，称硅肺结核病（silicotuberculosis）。可能是由于病变组织对结核杆菌的防御能力降低。硅肺病变愈严重，肺结核并发率愈高，Ⅲ期硅肺患者并发率可达 70% 以上。硅肺病灶与结核病灶可以单独分开，也可以混合存在。此类患者结核病变的发展速度和累及范围均比单纯肺结核病者更快、更广，也更易形成空洞，并且形成的空洞数量多、直径大、形状不规则。

（2）肺源性心脏病：有 60% ~ 75% 的晚期硅肺患者并发慢性肺源性心脏病。肺组织弥漫性纤维化使肺毛细血管床减少，肺小动脉闭塞性脉管炎及缺氧引起的肺小动脉痉挛等均可导致肺循环阻力增大，肺动脉压升高，最终发展为慢性肺源性心脏病。患者可因右心衰竭而死亡。

（3）肺部感染和阻塞性肺气肿：患者抵抗力低下，呼吸道防御功能减弱，易继发严重的细菌和病毒感染，导致死亡。晚期硅肺患者常合并不同程度的阻塞性肺气肿，也可出现肺大疱，若破裂则形成自发性气胸。

（二）肺石棉沉着病

肺石棉沉着病（asbestosis）也称石棉肺，是长期吸入石棉粉尘引起的以肺组织和胸膜纤维化为主要病变的职业病。患者主要为长期从事石棉矿开采、选矿、运输、石棉加工及成品制作的工人。主要临床表现为咳嗽、咳痰、气急和胸痛等。晚期出现肺功能障碍和慢性肺源性心脏病的症状和体征，痰内可查见石棉小体。

1. 病因与发病机制

石棉是一种天然的矿物结晶，是含有铁、镁、铝、钙和银等多种元素的硅酸盐复合物，其致病力与被吸入的石棉纤维数量、大小、形状及溶解度有关。石棉纤维有螺旋形和直形两种，两者都有致纤维化和诱发石棉肺的作用，但直形纤维因硬而易碎，在呼吸道的穿透力强，故致病性更强，其中尤以长度大于 8 mm、厚度小于 0.5 mm 者对肺组织造成的损伤最严重。

吸入的石棉纤维停留在细支气管的分支处，随后穿入黏膜下间质及肺泡，也有少量纤维吸入后直接抵达肺泡腔，然后穿过肺泡壁进入肺间质，或直接被肺泡内的巨噬细胞吞噬。被激活的吞噬细胞释放炎症介质和纤维化因子引起广泛的肺间质和胸膜的炎症及纤维化。纤维化形成的确切机制尚未完全阐明，由石棉纤维直接刺激成纤维细胞，促使脯氨酸羟化为羟脯氨酸从而加速胶原纤维合成，可能是纤维化形成的重要机制之一。

2. 病理变化

肺石棉沉着病的病变特点为肺间质弥漫性纤维化、石棉小体形成、胸膜脏层肥厚以及壁层胸膜形成胸膜斑。病变肺体积缩小、色灰、质硬。早期病变主要限于双肺下部和胸膜下肺组织，病变处纤维组织增生明显，切面呈网状。晚期肺组织弥漫性纤维化，常伴有明显的肺气肿和支气管扩张，使肺组织切面呈蜂窝状。脏层胸膜纤维性增厚，壁层胸膜往往也出现胸膜斑和广泛的纤维化。胸膜斑是指发生于壁层胸膜上的局限性纤维瘢痕斑块，灰白，质硬，半透明，状似软骨，常位于中、下胸壁，双侧呈对称性分布。晚期胸膜腔闭塞，全肺被灰白的纤维组织所包裹。

镜下，早期病变为石棉纤维引起的脱屑性肺泡炎，肺泡腔内出现大量脱落的肺泡上皮细胞和巨噬细胞，部分巨噬细胞胞质内可见吞噬的石棉纤维。细支气管管壁、细支气管和血管周围的结缔组织以及肺泡间隔内有多量淋巴细胞和单核细胞浸润，也可有嗜酸性粒细胞和浆细胞浸润。肺组织的纤维化始于细支气管周围，逐渐向肺泡间隔发展，随后肺泡遭破坏，由纤维组织取代，最终全肺弥漫性纤维化。细支气管和小血管亦被包裹于纤维组织之中，此时小动脉常呈闭塞性动脉内膜炎改变。尚未发生纤维化的肺泡上皮增生呈立方状，称腺样肺泡。在增生的纤维组织内可见多数石棉小体（asbestoic body），系由铁蛋白包裹的石棉纤维（铁反应阳性），黄褐色，多呈棒状或蝌蚪形，有分节，长短不一，长者可超过 100 μm，短者仅数微米。石棉小体旁可见异物巨细胞。石棉小体的检出是石棉肺的重要病理诊断依据。

3. 并发症

（1）恶性肿瘤：研究已证实石棉具有明显的致癌作用。石棉肺患者并发恶性肿瘤的种类按发生率的高低依次为胸膜恶性间皮瘤、肺癌、食管癌、胃癌和喉癌。有资料表明，50% ~ 80% 以上恶性胸膜间皮瘤患者有石棉接触史。石棉肺并发肺癌的比例亦比一般人高出数倍至数十倍。石棉致瘤的机制尚不清楚，动物实验表明细长型的石棉纤维较短粗型更易致瘤，提示可能与石棉纤维的物理性状有关。

（2）肺结核病与肺源性心脏病：石棉肺合并肺结核病的概率远较硅肺低，约为10%。石棉肺患者晚期常并发肺源性心脏病。

二、肺结节病

肺结节病（sarcoidosis）是一种原因不明的多系统累及的肉芽肿性疾病，主要侵犯肺和淋巴结，也可累及眼、皮肤、扁桃体、肝、脾等处。由于部分病例无症状和可以自然痊愈，所以没有确切的流行病学数据。结节病多发于中青年（< 40 岁），女性发病稍高于男性。

（一）病因与发病机制

病因与发病机制尚不清楚。但多数人认为细胞免疫功能与体液免疫功能紊乱是结节病的重要发病机制。在某些致结节病的抗原刺激下，肺泡巨噬细胞和辅助 T 细胞（$CD4^+$）被激活，巨噬细胞释放 IL-1，后者激发淋巴细胞释放 IL-2，使 $CD4^+$ T 细胞增殖并使 B 细胞活化，分泌免疫球蛋白和自身抗体。活化的淋巴细胞释放单核细胞趋化因子、白细胞移动抑制因子等，使单核细胞、淋巴细胞浸润至肺泡。随着病变的发展，肺泡内炎细胞成分减少，巨噬细胞衍生的上皮样细胞增多，并形成肉芽肿。疾病后期，巨噬细胞释放的某些因子吸引大量的成纤维细胞，加上巨噬细胞释放的成纤维细胞生长因子的作用，成纤维母细胞增生并分泌胶原，导致肺的广泛纤维化。结节病的临床表型以及患病的种族差异提示遗传因素的作用，家族和病例对照研究证实与结节病易感和表型关系最为密切的基因位于 6 号染色体的 MHC 区域。

（二）病理变化

肺结节病的特征性病理改变是非干酪样坏死性肉芽肿。肉芽肿在病理形态上与结核性肉芽肿相似，但具有以下特点：肉芽肿大小较为一致，境界清楚，各结节很少融合，结节中心无干酪样坏死，周围可见类上皮细胞和多核巨细胞，结节周围浸润的淋巴细胞较少（图 9-3-4A）。巨细胞可以为 Langhans 型，也可以是异物型，胞质中可见到两种包涵体，即星状小体（asteroid body）和绍曼小体（Schaumann body）。星状小体为胞质内一个透明区中含有强嗜酸性的放射状小体（图 9-3-4B）；绍曼小体是球形同心层状结构，其成分为含铁和钙的蛋白质。肉芽肿的中心主要是 CD4$^+$ 淋巴细胞，而外周主要是 CD8$^+$ 淋巴细胞。周围肺组织表现为非特异性肺泡炎。结节病肉芽肿或消散，或发展成纤维化。病变晚期肺间质发生不同程度纤维化，并可累及胸膜。在肺脏大部分肉芽肿沿淋巴管分布，接近或位于支气管血管鞘、胸膜下或小叶间隔，开胸肺活检或尸检发现半数以上累及血管。

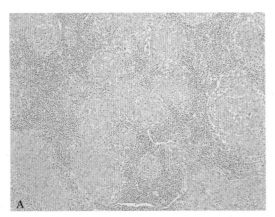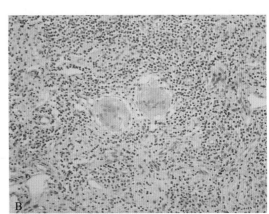

图 9-3-4　肺结节病

A. 淋巴结中散在肉芽肿结构，肉芽肿大小相近，无融合，由上皮样组织细胞、多核巨细胞、成纤维细胞、少量淋巴细胞构成，中央无干酪样坏死；B. 黄色箭头是星状小体

（三）临床表现

肺结节病的临床过程表现多样，与起病的急缓和脏器受累的不同以及肉芽肿的活动性有关。急性结节病表现为双肺门淋巴结肿大、关节炎和结节性红斑，常伴有发热、肌肉痛等症状，绝大多数患者于一年内自然缓解。约 50% 的亚急性和慢性结节病无症状，为体检或影像学检查偶然发现。1/3 的患者可以有非特异性表现，如发热、体重减轻、乏力、不适和盗汗等系统症状。90% 以上的结节病累及肺脏，临床表现隐匿，可表现为渐进性咳嗽、气短，运动时呼吸困难加重。胸部 X 线显示双侧肺部间质型不透明影及双侧肺门淋巴结对称性增大。

结节病胸部 X 线分期如下：0 期，无异常 X 线表现；Ⅰ 期，双侧肺门淋巴结肿大，无肺部浸润影；Ⅱ 期，双侧肺门淋巴结肿大，伴肺部网状、结节状或片状浸润影；Ⅲ 期，肺部网状、结节状或片状浸润影，无双侧肺门淋巴结肿大；Ⅳ 期，出现肺纤维化、蜂窝肺、肺大疱、肺气肿。Ⅰ 期结节病的自然缓解率是 55% ～ 90%，因此，无症状和肺功能正常的Ⅰ期结节病无须治疗；无症状和病情稳定的Ⅱ期和Ⅲ期，也不需要治疗。结节病出现明显的肺内或肺外症状，尤其累及心脏、神经系统等，需要使用全身糖皮质激素进行治疗。

（李　丽）

第四节　肺癌

　　患者，男，49岁，2020年4月就诊。主诉咳嗽、左侧季肋部疼痛半个月。患者2020年3月无明显诱因出现刺激性干咳，伴左侧季肋部隐痛，咳嗽时加重，无咳痰、咯血，无胸闷、憋气，无头晕、头痛，无发热。既往体健。吸烟史30年，约20支/日；平素少量饮酒。

　　问题：

　　（1）该患者需进行哪些必要的辅助检查？

　　（2）该患者胸部强化CT如图9-4-1所示，请提出可能的临床诊断。

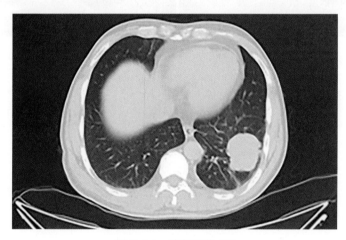

图9-4-1　胸部强化CT

　　（3）对该患者行CT引导下肺穿刺，组织学图像如图9-4-2所示，请描述其病理改变，并给出病理诊断。

　　（4）胸部强化CT显示部分椎体及肋骨低密度灶，如图9-4-3所示，请提出可能的进一步诊断及临床处理原则。

　　（5）该患者于2020年4月行分子检测，测序结果显示EGFR 21 L858R突变（图9-4-4），患者是否适合靶向治疗？如果适合，为哪种靶向治疗？

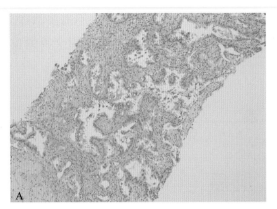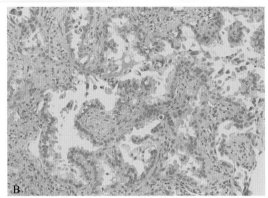

图 9-4-2　肺穿刺组织学图像

A. HE 染色（×100）；B. HE 染色（×200）

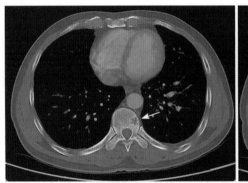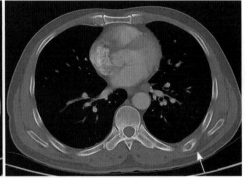

图 9-4-3　胸部强化 CT 显示部分椎体及肋骨低密度灶

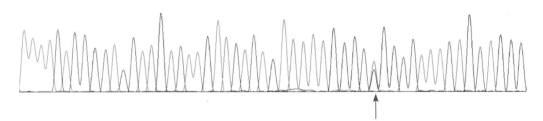

图 9-4-4　测序结果

　　肺癌（lung cancer）是最常见的恶性肿瘤之一，半个世纪以来发病率和死亡率一直呈明显上升趋势。肺癌发病率在男性中位居所有癌症首位，在女性中发病率仅次于乳腺癌，是全球癌症相关死亡最常见的原因。发病高峰在 55～65 岁，男性多于女性。过去 20 年间，西方国家男性肺癌发病率和死亡率有所下降，而发展中国家则持续上升。女性肺癌死亡率在世界大部分地区仍在上升，男女患者比例已由 4∶1 下降到 1.5∶1。临床症状多隐匿，以咳嗽、咳痰、咯血和消瘦等为主要表现，X 线影像主要表现为肺部结节、肿块等。由于约 75% 的患者就诊时已是晚期，故其五年生存率低于 20%。因此，要提高肺癌患者的生存率必须重视早期发现和早期治疗。

一、病因

肺癌的病因复杂，尚未明确，目前认为主要与以下因素有关。

（一）吸烟

吸烟是引起肺癌最常见的原因。90% 的男性肺癌患者和 60% 的女性肺癌患者与吸烟有关，鳞状细胞癌与小细胞癌的发病与吸烟关系最为密切，其次是肺腺癌。大量研究证明吸烟者肺癌的发病率比普通人高 20 ～ 25 倍，吸烟者患肺癌的风险与每日的吸烟量和吸烟的时间呈正相关。香烟燃烧的烟雾中含有的化学物质超过上千种，迄今已发现了 80 多种致癌物，已经确定的致癌物质有 3,4- 苯并芘、尼古丁、焦油等，它们对呼吸道和肺组织有促炎和致突变作用。香烟烟雾中的致癌物产生 DNA 加合物，可导致在肺腺癌的发生和发展中至关重要的基因突变。

（二）空气污染

大城市和工业区肺癌的发生率和死亡率都较高，主要与交通工具或工业排放的废气或粉尘污染的空气密切相关。污染空气中 3,4- 苯并芘、二乙基亚硝酸胺及砷等致癌物的含量均较高。有研究表明，肺癌的发病率与空气中 3,4- 苯并芘的浓度呈正相关。室内接触煤烟或其不完全燃烧物为肺癌的危险因素，特别是对女性腺癌的影响较大，烹调时加热释放的油烟雾是不可忽视的致癌因素。

（三）职业因素

从事某些职业的人群，如长期接触放射性物质（铀）或吸入含二氧化硅、石棉、镍、砷、多环芳烃、焊接烟气等粉尘的工人，肺癌发生率明显增高。

（四）基因改变

各种致癌因素可引起细胞内多种基因改变。目前已知肺癌中有 10 ～ 20 个基因参与了肿瘤的发生发展，如 EGFR、KRAS、ALK、BRAF、ROS1、NTRK、MET、HER2 等基因改变。EGFR 突变率和人种有直接关系，欧美人群大概为 20%，而亚洲东部地区则是 40% ～ 55%，且常见于肺腺癌、非吸烟及女性患者。KRAS 突变主要见于肺腺癌，与腺癌的预后不良有关。ALK 融合突变见于 5% ～ 7% 的非小细胞肺癌中，可以激活 MAPK 等通路途径导致非小细胞肺癌发生。TP53 和 Rb 失活为常见的抑癌基因改变，TP53 失活见于 80% 的小细胞癌和 40% 的肺腺癌。

（五）遗传学因素

有肺癌家族史的个体患肺癌的危险度是无家族史人群的 2.5 倍。

需要指出，肺癌的发生是一个多阶段逐步演变的过程，涉及一系列基因改变，多种基因变化的积累才会引起细胞生长和分化的控制机制紊乱，使细胞生长失控而发生癌变（图 9-4-5）。

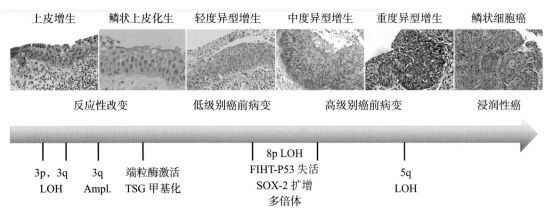

图 9-4-5　肺鳞状细胞癌多步癌变过程

LOH：杂合性缺失；Ampl.：扩增

二、病理变化

（一）大体类型

根据肿瘤发生部位，可将肺癌分为中央型、周围型和弥漫型三个主要类型。

1. 中央型

发生于段及段以上支气管，在肺门部形成肿块。从支气管管壁向周围肺组织浸润、扩展，常在肺门部形成包绕支气管的巨大肿块（图 9-4-6），有时包绕大血管，难以手术切除。同时，肿瘤可沿支气管分支由肺门向周边发展。肿瘤切面灰白、质硬、边界不清，以鳞状细胞癌和小细胞癌多见。癌细胞易通过淋巴道转移至肺门淋巴结，肿大淋巴结常和肿块融合。

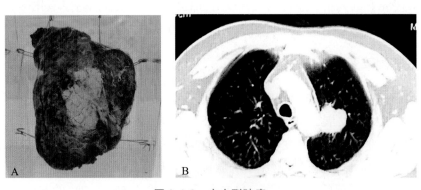

图 9-4-6　中央型肺癌

A. 肿瘤起源于大支气管，并向周围肺组织浸润生长，形成巨大肿块；

B. 胸部 CT 示左肺上叶近肺门高密度团块影，可见短毛刺征

2. 周围型

起源于肺段或其远端支气管，通常在靠近胸膜的肺周边部形成孤立的结节，直径多在 2 ~ 8 cm，与支气管的关系不明显（图 9-4-7）。切面灰白色，伴有中心纤维化瘢痕，组织学多为腺癌。该型发生淋巴结转移常较中央型晚，但可侵犯胸膜，引起胸膜皱缩。

3. 弥漫型

该型较少见，仅占全部肺癌的 2% ~ 5%。癌组织起源于末梢的肺组织，沿肺泡管

Note

及肺泡弥漫性浸润生长，形成多数粟粒大小结节布满部分肺叶或全肺叶，也可形成大小不等的多发性结节散布于多个肺叶内，易与肺转移癌混淆。

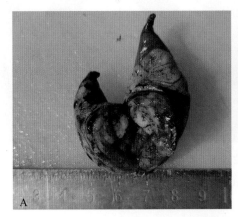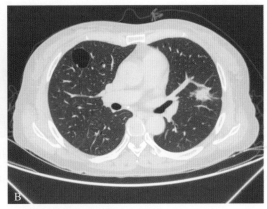

图 9-4-7　周围型肺癌

A. 胸膜下见一孤立结节；B. 胸部 CT 示远离肺门的肺实质内查见一高密度影，毛刺状

（二）组织学类型

分为腺癌、鳞状细胞癌、小细胞癌、大细胞癌、腺鳞癌、多形性癌六种基本类型。以下重点介绍几种常见的肺癌类型。

1. 腺癌

近年来发生率有明显上升趋势，已成为肺癌最常见的类型，也是女性肺癌最常见的组织学类型。患者多为非吸烟者或有被动吸烟史者。肺腺癌通常发生于较小支气管或肺泡上皮，故大多数为周围型肺癌。肿块通常位于胸膜下，边界不清，常累及胸膜。

根据发展阶段，腺癌分为原位腺癌（adenocarcinoma in situ，AIS）、微浸润性腺癌（microinvasive adenocarcinoma，MIA）和浸润性腺癌。AIS 是一种小的、局限性、非浸润性腺癌，指肿瘤细胞沿肺泡壁呈贴壁生长，无间质、脉管和胸膜侵犯，直径 ≤ 3 cm。AIS 通常是在 CT 检查时偶然发现，显示为磨玻璃样影（图 9-4-8）。MIA 为肿瘤直径 ≤ 3 cm，肿瘤细胞以贴壁生长为主、浸润灶 ≤ 0.5 cm 的孤立性腺癌，且无血管或胸膜侵犯。浸润性腺癌包括贴壁型（浸润间质，直径 > 5 mm）、腺泡型（图 9-4-9）、乳头状、微乳头型、实体型、黏液腺癌（图 9-4-10）。免疫组化染色癌细胞表达 CK7、甲状腺转录因子（TTF-1）和 Napsin A。

2. 鳞状细胞癌

为肺癌常见类型之一，其中 80% ~ 85% 为中央型肺癌。患者绝大多数为中老年男性，且大多有吸烟史。该型多发生于段以上大支气管，纤维支气管镜检查易发现。组织学分为高分化、中分化和低分化。高分化鳞状细胞癌细胞异型性小，癌巢中央有角化珠形成，常可见细胞间桥（图 9-4-11A）；低分化鳞状细胞癌细胞异型明显，无角化珠形成，细胞间桥也很难见到，和低分化腺癌难以鉴别（图 9-4-11B），可通过免疫组化染色 CK5/6、p63、p40 染色阳性确定诊断；中分化则介于两者之间。

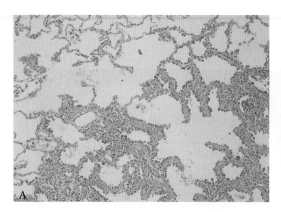
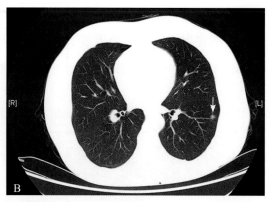

图 9-4-8　原位腺癌

A.异型增生的Ⅱ型肺泡上皮沿肺泡壁呈鳞屑样排列；B.胸部 CT 示磨玻璃样结节（白色箭头所示）

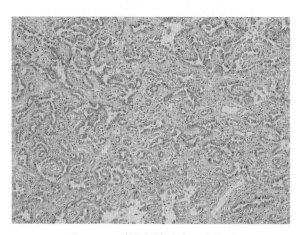

图 9-4-9　肺浸润性腺癌，腺泡型

肿瘤细胞形成不规则腺管样结构，间质呈现促纤维反应

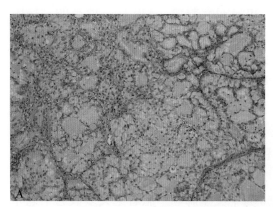
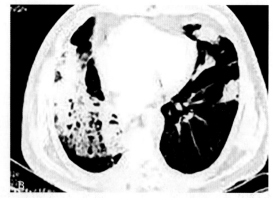

图 9-4-10　肺黏液腺癌

A.肿瘤细胞为杯状或柱状细胞，胞质内有丰富的黏液；
B.胸部 CT 示双肺多发实变影，沿肺泡管壁生长，内可见支气管充气征，易与肺炎相混淆

Note

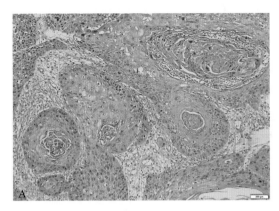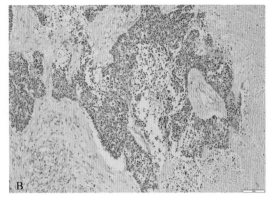

图 9-4-11　肺鳞状细胞癌

A. 高分化鳞状细胞癌，癌巢中央可见角化珠形成，肿瘤细胞异型性小；

B. 低分化鳞状细胞癌，细胞异型明显，癌巢中央无角化珠形成

3. 小细胞癌

小细胞癌是肺癌中分化最低、恶性度最高的一种，占全部肺癌的 15% ~ 20%。患者多为男性，且与吸烟密切相关。小细胞癌多为中央型，常发生于大支气管，向肺实质浸润生长，形成巨块。镜下，癌细胞小，卵圆形或短梭形，状似燕麦，故又称燕麦细胞癌，胞质少，似裸核，呈淋巴细胞样，但体积较淋巴细胞大，细胞边界模糊，核染色质颗粒细腻，核仁不明显，核分裂易见。癌细胞呈弥漫分布或呈片状、条索状排列（图 9-4-12），有时也可围绕小血管形成假菊形团结构。癌组织常发生大片坏死。电镜下胞质内可见神经分泌颗粒。一般认为其起源于支气管黏膜上皮的 Kulchitsky 细胞，是一种异源性神经内分泌肿瘤。免疫组化染色显示癌细胞对神经内分泌标记如神经元特异性烯醇化酶（neuron-specific enolase，NSE）、嗜铬素（chromogranin A，CgA）、突触素（synaptophysin，Syn）等呈阳性反应，TTF-1 多为阳性。小细胞癌生长迅速、转移早，五年存活率仅 1% ~ 2%。手术切除效果差，但对放疗及化疗较为敏感。

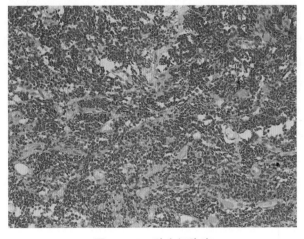

图 9-4-12　肺小细胞癌

癌细胞为一致的短梭形小细胞，围绕血管呈片状排列，

胞质少，似裸核，核深染、细腻，无核仁，间质较少

4. 大细胞癌

又称为大细胞未分化癌。半数大细胞癌发生于大支气管，肿块较大。镜下，癌细胞常呈实性团块或片状，或弥漫分布，细胞体积大，胞质丰富，核染色深，异型明显，核分裂象多见。癌组织无任何腺癌、鳞状细胞癌或神经内分泌癌的组织学形态特点及免疫表型。大细胞肺癌恶性程度高，生长迅速，转移早而广泛，生存期大多在 1 年之内。

三、扩散途径

（一）直接蔓延

中央型肺癌常直接侵犯纵隔、心包及周围血管，或沿支气管向同侧甚至对侧肺组织蔓延。周围型肺癌可直接侵犯胸膜并侵入胸壁。

（二）转移

肺癌淋巴道和血道转移常发生较早，且扩散速度较快。癌组织首先转移到支气管旁、肺门淋巴结，再扩散到纵隔、锁骨上、腋窝及颈部淋巴结。周围型肺癌肿瘤细胞可进入胸膜下淋巴丛，形成胸膜下转移灶并引起胸腔血性积液。血道转移常见于脑、肾上腺、骨、肝等器官，也可转移至肾、甲状腺、皮肤和软组织等处。

四、临床表现

肺癌早期症状不明显，仅在常规体检、胸部影像学检查时发现。随后出现进行性气短、咳嗽、痰中带血、胸痛等症状。患者的症状和体征与肿瘤部位、大小及浸润转移有关。癌组织压迫支气管可引起远端肺组织局限性肺不张。若合并感染则引发化脓性炎或脓肿形成。癌组织侵入胸膜除引起胸痛外，还可致血性胸腔积液；侵入纵隔可压迫上腔静脉，导致上腔静脉阻塞综合征。位于肺尖部的肿瘤常侵犯交感神经链，引起病侧眼睑下垂、瞳孔缩小和胸壁皮肤无汗等交感神经麻痹症状，称为 Horner 综合征。侵犯臂丛神经可出现上肢疼痛和肌肉萎缩等。分泌异位激素的肺癌可引起副肿瘤综合征，尤其是小细胞癌能分泌大量 5-HT 而引起类癌综合征，表现为支气管痉挛、阵发性心动过速、水样腹泻和皮肤潮红等。患者还可以出现肺性骨关节病（图 9-4-13）、肌无力综合征和类 Cushing 综合征等。此外，肺癌可转移至任何器官系统，转移部位出现相应的症状和体征。

X 线胸片是发现肺癌最常用的方法之一，中央型肺癌多为一侧肺门类圆形阴影，边缘毛糙，可有分叶或切迹。周围型肺癌早期多呈局限性小斑片状阴影，边缘不清，密度较低，也可呈结节、球状、网状阴影或磨玻璃影，易误诊为炎症或结核。随着肿瘤增大，阴影逐渐增大，密度增高，呈圆形或类圆形，边缘常呈分叶状，伴有脐凹征或细毛刺，常有胸膜牵拉。但 X 线胸片分辨率低，不易检出肺部微小结节和隐蔽部位的病灶，对早期肺癌的检出有一定的局限性。CT 检查具有更高的分辨率，可发现肺微小病变和普通 X 线胸片难以显示的部位。增强 CT 能敏感地检出肺门及纵隔淋巴结肿大，有助于肺癌的临床分期。低剂量 CT 可以有效发现早期肺癌，已经取代 X 线

Note

胸片成为较敏感的肺结节评估工具。CT 引导下经皮肺病灶穿刺活检是重要的组织学诊断技术。正电子发射计算机断层显像（position emission tomography，PET）或 PET-CT 扫描可用于肺结节的鉴别诊断、肺癌分期、转移灶检测、疗效评价、肿瘤复发转移监测等。骨扫描是肺癌骨转移筛查的重要手段。

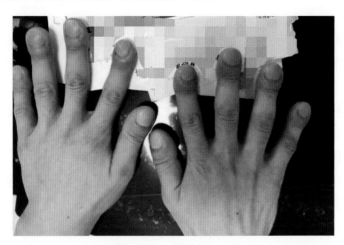

图 9-4-13　肺性骨关节病

五、实验室检查

病理学诊断是肺癌诊断的金标准，细胞学及血清肿瘤标记物的结果也可作为辅助诊断。

1. 痰脱落细胞学检查

是肺癌的重要诊断方法之一，该方法敏感性低，但特异性高。提高痰检阳性率，须获得气道深部的痰液，及时送检，至少送检 3 次。

2. 胸腔积液细胞学检查

有胸腔积液的患者，可抽取积液查找癌细胞，检出率为 40% ~ 90%。多次送检可提高阳性率。

3. 肿瘤标志物检测

迄今尚无诊断敏感性和特异性高的肿瘤标志物。癌胚抗原（CEA）、神经特异性烯醇酶（NSE）、细胞角蛋白 19 片段（CYFRA21-1）和胃泌素释放肽前体（ProGRP）检测或联合检测时，对肺癌的诊断和病情的监测有一定参考价值。

4. 病理学检查

获取病理学检查样本的常见操作有：支气管镜检查、胸腔镜检查、经胸壁穿刺肺活检及浅表淋巴结活检。

（1）支气管镜：是诊断肺癌的主要方法之一。对于中央型肺癌，直视下组织活检加细胞刷刷检的诊断阳性率可达 90%。对于周围型肺癌，可行经支气管镜肺活检术（transbronchial lung biopsy，TBLB），直径 > 4 cm 病变的诊断率可达 50% ~ 80%，也可在 X 线或导航技术（如磁导航、虚拟导航或支气管路径规划与导航系统等）引导下活检，阳性率更高。自荧光支气管镜可分辨出支气管黏膜的原位癌和癌前病变，提高早期诊断的阳性率。支气管镜内超声（endobroncheal ultrasonography，EBUS）引导下针吸活检术有助于明确大气道管壁浸润病变、气道外占位性病变和纵隔淋巴结的性质，同时有助于肺癌的 TNM 分期；外周病变可用小超声探头引导下肺活检。

（2）胸腔镜：胸膜占位或大量胸腔积液患者，可以经胸腔镜检查明确病理诊断，并可观察胸膜病变。

（3）经胸壁穿刺肺活检：在胸部 CT、磁共振或超声引导下可进行病灶针吸或粗针穿刺活检。该检查创伤小、操作简便，可迅速获得结果，适用于紧贴胸壁或离胸壁较近的肺内病灶。

（4）浅表淋巴结活检：锁骨上或腋窝肿大的浅表淋巴结可做针吸活检，也可采用手术淋巴结活检或切除。

5. 肺癌的基因检测及临床意义

在过去的 20 年里，人们对肺癌发生发展中基因改变的认识越来越深入，针对一些癌基因的检测有助于肺癌诊断。

肺癌尤其是肺腺癌存在不同基因的突变，基因检测对于指导非小细胞肺癌（nonsmall-cell lung cancer，NSCLC）用药、靶向治疗及疗效评价、预后判断具有重要价值。EGFR 基因突变是肺腺癌最常见的基因改变之一，其突变率在国内患者中可高达 50%，突变主要在 EGFR 第 18 号外显子至 21 号外显子，其中 19 号外显子 746 ～ 750 密码子的缺失突变（48%）和 21 号外显子密码子的点突变（43%）为主要突变类型。EGFR 突变型患者对酪氨酸激酶抑制剂如吉非替尼、盐酸厄洛替尼的疗效显著。KRAS 是 EGFR 信号通路上的关键基因，其突变主要集中在第 12、13 号密码子。KRAS 基因突变的 NSCLC 患者接受抗 EGFR 药物治疗的有效率低，而且目前没有针对 KRAS 突变的治疗方法。EML4 的 5' 端与间变性淋巴瘤激酶（ALK）基因的 3' 端通过倒位融合，即 inv（2）（p21p23），能形成 EML4-ALK 融合基因。EML4-ALK 融合基因是 NSCLC 发生发展的独立和关键的分子靶点。存在 EML4-ALK 融合基因突变的肺腺癌，应用克唑替尼可获得较好的治疗效果。ROS1 基因重排可引起癌基因 ROS1 融合激酶的表达及对 ROS1 激酶抑制剂的敏感性。而 c-MET 的扩增同样会引起类似的效果。ROS1 基因重排和 c-MET 扩增的肿瘤也可以应用克唑替尼进行治疗。此外，还可检测耐药基因，如 EGFR 耐药突变的 T790M、C797S 等。

当难以获取肿瘤组织标本时，可采用外周血游离肿瘤 DNA（cell-free tumor DNA，ctDNA）作为补充标本评估基因突变状态，即所谓的"液体活检"。

抗程序性细胞死亡蛋白配体 -1（PD-L1）免疫组化检测可筛选对免疫检查点抑制剂（immune-checkpoint-inhibitor）可能获益的 NSCLC 患者。

六、治疗与预后

肺癌的治疗包括手术治疗、放疗、化疗、靶向治疗以及免疫治疗。小细胞癌和 NSCLC 治疗原则有很大不同。NSCLC 根据确诊时的 TNM 分期治疗，Ⅰ期、Ⅱ期和部分Ⅲ期患者多采用手术切除，早期肺癌手术治疗能达到治愈的效果，晚期肺癌患者须进行综合治疗。小细胞肺癌远处转移发生早，手术治疗效果较差，目前主要治疗方法为放疗联合化疗。

肺癌患者大多预后不良，86%的患者在确诊后5年内死亡，只有大约15%的患者在确诊时病变局限，这些患者的五年生存率可达50%。早期发现、早期诊断、早期治疗对于提高治愈率和生存率至关重要。40岁以上，特别是长期吸烟者，若出现咳嗽、气急、痰中带血和胸痛或刺激性咳嗽、干咳无痰等症状应高度警惕并及时进行X线、CT、痰液细胞学检查以及肺纤维支气管镜检查和病理活体组织检查，以期尽早发现，提高治疗效果。

（李　丽　马晓斌　李志爽　李　艳）

第五节　支气管－肺泡灌洗液检验

支气管－肺泡灌洗（bronchoalveolar lavage，BAL）指通过支气管镜向支气管肺泡内注入生理盐水并进行抽吸，收集肺泡表面液体（诊断性）及清除充填于肺泡内的物质（治疗性），进行炎症与免疫细胞及可溶性物质的检查，达到明确诊断和治疗目的的技术。临床主要应用肺泡灌洗液进行以下检查以明确病因。

一、检验项目

1. 微生物学涂片检查

BAL中的沉淀物进行革兰染色、抗酸染色及真菌的特殊染色，对细菌、分枝杆菌、真菌及寄生虫的检出有较大意义。

2. 微生物学培养

在严格无菌操作下采集的支气管肺泡灌洗液（bronchoalveolar lavage fluid，BALF）进行直接接种培养或取其沉淀物进行培养，对检测细菌及真菌具有较大的临床意义，BALF细菌培养计数 $\geq 10^4$CFU/ml 或防污染 BALF $\geq 10^3$CFU/ml 时具有临床诊断意义。

3. 灌洗液中半乳甘露聚糖抗原测定

取5～10ml灌洗液置于无菌容器中，4小时内送检，对于早期快速诊断侵袭性肺曲霉病，特别是气道曲霉菌感染的患者具有重要的临床价值。

4. 对于某些特殊病原体，如病毒、肺孢子菌及寄生虫等可通过BALF中的抗原或核酸测定进行诊断。

5. 细胞学分类

利用BAL标本进行下呼吸道病原学检测，在回吸收的肺泡灌洗量足够的情况下，也可进一步行细胞学分析。灌洗液中以中性粒细胞比例增高为主时，见于各种细菌或真菌等感染；以淋巴细胞比例增高为主时，见于病毒性肺炎、结节病或过敏性肺炎，

Note

还可根据 BALF 中淋巴细胞的亚群区分不同间质性肺疾病；以嗜酸粒细胞比例增高为主时，见于嗜酸粒细胞浸润症、支气管哮喘或变应性支气管肺曲霉病等。

二、临床意义

1. BALF 细胞总数和各组分比例改变

可提示多种肺部疾病，如肺化脓性感染时，BALF 中性粒细胞增多；结节病和外源性变态反应性肺泡炎时，淋巴细胞增多。BALF 检出异常成分可提示诊断，甚至成为最早的诊断依据，如 BALF 中分离出结核分枝杆菌、军团菌；BALF 发现呼吸道原发性或继发性恶性肿瘤细胞，即可作出诊断。

2. BALF 淋巴细胞亚群分析有助于间质性肺部疾病的鉴别诊断

①结节病时，BALF 中有大量 $CD4^+$ 细胞，$CD4^+/CD8^+$ 比值增大。②外源性变态反应性肺泡炎时，BALF 细胞总数增加，$CD8^+$ 细胞大量聚集；$CD4^+/CD8^+$ 比值减小。③特发性间质纤维化时，BALF 以中性粒细胞增多为主，并伴有嗜酸性粒细胞增多，据此与以淋巴细胞增多为主的其他肉芽肿疾病鉴别。

三、应用评价

BALF 已成为诊断肺疾病的一种有力的检测手段，被认为是肺活组织病理学的一个重要补充，其优点是安全、损伤性小、无死亡并发症，取样范围较肺活检广，可发现更多关于炎症和免疫改变的信息。临床上认为 BALF 是外源性变态反应性肺泡炎最敏感的检测手段。BALF 细胞计数和分类（包括 T 淋巴细胞亚群分类）经过多年的研究已基本标准化，但对可溶性物质检查还存在某些问题，主要是灌洗液量与方法的不同及肺泡液稀释程度等影响测定结果，尚需进一步研究。

（马晓斌）

第十章　抗感染药物

　　呼吸系统感染以肺部感染最为常见，感染性疾病的治疗主要以针对病原微生物的药物治疗为主，抗感染药物通过抑制或者杀灭病原微生物而起到治疗呼吸系统感染性疾病的作用。

第一节　概述

一、抗感染药物的分类

　　根据药物作用的病原微生物的不同，可将抗感染药物分为以下几类。

　　1. 抗菌药物

　　抗菌药物（antibacterial agents）包括 β- 内酰胺类抗生素（β-lactam antibiotics）、大环内酯类、林可霉素类、万古霉素类、氨基糖苷类、四环素类、氯霉素类等抗生素；喹诺酮类、磺胺类等人工合成抗菌药。

2. 抗结核药物

抗结核药物（antituberculosis drugs）包括异烟肼、利福平、乙胺丁醇、PZA 等。

3. 抗真菌药物

抗真菌药物（antifungal drugs）包括抗生素类和咪唑类等。

4. 抗病毒药物

抗病毒药物（antiviral drugs）包括利巴韦林、奥司他韦等。

二、抗感染药物的常用术语

1. 抗菌药物

抗菌药物指对细菌具有抑制或杀灭作用的药物。根据来源不同，抗菌药物可以分为抗生素和人工合成抗菌药。

2. 抗生素

抗生素（antibiotics）是由各种病原微生物产生，能够选择性地抑制或杀灭其他微生物的化学物质。分为天然抗生素和人工半合成抗生素，前者是由微生物产生的，后者是在前者基础上通过化学或生物学等方法制得的衍生物及结构修饰物。

3. 抗菌谱

抗菌谱（antibacterial spectrum）指抗菌药物的抗菌范围。仅对一种细菌或某些细菌有抗菌作用的抗菌药称为窄谱抗菌药，如异烟肼仅对结核分枝杆菌有效；对多种病原微生物均有效的药物称为广谱抗菌药，如四环素类、氯霉素类，第三代、第四代氟喹诺酮类等。

4. 抗菌活性

抗菌活性（antimicrobial activity）指抗菌药物抑制或杀灭病原微生物的能力。仅具有抑制细菌生长繁殖而无杀灭作用的抗菌药物称为抑菌药（bacteriostatic drugs），如四环素类、红霉素类、磺胺类等。不仅具有抑制细菌生长繁殖且具有杀灭作用的抗菌药物称为杀菌药（bactericidal drugs），如青霉素类、头孢菌素类、氨基糖苷类等。

5. 最低抑菌浓度

最低抑菌浓度（minimum inhibitory concentration，MIC）指体外培养细菌 18 ~ 24 小时后可抑制培养基内病原微生物生长的最低药物浓度。

6. 最低杀菌浓度

最低杀菌浓度（minimal bactericidal concentration，MBC）指杀灭培养基内细菌或使细菌数量减少 99.9% 的最低药物浓度。

7. 化疗指数

化疗指数（chemotherapeutic index，CI）是抗感染药物的半数动物致死量（LD_{50}）与治疗感染动物的半数有效量（ED_{50}）的比值，或是 5% 致死量（LD_5）与 95% 有效量（ED_{95}）的比值，即 LD_{50}/ED_{50} 或 LD_5/ED_{95}，常用于评价抗感染药物安全性及应用价值。

8. 耐药性

耐药性（resistance）指长期应用药物后，病原微生物等对药物敏感性降低甚至消失，药物的作用明显下降或无效的现象。耐药性一旦产生，药物的作用则明显下降。病原微生物对某种药物耐药后，对结构类似或者作用机制相同的药物也可产生耐药性，称为交叉耐药（cross resistance）。

9. 抗生素后效应

抗生素后效应（post antibiotic effect，PAE）指细菌与抗生素短暂接触，当抗生素浓度下降低于 MIC 后，细菌生长繁殖仍然受到持续抑制的效应。

10. 首次接触效应

首次接触效应（first expose effect）指抗菌药物在初次接触细菌时即可产生强大的抗菌效应，再次接触或连续接触并不再出现强大的效应，需要间隔数小时后才会再产生作用的现象。

（孙　霞）

第二节　β-内酰胺类抗生素

患者，男，42 岁，吸烟史 20 年。5 天来咳嗽加重并有黄色黏痰，伴发热、寒战、深呼吸及咳嗽时伴有右胸部疼痛。T 38.5℃，P 96 次 / 分，R 23 次 / 分，BP 120/80 mmHg。听诊双肺呼吸音粗，右肺下叶可闻及湿啰音，未闻及干啰音和胸膜摩擦音。血常规：白细胞计数 10.64×10^9/L，中性粒细胞比例 79.5%。胸部 CT：右肺中下叶感染。综合痰及血培养，诊断为肺炎链球菌引起的肺炎。医生给予患者阿莫西林克拉维酸钾治疗。

问题：

（1）该患者诊断为肺炎的依据是什么？

（2）给予阿莫西林克拉维酸钾治疗的依据是什么？

（3）阿莫西林的作用机制、临床应用及不良反应有哪些？

β- 内酰胺类抗生素是指化学结构中含有 β- 内酰胺环的一类抗生素，临床最常用的是青霉素类和头孢菌素类、其他 β- 内酰胺类等。此类抗生素具有抗菌活性强、抗菌谱广、毒性低、疗效好、适应证广等优点，是目前治疗感染性疾病的一类重要药物。

一、概述

（一）抗菌作用机制

1. 抑制转肽酶活性

细菌细胞膜上的青霉素结合蛋白（penicillin-binding proteins，PBPs）参与细菌细胞壁合成过程。多数细菌均含有多种 PBPs，它们具有转肽酶活性，是 β- 内酰胺类抗生素的作用靶点。β- 内酰胺类抗生素与天然 D- 丙氨酰 -D- 丙氨酸结构类似，通过与不同的 PBPs 结合，使转肽酶失活而抑制细菌细胞壁肽聚糖的合成，造成细胞壁缺损，引起细菌细胞肿胀、破裂而死亡。

2. 增加细菌细胞壁自溶酶活性

β- 内酰胺类抗生素使细胞壁自溶酶（cell wall autolytic enzyme）的活性增加，引起细菌细胞产生自溶或者细胞壁水解，另外此类药物还可阻止自溶酶抑制物的作用，最终导致细菌溶解而死亡。

（二）耐药机制

细菌对 β- 内酰胺类抗生素产生耐药性的现象比较普遍，耐药机制主要包括以下几个方面。

1. 产生 β- 内酰胺酶

β- 内酰胺酶（β-lactamase）可使此类药物的 β- 内酰胺环水解裂开，使抗生素的抗菌活性丧失。

2. PBPs 改变

细菌体内存在多种 PBPs，其结构改变或合成含量增加以及产生新的 PBPs，均可使 β- 内酰胺类抗生素与 PBPs 的结合减少，导致抗菌作用降低或消失。如 MRSA 可通过产生新的 PBP 即 $PBP_{2\alpha}$，合成 PBPs 增加等途径产生多重耐药性。

3. 药物不能在作用部位达到有效浓度

（1）细胞膜通透性降低：革兰阴性菌的细胞壁对 β- 内酰胺类抗生素可以通透，而革兰阴性菌的外膜对某些 β- 内酰胺类抗生素不易透过，产生非特异性低水平耐药。敏感革兰阴性菌主要通过改变跨膜通道孔蛋白的性质和数量，引起细胞膜通透性降低，阻止抗菌药物进入细菌菌体，从而使药物难以到达作用部位而产生耐药。

（2）增强药物外排：在细菌的细胞膜上存在主动外排系统，它是一组跨膜蛋白，细菌可以通过此组跨膜蛋白主动外排药物而使药物在细菌体内的浓度降低，造成非特异性、多重性耐药。

4. 缺乏自溶酶

青霉素 G 对某些缺乏自溶酶的金黄色葡萄球菌只有抑菌作用而无杀菌作用。

二、青霉素类

青霉素类（penicillins）根据来源不同，可以分为天然青霉素类和半合成青霉素类。后者根据抗菌谱和耐药性不同分为五类：口服耐酸青霉素类；耐青霉素酶青霉素类；广谱青霉素类；抗铜绿假单胞菌青霉素类；抗革兰阴性杆菌青霉素类。

（一）天然青霉素类

青霉素 G（penicillin G）是由青霉菌培养液获得的，其侧链为苄基，又名苄青霉素（benzylpenicillin）。临床主要用其钠盐或钾盐。晶粉形式在室温下稳定，易溶于水，但水溶液稳定性差，室温放置 24 小时易降解失效且生成具有抗原性的降解产物，故需现用现配。

1. 体内过程

青霉素 G 易被胃酸及消化酶破坏，口服吸收差，故不宜口服。肌内注射吸收迅速完全，注射后 0.5 ~ 1.0 小时血药浓度达峰值。主要分布于细胞外液，广泛分布于肝、胆、肾脏、肠道、关节液及淋巴液中。绝大部分经肾小管分泌排泄，$t_{1/2}$ 为 0.5 ~ 1.0 小时。

2. 抗菌作用

青霉素 G 对繁殖期敏感菌有强大的杀菌作用，其抗菌谱主要包括：①革兰阳性球菌：如甲型、乙型溶血性链球菌，金黄色葡萄球菌，非耐药的肺炎链球菌等；②革兰阳性杆菌：如白喉棒状杆菌，炭疽杆菌，破伤风梭菌，产气荚膜梭菌，放线菌属等；③革兰阴性球菌：如脑膜炎奈瑟菌，淋病奈瑟菌；④螺旋体：梅毒螺旋体、钩端螺旋体、回归热螺旋体等。

3. 临床应用

青霉素 G 主要用于治疗敏感的革兰阳性球菌和杆菌、革兰阴性球菌、螺旋体引起的感染性疾病，包括以下几个方面。

（1）革兰阳性球菌感染：乙型溶血性链球菌（溶血性链球菌）引起的咽炎、扁桃体炎、中耳炎、猩红热、败血症等；甲型溶血性链球菌（草绿色链球菌）引起的心内膜炎；肺炎链球菌引起的大叶性肺炎、支气管肺炎、脓胸等。

（2）革兰阴性球菌感染：脑膜炎奈瑟菌引起的流行性脑脊髓膜炎，敏感的淋病奈瑟菌引起的淋病。

（3）螺旋体引起的梅毒、回归热、钩端螺旋体病等。

（4）革兰阳性杆菌感染：宜与相应的抗毒素联合应用治疗白喉、炭疽病、破伤风等。

4. 不良反应

（1）过敏反应：过敏反应是青霉素 G 最常见的不良反应，各种类型的过敏反应均可出现，包括药疹、接触性皮炎、溶血性贫血、血清病样反应等，严重者可发生过敏性休克，表现为循环衰竭、呼吸衰竭和中枢抑制，死亡率约为 0.1/ 万。发生过敏反应的原因是青霉素溶液中的降解产物如青霉噻唑蛋白、青霉烯酸等作为半抗原，与蛋白质结合形成完全抗原，刺激机体产生抗体，抗原抗体相结合而引起过敏反应。

过敏性休克的防治措施包括：①临床无论采用何种方式给予青霉素类药物，用药前均应详细询问病史、用药史及家族过敏史，对青霉素类过敏者禁用，对其他药物过敏者慎用。②避免滥用和局部应用。③避免在饥饿时使用。④初次使用、用药间隔 3 天以上或更换药物批号必须进行皮肤过敏试验，反应阳性者禁用。⑤皮试和应用药物时，需同时做好抢救准备。⑥患者用药后需观察 30 分钟，无反应者方可离开。⑦一旦发生过敏性休克，应立即皮下或肌内注射肾上腺素 0.5 ~ 1.0 mg，严重者应稀释后缓慢静脉注射或静脉滴注，必要时加入糖皮质激素和抗组胺药，同时采用其他急救措施。

（2）赫氏反应（herxheimer reaction）：青霉素 G 在治疗螺旋体引起的感染时，某些患者出现症状加剧，表现为全身不适、寒战、高热、咽痛、肌痛、心动过速等症状，持续时间一般在 24 小时内，这主要由于螺旋体被青霉素 G 杀灭后释放的物质而引起的全身反应。

（3）其他不良反应：肌内注射青霉素 G 可产生局部疼痛、红肿等。鞘内注射超过 2 万单位、静脉滴注大剂量或静脉注射速度过快，大量药物迅速进入脑组织，引起反射亢进、知觉障碍、幻觉、抽搐、昏睡等症状。此时需立即停用青霉素 G，并给予吸氧、抗惊厥、降低颅内压等治疗措施。

（二）半合成青霉素类

1. 耐酸青霉素类

青霉素 V（penicillin V）为耐酸青霉素类的代表药物，耐酸是其最大的特点，可口服给药。其抗菌谱、抗菌机制与青霉素 G 相似，但抗菌作用弱于青霉素 G。主要用于革兰阳性球菌等敏感菌引起的轻度感染，也可用于风湿热的预防。

2. 耐青霉素酶青霉素类

耐青霉素酶青霉素类中代表药物包括甲氧西林（methicillin）、苯唑西林（oxacillin）、氯唑西林（cloxacillin）和双氯西林（dicloxacillin）。化学结构特点是侧链上的取代基可通过空间结构的位置障碍作用而保护 β- 内酰胺环，使其不被青霉素酶水解。除甲氧西林对酸不稳定外，此类药物均耐酸、耐酶，可口服和注射。主要用于耐青霉素 G 的金黄色葡萄球菌所致的肺炎等呼吸道感染，以及心内膜炎、败血症等。

3. 广谱青霉素类

广谱青霉素类包括氨苄西林（ampicillin）和阿莫西林（amoxicillin）。此类药物的共同特点是耐酸，可口服，对革兰阴性菌和革兰阳性菌均有杀菌作用，对革兰阴性菌的抗菌作用优于青霉素 G。阿莫西林对肺炎链球菌、肠球菌、沙门氏菌及幽门螺杆菌的杀菌作用强于氨苄西林，主要用于敏感菌引起的呼吸道感染、胆道感染、尿道感染、伤寒及副伤寒等；也可用于慢性活动性胃炎和消化性溃疡的治疗。

4. 抗铜绿假单胞菌广谱青霉素类

抗铜绿假单胞菌广谱青霉素类的代表药物为羧苄西林（carbenicillin，羧苄青霉素）和哌拉西林（piperacillin，氧哌嗪青霉素）等。此类药物具有广谱抗菌作用，尤其对铜绿假单胞菌具有强大作用。羧苄西林对铜绿假单胞菌和变形杆菌具有一定的抗菌作用，可用于两者引起的呼吸道感染等；哌拉西林对铜绿假单胞菌的抗菌作用为羧苄西

Note

林的 8 ~ 16 倍。此类药物临床主要用于治疗革兰阴性菌引起的肺炎等严重感染，与氨基糖苷类（aminoglycosides）抗生素联合应用效果更佳。

三、头孢菌素类抗生素

头孢菌素类（cephalosporins）抗生素的活性基团也是 β- 内酰胺环，与青霉素 G 相比，头孢菌素类具有抗菌谱广、抗菌作用强、耐酸、耐酶、过敏反应少、毒性小等特点。根据抗菌谱、对 β- 内酰胺酶的稳定性及肾毒性，头孢菌素类可分为五代。

（一）抗菌作用特点及临床应用

第一代头孢菌素类对革兰阳性菌的作用优于第二代、第三代，由于可被革兰阴性菌产生的 β- 内酰胺酶破坏，对革兰阴性菌的作用不及第二代和第三代。第一代头孢菌素类具有一定的肾毒性，临床主要用于肺炎链球菌、溶血性链球菌、葡萄球菌等敏感菌导致的上、下呼吸道感染及败血症等。代表药物包括头孢唑林（cefazolin）、头孢氨苄（cefalexin）、头孢噻吩（cefalothin）、头孢拉定（cefradine）等。

与第一代头孢菌素类相比，第二代头孢菌素类对革兰阳性菌的作用略差；对大多数革兰阴性菌的作用明显增强；对部分厌氧菌有效；对铜绿假单胞菌无效；对多种 β- 内酰胺酶较稳定；肾毒性低于第一代头孢菌素类。第二代头孢菌素类主要用于敏感菌引起的呼吸道感染等，可作为一般革兰阴性菌感染的治疗药物。代表药物主要有头孢呋辛（cefuroxime）、头孢克洛（cefaclor）、头孢孟多（cefamandole）等。

第三代头孢菌素类对革兰阳性菌作用逊于第一代、第二代头孢菌素类，对革兰阴性菌产生的 β- 内酰胺酶具有较高的稳定性，对革兰阴性菌作用强于第一代、第二代头孢菌素类；对铜绿假单胞菌和厌氧菌有较强的抗菌作用；对肾脏基本无毒性。第三代头孢菌素类主要用于治疗敏感肠杆菌科等革兰阴性菌引起的严重下呼吸道感染、败血症等，也可用于革兰阴性菌、厌氧菌和革兰阳性菌引起的混合性呼吸道感染。代表药物有头孢噻肟（cefotaxime）、头孢他定（ceftazidime）、头孢哌酮（cefoperazone）、头孢曲松（ceftriaxone）、头孢克肟（cefixime）等。

第四代头孢菌素类对革兰阳性菌、革兰阴性菌（包括铜绿假单胞菌）及厌氧菌均有很强的抗菌作用；对 β- 内酰胺酶高度稳定；几乎无肾毒性。第四代头孢菌素类主要用于对第三代头孢菌素类耐药细菌引起的重症呼吸系统感染，尤其适用于严重多重耐药菌感染和医院内感染。代表药物有头孢匹罗（cefpirome）、头孢吡肟（cefepime）等。

第五代头孢菌素类对革兰阳性菌有更广的抗菌谱，特别是对耐药的革兰阳性菌如耐青霉素 G 肺炎链球菌、耐万古霉素金黄色葡萄球菌、耐甲氧西林金黄色葡萄球菌（MRSA）及耐甲氧西林表皮葡萄球菌（methicillin resistant staphylococcus epidermidis，MRSE）均有效；对革兰阴性菌的作用、β- 内酰胺酶稳定性、肾毒性与第四代头孢菌素类相似。临床上批准用于治疗社区获得性肺炎及复杂性皮肤组织感染，代表药物有头孢吡普（ceftobiprole）、头孢洛林（ceftaroline）。

（二）不良反应

1. 过敏反应

表现为皮疹、荨麻疹等。头孢菌素类与青霉素类存在部分交叉过敏反应，因此临床使用时仍然需要做皮肤过敏试验。

2. 肾毒性

大剂量应用或与高效利尿剂、氨基糖苷类抗生素合用时易造成血尿素氮、血肌酐升高、蛋白尿及少尿等，第一代头孢菌素类如头孢唑林、头孢噻吩尤为显著。

3. 双硫仑反应

头孢菌素类与乙醇合用时可产生双硫仑（"醉酒样"）反应，治疗期间和停药 3 天内，应禁止饮酒、禁止使用含乙醇的饮料、注射剂或口服制剂等。

4. 凝血功能异常

头孢孟多、头孢哌酮等可引起低凝血酶原症或血小板减少而导致出血。

四、其他 β- 内酰胺类抗生素

其他 β- 内酰胺类抗生素主要包括碳青霉烯类、头霉素类、氧头孢烯类、单环 β- 内酰胺类和 β- 内酰胺酶抑制剂。

（一）碳青霉烯类

碳青霉烯类包括亚胺培南（imipenem）、美罗培南（meropenem）、帕尼培南（panipenem）等药物。此类药物与 PBPs 亲和力强，具有抗菌谱广（包括革兰阳性菌、铜绿假单胞菌在内的革兰阴性菌、多数厌氧菌），抗菌作用强，对 β- 内酰胺酶高度稳定（但可被某些细菌产生的金属酶水解）等特点。

亚胺培南不能口服，在体内易被肾脱氢肽酶水解失活，临床所用的制剂是与脱氢肽酶抑制药西司他汀（cilastatin）等量配比的复方注射剂，仅供注射用。亚胺培南主要用于肺炎克雷伯菌、大肠埃希菌、阴沟肠杆菌、铜绿假单胞菌等引起的严重呼吸道感染、院内获得性肺炎、败血症等，以及革兰阳性、革兰阴性需氧菌和厌氧菌所致的混合感染且其他常用药物疗效不佳者。常见不良反应表现为恶心、呕吐、腹泻、药疹和静脉炎等。大剂量可致惊厥、意识障碍等严重的中枢神经系统反应，以及肾损害等。

（二）头霉素类

头孢西丁（cefoxitin）、头孢美唑（cefmetazole）为该类的代表药物。其化学结构与头孢菌素类相似，抗菌谱和抗菌活性与第二代头孢菌素类类似，但抗厌氧菌作用强于第三代头孢菌素类。主要用于腹腔、盆腔及妇科的需氧菌和厌氧菌的混合感染。

（三）氧头孢烯类

氧头孢烯类包括拉氧头孢（latamoxef）、氟氧头孢（flomoxef）。此类药物抗菌谱广，抗菌作用特点与第三代头孢菌素类相似，对革兰阴性菌作用强，对 β- 内酰胺酶稳定。

Note

常用于敏感菌所致的肺炎、胸膜炎、脑膜炎、胆道感染、盆腔感染及败血症等，剂量过大可导致出血等不良反应。

（四）单环 β- 内酰胺类

单环 β- 内酰胺类（monobactams）的代表药物为氨曲南（aztreonam）、卡芦莫南（carumonam）。结构改变使其对包括铜绿假单胞菌在内的革兰阴性杆菌具有较强的抗菌作用，对 β- 内酰胺酶高度稳定，不良反应较少。临床主要用于革兰阴性杆菌如大肠埃希菌、肺炎克雷伯菌、铜绿假单胞菌等引起的呼吸道感染、盆腔感染及败血症等。

（五）β- 内酰胺酶抑制剂

β- 内酰胺酶抑制剂（β-lactamase inhibitors）常用药物包括克拉维酸（clavulanic acid）、舒巴坦（sulbactam）和他唑巴坦（tazobactam）。

此类药物仅有微弱的抗菌作用，但可作为自杀性底物与 β- 内酰胺酶结合，抑制细菌的 β- 内酰胺酶活性，从而保护 β- 内酰胺类抗生素免受 β- 内酰胺酶的水解。临床常与 β- 内酰胺类抗生素组成复方制剂，增强抗菌活性并扩大抗菌谱，用于产 β- 内酰胺酶的肺炎克雷伯菌、大肠埃希菌等肠杆菌科细菌、铜绿假单胞菌引起的严重呼吸道感染等。需注意使用此类复方制剂仍需先做皮肤过敏试验，以免发生过敏反应。

（孙　霞）

第三节　大环内酯类、林可霉素类、万古霉素类抗生素

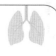

患儿，女，6 岁，4 天前出现发热、恶心、呕吐，体温 39.6℃，伴有咳嗽。血常规：白细胞 6.53×10^9/L，中性粒细胞比例 45.4%。胸部 X 线片示右肺片状阴影，肺炎支原体 IgM 抗体（＋）。诊断为支原体肺炎，给予阿奇霉素治疗。

问题：

（1）该患儿诊断为支原体肺炎的依据是什么？

（2）给予阿奇霉素治疗的依据是什么？

（3）阿奇霉素的作用机制、临床应用及不良反应有哪些？

一、大环内酯类抗生素

大环内酯类（macrolides）抗生素是具有 14 ～ 16 个碳原子大脂肪族内酯环的一类药物。此类抗生素按照化学结构可分为 14 元环大环内酯类，包括红霉素（erythromycin）、

克拉霉素（clarithromycin）、罗红霉素（roxithromycin）、泰利霉素（telithromycin）和喹红霉素（cethromycin）等；15元环大环内酯类，主要是阿奇霉素（azithromycin）；16元环大环内酯类，包括麦迪霉素（medecamycin）、乙酰麦迪霉素（acetylmedecamycin）、吉他霉素（kitasamycin）、乙酰吉他霉素（acetylkitasamycin）、交沙霉素（josamycin）、螺旋霉素（spiramycin）、乙酰螺旋霉素（acetylspiramycin）等。

（一）大环内酯类抗生素的共性

1. 体内过程

（1）吸收：红霉素口服易被胃酸破坏，口服吸收少，一般应用其肠溶片或酯化物。新型大环内酯类对胃酸稳定且易吸收，生物利用度提高，血药浓度及组织细胞内药物浓度均增加。

（2）分布：此类药物能分布到除脑脊液以外的各种组织和体液，组织浓度高于血浆浓度，一般集中在肺、痰液、支气管分泌物、皮下组织、胆汁和前列腺等。

（3）代谢：红霉素在肝脏内代谢，可通过与细胞色素 P_{450} 系统反应而抑制多种药物的氧化。克拉霉素可代谢为仍具有抗菌活性的 14- 羟基克拉霉素。阿奇霉素不在体内代谢。

（4）排泄：红霉素和阿奇霉素经胆汁排泄，部分药物可经肝肠循环被重吸收。克拉霉素及代谢产物主要经过肾脏排泄。

2. 抗菌作用及作用机制

此类药物的抗菌谱主要包括：

（1）革兰阳性菌：金黄色葡萄球菌、链球菌、肺炎链球菌等革兰阳性球菌；白喉棒状杆菌、百日咳鲍特菌、炭疽杆菌、破伤风梭菌等革兰阳性杆菌。

（2）革兰阴性菌：脑膜炎奈瑟菌、淋病奈瑟菌等革兰阴性球菌；军团菌、弯曲菌等革兰阴性杆菌。

（3）非典型病原体：梅毒螺旋体、钩端螺旋体、肺炎支原体、衣原体等。

大环内酯类抗生素主要是抑制细菌蛋白质合成，药物可以不可逆地与细菌核糖体 50S 亚基 23S rRNA 上肽酰转移酶结合，阻断肽酰基 tRNA 从 mRNA 的 A 位移至 P 位，阻断肽链延长；或者与细菌核糖体 50S 亚基的 L_{27} 和 L_{22} 蛋白结合，使肽酰基 tRNA 在肽链延长阶段从核糖体解离。大环内酯类属于抑菌剂，高浓度时对敏感菌属于杀菌剂。林可霉素类、氯霉素类在细菌核糖体 50S 亚基上的结合位点与大环内酯类相同或相近，合用时会产生拮抗作用且易产生耐药性。

3. 耐药机制

（1）产生灭活酶：红霉素酯酶、甲基化酶、磷酸化酶、乙酰转移酶等可使大环内酯类水解或通过甲基化、磷酸化、乙酰化等使其失活。

（2）靶位修饰：细菌可产生编码核糖体甲基化酶的基因，使细菌核糖体 23S rRNA 与大环内酯类抗生素结合位点甲基化，导致结合位点发生构象改变，降低两者的亲和力而导致耐药性的产生。

（3）摄入减少：细菌针对大环内酯类抗生素可改变胞质膜成分或产生新的成分，

Note

导致进入细菌体内的大环内酯类抗生素药量减少。

（4）外排增多：耐药基因可编码具有能量依赖性的主动外排功能的蛋白质，将进入细菌体内的大环内酯类抗生素泵出，降低细菌细胞内的药物浓度而引起耐药。

4. 临床应用

（1）链球菌感染：大环内酯类抗生素可用于治疗溶血性链球菌、肺炎链球菌等引起的急性扁桃体炎、急性咽炎、鼻窦炎、猩红热、肺炎等。

（2）军团菌病：治疗嗜肺军团菌或其他军团菌引起的肺炎及社区获得性肺炎。

（3）衣原体、支原体感染：肺炎支原体、肺炎衣原体所致的肺炎、支气管炎等呼吸系统感染；婴儿期衣原体肺炎；衣原体和支原体所致的尿道炎、宫颈炎、盆腔炎等感染。

（4）棒状杆菌属感染：如白喉、棒状杆菌败血症等。

5. 不良反应

（1）胃肠道反应：口服红霉素可出现厌食、恶心、呕吐、腹泻等，新型大环内酯类抗生素胃肠道反应发生率降低。

（2）肝损害：长期大剂量应用可引起转氨酶可逆性升高、胆汁淤积性肝炎等，一般停药后可自行恢复。

（3）耳毒性：大剂量应用时，尤其是肝肾疾病患者、老年患者用药后可引起耳毒性，表现为耳鸣、听力减退、暂时性耳聋、前庭功能亦可受损。

（二）常用大环内酯类药物

1. 红霉素

红霉素是第一个用于临床的大环内酯类药物，由于胃肠道反应和耐药性的产生，近年来已逐渐被第二代半合成即新型大环内酯类抗生素取代。口服经肠道吸收，易被胃酸破坏。主要用于耐青霉素 G 的金黄色葡萄球菌、溶血性链球菌所致的上呼吸道感染如咽炎、鼻炎、扁桃体炎以及急性支气管炎等及对青霉素 G 过敏患者；军团菌导致的军团菌病；肺炎支原体、肺炎衣原体等非典型病原体引起的呼吸系统感染等。

2. 克拉霉素

克拉霉素抗菌活性优于红霉素，口服吸收迅速完全，组织浓度高于血中浓度，$t_{1/2}$约 6h，生物利用度约 55%。不良反应发生率较红霉素低。对革兰阳性球菌、军团菌、肺炎衣原体抗菌活性最强，与其他药物合用可用于幽门螺杆菌感染。

3. 阿奇霉素

阿奇霉素对流感嗜血杆菌、军团菌、梭状芽孢杆菌、淋病奈瑟菌、支原体、衣原体等抗菌活性优于红霉素。口服吸收迅速完全，组织分布广，细胞中浓度高，$t_{1/2}$长达 35 ~ 48h。对肺炎支原体抗菌活性为此类药物中最强，不良反应发生率较低。

二、林可霉素类抗生素

林可霉素类抗生素包括林可霉素（lincomycin）和克林霉素（clindamycin）。

（一）体内过程

1. 吸收

克林霉素与林可霉素相比，口服吸收完全，生物利用度约为87%，受食物影响较小。

2. 分布

本类药物血浆蛋白结合率可在90%以上，分布于全身组织和体液并且骨组织、脓肿组织内浓度可达到更高浓度，能透过胎盘屏障。不能通过血脑屏障，但在脑部炎症时可在脑组织达到有效治疗浓度。

3. 代谢与排泄

两药均在肝脏代谢，经胆汁排泄或经肾小球滤过。

（二）抗菌作用及作用机制

林可霉素类抗生素低浓度时为抑菌剂，高浓度时有杀菌作用。抗菌谱与大环内酯类抗生素相似，克林霉素的抗菌活性比林可霉素强 4～8 倍。对各类厌氧菌均有强大抗菌作用，对葡萄球菌属、链球菌属等革兰阳性球菌及脑膜炎奈瑟菌、淋病奈瑟菌等革兰阴性球菌敏感。

抗菌作用机制与大环内酯类抗生素相同，可与敏感细菌核糖体 50S 亚基结合，阻止肽链延长而抑制细菌蛋白质合成。

（三）耐药性

多数细菌对林可霉素和克林霉素存在完全交叉耐药性，因细菌对本类药物的耐药机制与大环内酯类抗生素相同，两者存在交叉耐药性。

（四）临床应用

1. 革兰阳性球菌感染

敏感菌所致的呼吸道感染，如肺炎、肺脓肿，骨及软组织感染，胆道感染，心内膜炎及败血症等。

2. 厌氧菌感染

厌氧菌所致的口腔、腹腔及妇科感染等。

（五）不良反应

1. 胃肠道反应

林可霉素的胃肠道反应发生率高于克林霉素，常见恶心、呕吐、腹痛和腹泻等，严重者有肠绞痛、水样或血样便；偶见致死性伪膜性肠炎，系菌群失调，大量繁殖的艰难梭菌产生的毒素所致。如出现腹泻，应立即停药，口服万古霉素或甲硝唑可有效控制。

2. 变态反应

偶见皮疹、荨麻疹、多形性红斑、一过性中性粒细胞减少、血小板减少等。

3. 肝毒性

少数患者用药后可出现黄疸、转氨酶升高等。

三、万古霉素类抗生素

万古霉素类属于糖肽类抗生素，包括万古霉素（vancomycin）、去甲万古霉素（norvancomycin）和替考拉宁（teicoplanin）。

（一）体内过程

口服不易吸收，静脉注射后分布至组织和体液，炎症时可透过血脑屏障达到有效抗菌浓度。90% 以上由肾脏排泄，万古霉素和去甲万古霉素 $t_{1/2}$ 约为 6 小时，肾脏功能减退时可延长至 7.5 天。替考拉宁 $t_{1/2}$ 可长达 47 ～ 100 小时。

（二）抗菌作用及作用机制

对各种革兰阳性球菌均有强大的杀菌作用，包括金黄色葡萄球菌、肺炎链球菌、草绿色链球菌、溶血性链球菌，尤其是 MRSA 和 MRSE。对厌氧的革兰阳性杆菌，如艰难梭菌亦有良好的抗菌活性。

万古霉素类抗生素可结合到敏感菌的细胞壁前体肽聚糖五肽末端的 D- 丙氨酰 -D- 丙氨酸，抑制肽聚糖合成中的糖基转移酶、转肽酶等活性，阻止肽聚糖的进一步延长和交联，从而抑制细菌细胞壁合成，造成细菌因细胞壁缺损而破裂死亡。

（三）耐药性

细菌产生的耐药基因可产生能修饰细胞壁前体肽聚糖的酶，使细菌对万古霉素类亲和力下降而产生耐药性。

（四）临床应用

临床用于耐青霉素类、耐头孢菌素类的革兰阳性菌引起的严重感染，尤其是 MRSA 或 MRSE 引起的感染（如肺炎、脓胸、感染性心内膜炎、骨髓炎和败血症等），口服可用于艰难梭菌引起的伪膜性肠炎。

（五）不良反应

1. 过敏反应

万古霉素类抗生素可引起药物热、皮疹、瘙痒等过敏反应。快速大剂量静脉注射万古霉素时，可出现"红人综合征"，表现为后颈部、上肢和上身皮肤潮红、红斑、荨麻疹等，还可出现寒战、发热、心动过速，偶有低血压。

2. 耳毒性

肾功能不全者或应用剂量过大时会引起耳鸣、听力减退甚至耳聋等表现，及早停药可恢复正常。高效利尿剂、氨基糖苷类抗生素可加重此类药物的耳毒性。

3. 肾毒性

主要损伤肾小管，表现为蛋白尿、管型尿、血尿、少尿、氮质血症等。应避免与氨基糖苷类抗生素等其他具有肾毒性的药物合用。

（孙　霞）

第四节　氨基糖苷类抗生素

氨基糖苷类（aminoglycoside）是由氨基环醇和氨基糖分子以苷键相结合的一类抗生素。优点主要为抗菌谱广，抗革兰阴性杆菌活性强于青霉素类和第一代头孢菌素类抗生素，与 β- 内酰胺类或万古霉素类合用产生协同作用。缺点包括对厌氧菌无抗菌活性，胃肠道吸收差，具有不同程度的耳毒性、肾毒性等。

一、氨基糖苷类抗生素的共性

（一）体内过程

1. 吸收

氨基糖苷类药物极性和解离度大，口服不易吸收，多采用肌内注射或静脉滴注，达峰时间为 0.5 ~ 2 小时。

2. 分布

主要分布于细胞外液，聚积在肾皮质和内耳内、外淋巴液。可透过胎盘屏障，不易透过血脑屏障。

3. 代谢、排泄

在体内不被代谢，主要以原形方式经肾小球滤过排泄，尿液中药物浓度较高，$t_{1/2}$ 为 2 ~ 3 小时。

（二）抗菌作用及作用机制

氨基糖苷类属于静止期杀菌性抗生素，其抗菌谱包括：①需氧革兰阴性杆菌，如对大肠埃希菌等肠杆菌属、克雷伯菌、志贺菌属等具有强大的抗菌活性，对沙门菌属、沙雷伯菌属、产碱杆菌属、不动杆菌属均有一定的抗菌作用。②有些品种对铜绿假单胞菌、金黄色葡萄球菌、MRSA/MRSE 以及结核分枝杆菌等有较好的抗菌活性。氨基糖苷类与 β- 内酰胺类抗生素合用，对肠球菌属、甲型溶血性链球菌（草绿色链球菌）、铜绿假单胞菌等可获协同作用。

氨基糖苷类的抗菌作用机制如下：

1. 抑制细菌蛋白质合成

氨基糖苷类抗生素进入细菌细胞内与核糖体 30S 亚基结合可发挥以下作用：①抑制 30S 或 70S 始动复合物的形成，干扰功能性核糖体组装。②选择性与细菌核糖体 30S 亚基的靶位蛋白（P_{10} 蛋白）结合，使 A 位歪曲，造成 tRNA 在翻译 mRNA 密码时错译，生成异常或无功能的蛋白质。③阻碍肽链释放因子与核糖体 A 位结合，不能释放已合成的肽链。④抑制核糖体 70S 亚基的解离，阻碍细菌体内核糖体的循环利用，造成细菌体内的核糖体耗竭而导致细菌死亡。

2. 增加细菌细胞膜的通透性

氨基糖苷类作为阳离子抗生素，可竞争性置换细胞生物膜中连接脂多糖分子的 Ca^{2+} 和 Mg^{2+}，在细胞膜的外层形成裂缝，使细胞膜通透性增加，导致细胞内 K^+、腺嘌呤核苷酸等物质外漏，导致细菌死亡。细菌对氨基糖苷类抗生素的摄取需要能量，厌氧菌没有足够的能量用于此摄取，因此对厌氧菌无效。

（三）耐药机制

1. 产生灭活酶

细菌可产生灭活氨基糖苷类抗生素的钝化酶，包括乙酰化酶、磷酸化酶及腺苷化酶，使抗生素的氨基或羟基乙酰化、磷酰化或腺苷化，无法与核糖体结合，从而阻断药物对蛋白质合成的抑制作用。

2. 靶位的修饰

编码细菌核糖体 30S 亚基上 S_{12} 蛋白的基因突变，对氨基糖苷类的亲和力降低。近年发现由耐药基因编码的 16S rRNA 甲基化酶可使细菌的药物作用靶位甲基化，细菌与氨基糖苷类抗生素的亲和力降低，产生高度耐药。

3. 细胞膜通透性降低或主动外排系统增强

细菌细胞膜上膜孔蛋白结构的改变，可引起膜通透性下降，使药物摄取量减少。铜绿假单胞菌等细菌的细胞膜存在多种膜蛋白介导的多药耐药主动外排系统，外排的药物增多，细菌体内的药量不断减少，从而导致耐药。

（四）临床应用

1. 对氨基糖苷类抗生素敏感的革兰阴性杆菌感染

用于治疗需氧革兰阴性杆菌所致呼吸道、泌尿道、胃肠道等感染。严重感染如肺炎、败血症、脑膜炎等，需联合应用半合成的广谱青霉素类、第三代头孢菌素类及氟喹诺酮类等。

2. 联合用药治疗革兰阳性菌感染

与耐酶青霉素类、利福平或万古霉素等合用，用于肠球菌属或甲型溶血性链球菌（草绿色链球菌）所致的心内膜炎、金黄色葡萄球菌与表皮葡萄球菌所致的败血症、心内膜炎等感染。

3. 结核分枝杆菌和非结核分枝杆菌感染

链霉素可用于结核病的联合治疗，非结核分枝杆菌感染可选用阿米卡星。

（五）不良反应

1. 耳毒性

耳毒性包括前庭功能障碍和耳蜗听神经损伤。前庭功能障碍表现为眩晕、恶心、呕吐、视力减退、眼球震颤和共济失调等；发生率：新霉素＞卡那霉素＞链霉素＞阿米卡星≥庆大霉素≥妥布霉素＞奈替米星。耳蜗听神经损伤表现为耳鸣、听力减退和永久性耳聋；发生率：新霉素＞卡那霉素＞阿米卡星＞庆大霉素＞妥布霉素＞奈替米星。永久性耳聋是不可逆性的，可影响胎儿，与高效利尿剂、万古霉素及顺铂等其他具有耳毒性的药物合用时风险更大。氨基糖苷类抗生素耳毒性的机制可能是药物在内耳淋巴液中浓度较高，损害内耳柯蒂器内、外毛细胞能量的产生及利用，引起细胞膜 Na^+-K^+-ATP 酶功能障碍，导致毛细胞损伤。

2. 肾毒性

氨基糖苷类抗生素可损害肾近曲小管上皮细胞，出现蛋白尿、管型尿、血尿等，甚至氮质血症、肾功能减退等。严重程度依次为：新霉素＞卡那霉素＞庆大霉素＞妥布霉素＞阿米卡星＞奈替米星＞链霉素。应避免与其他具有肾毒性的药物，如高效利尿剂、第一代头孢菌素类、万古霉素等合用。

3. 神经肌肉麻痹

常见于静脉滴注速度过快或大剂量腹膜内、胸膜内给药，表现为心肌抑制、血压下降、肢体瘫痪及呼吸衰竭。原因：此类药物与突触前膜钙结合部位结合，与 Ca^{2+} 竞争而抑制乙酰胆碱的释放，阻断神经肌肉接头处传递，产生神经肌肉麻痹作用。葡萄糖酸钙和新斯的明可对抗此不良反应。血钙过低、重症肌无力患者需慎用或禁用此类药物。

4. 过敏反应

常见皮疹、发热、血管神经性水肿等，链霉素可引起过敏性休克，发生率仅次于青霉素 G，防治原则与青霉素 G 相同。

二、常用氨基糖苷类抗生素

（一）庆大霉素

庆大霉素（gentamicin）是治疗各种革兰阴性杆菌感染的主要抗菌药，对沙雷菌属的作用尤其显著。与青霉素 G 或其他抗生素合用可用于治疗严重的肺炎链球菌、葡萄球菌、草绿色链球菌、铜绿假单胞菌及肠球菌的感染，亦可用于术前预防和术后感染。

（二）妥布霉素

妥布霉素（tobramycin）对肺炎克雷伯菌、肠杆菌属、变形杆菌属、铜绿假单胞菌的作用较庆大霉素强，对耐庆大霉素菌株有效，与抗铜绿假单胞菌的半合成青霉素类或头孢菌素类联合应用于铜绿假单胞菌所致的各种感染。

（三）阿米卡星

阿米卡星（amikacin）是抗菌谱最广的氨基糖苷类抗生素，对革兰阴性杆菌和金黄色葡萄球菌均有较强的抗菌活性。突出优点为对肠道革兰阴性杆菌和铜绿假单胞菌所产生的钝化酶稳定，常作为治疗耐氨基糖苷类菌株所致感染的首选药物。用于对庆大霉素等氨基糖苷类抗生素耐药的革兰阴性杆菌所致的下呼吸道感染、腹腔感染、泌尿生殖道感染及菌血症等。与羧苄西林或哌拉西林合用对铜绿假单胞菌有协同作用，与头孢菌素类合用对肺炎克雷伯菌有协同作用，阿米卡星与β-内酰胺类抗生素合用可治疗粒细胞缺乏或其他免疫缺陷患者合并严重的革兰阴性杆菌感染。

（四）奈替米星

奈替米星（netilmicin）对多数肠杆菌属细菌具有强大的抗菌活性，对葡萄球菌等革兰阳性球菌的作用强于其他氨基糖苷类抗生素。对多种氨基糖苷类钝化酶稳定，因此对 MRSA 及耐庆大霉素、妥布霉素的菌株有较好的抗菌活性。与β-内酰胺类抗生素联合用药对金黄色葡萄球菌、肠球菌、铜绿假单胞菌及肺炎克雷伯菌均有协同作用。主要用于治疗敏感菌引起的严重感染。

（孙　霞）

第五节　四环素类抗生素

四环素类（tetracyclines）抗生素对多种革兰阴性菌、革兰阳性菌、立克次体、支原体、衣原体具有较强的抑制作用，亦可抑制某些螺旋体和原虫，被称为广谱抗生素类。

一、体内过程

1. 吸收

口服吸收率不同，金霉素最低（30%），四环素、土霉素和地美环素居中（60%～70%），多西环素和米诺环素最高（95%～100%）。四环素的吸收易受食物和金属离子的影响。

2. 分布

血浆蛋白结合率差异较大（40%～80%），广泛分布于组织和体液，能通过胎盘屏障，可沉积于骨骼、牙齿及牙釉质中，并可分泌至乳汁，不易透过血脑屏障。

3. 代谢与排泄

部分在肝脏代谢，自肾小球滤过排泄。多西环素约 90% 以代谢产物或螯合物自胆汁分泌至肠道排出，很少引起腹泻或二重感染，可治疗肾功能受损患者的肾外感染。

二、抗菌作用及作用机制

此类药物为快速抑菌剂，高浓度时对某些细菌亦呈杀菌作用。

1. 抗菌谱

（1）革兰阳性球菌：金黄色葡萄球菌、甲型和乙型溶血性链球菌、肺炎链球菌等。

（2）革兰阳性杆菌：产气荚膜梭菌、炭疽杆菌、破伤风梭菌等。

（3）多数厌氧菌（脆弱类杆菌、放线杆菌等）。

（4）立克次体、支原体、衣原体、螺旋体及某些原虫。

2. 抗菌机制

（1）与细菌核糖体 30S 亚基的 A 位特异结合，抑制氨酰基 tRNA 进入 A 位，阻断肽链延长进而抑制细菌蛋白质合成。

（2）增加细菌细胞膜的通透性，使细菌细胞内核苷酸等重要成分外漏。

三、耐药机制

1. 核糖体保护蛋白

耐药菌产生的核糖体保护蛋白与核糖体结合，由 GTP 水解提供能量而引起核糖体构象改变，阻碍四环素类与细菌核糖体结合，保护细菌蛋白质合成过程。

2. 主动外排系统中蛋白表达增加

耐药菌具有四环素抗药性的 *TetA* 等外排泵基因，表达的外排泵蛋白大量增加，此类蛋白可将四环素类泵出细胞外，使菌体内药物浓度降低。

3. 产生灭活酶

细菌产生灭活四环素的酶，通过化学修饰四环素类而使药物失活。

四、临床应用

四环素类抗生素可用于支原体肺炎、衣原体感染及敏感的革兰阳性球菌、革兰阴性杆菌引起的上呼吸道感染、扁桃体炎、慢性支气管炎等。

五、不良反应

1. 胃肠道反应

表现为恶心、呕吐、腹胀、腹痛和腹泻等。

2. 二重感染

正常人的口腔、鼻腔、胃肠道等部位有多种病原微生物寄生，由于相互竞争而维持相对平衡的共生状态。长期使用广谱抗生素时，敏感菌受到抑制，不敏感菌趁机大量繁殖，由劣势菌变为优势菌，引起新的感染，称为二重感染（superinfections）或菌群交替症。主要表现为：①肠道感染，特别是耐四环素的艰难梭菌引起的伪膜性肠炎，一旦出现应立即停药并口服万古霉素或甲硝唑。②真菌感染，由白假丝酵母菌引起的鹅口疮、肠炎，一旦出现应立即停药并进行抗真菌治疗。

3. 对牙齿和骨骼发育的影响

主要发生于胎儿和婴幼儿，四环素类可与其新生骨骼和牙齿中的沉积钙结合，引起恒齿永久性棕色色素沉着和牙釉质发育异常。亦可抑制骨质生成和婴幼儿骨骼发育，造成暂时性的生长障碍。孕期、哺乳期妇女及 8 岁以下的儿童禁用四环素类药物。

4. 其他

大剂量口服或静脉注射可引起肝毒性或肾毒性。可见光敏反应和前庭反应等，米诺环素可引起独特的前庭反应。

（孙　霞）

第六节　人工合成抗菌药

一、喹诺酮类抗菌药

喹诺酮类（quinolones）抗菌药是含有 4- 喹酮母核的人工合成抗菌药物，属于静止期杀菌药。特点：抗菌谱广，抗菌活性强，口服吸收好，组织浓度高，与其他抗菌药无交叉耐药性，不良反应相对少，已成为治疗细菌感染性疾病的主要药物。

依据开发时间分为四代。第一代（1962—1969 年）：萘啶酸为代表药，仅对于革兰阴性菌有抗菌活性，现已被淘汰；第二代（1969—1979 年）：以吡哌酸为代表，仅限于革兰阴性菌引起的肠道和尿路感染，目前应用较少；第三代（1980—1996 年）：包括诺氟沙星（norfloxacin）、环丙沙星（ciprofloxacin）、氧氟沙星（ofloxacin）、左氧氟沙星（levofloxacin）、洛美沙星（lomefloxacin）、氟罗沙星（fleroxacin）、司帕沙星（sparfloxacin）等氟喹诺酮类（fluoroquinolones）；第四代（1997 年至今）：莫西沙星、加替沙星等氟喹诺酮类。其中第三代、第四代的氟喹诺酮类是目前临床治疗细菌感染性疾病的重要药物。

（一）体内过程

1. 吸收

此类药物多数口服吸收迅速并且完全，用药后 12 小时达到血药峰浓度。除诺氟沙星和环丙沙星外，其他药物的生物利用度均可达 80% ~ 95%。此类药物可螯合二价和三价阳离子，因此不可与含有这些离子的食品或药物同服。

2. 分布

此类药物血浆蛋白结合率为 14% ~ 30%，广泛分布于组织和体液，在肺、肝、肾、膀胱、前列腺、卵巢等部位的药物浓度明显高于血药浓度。

3. 代谢、排泄

培氟沙星主要由肝脏代谢并通过胆汁排泄；氧氟沙星、左氧氟沙星、洛美沙星和加替沙星主要是以原形经肾小管分泌或肾小球滤过由肾脏排出。诺氟沙星和环丙沙星 $t_{1/2}$ 仅为 3 ~ 5 小时，左氧氟沙星、莫西沙星、加替沙星和曲伐沙星 $t_{1/2}$ 为 6 ~ 11 小时，司氟沙星 $t_{1/2}$ 可达 18 小时。

（二）抗菌作用

氟喹诺酮类属静止期杀菌药，MBC 为 MIC 的 2 ~ 4 倍。第四代喹诺酮类抗菌药保留了第三代对革兰阴性菌（如肠杆菌属、假单胞菌属、奈瑟球菌属、嗜血杆菌属、弯曲杆菌属等）的良好抗菌活性，增强了对革兰阳性菌（肺炎链球菌、金黄色葡萄球菌等）、军团菌、结核分枝杆菌、支原体及衣原体的抗菌活性，并且增加了抗厌氧菌活性。对于铜绿假单胞菌，环丙沙星的抗菌活性最强，而左氧氟沙星对包括肺炎链球菌在内的革兰阳性菌作用最强。

（三）抗菌作用机制

1. 抑制细菌 DNA 回旋酶

DNA 回旋酶（DNA gyrase）是喹诺酮类抗革兰阴性菌的主要靶点。DNA 回旋酶为 2 个 A 亚基和 2 个 B 亚基组成的四聚体，可参与 DNA 超螺旋的形成。由 *gyrA* 编码的 A 亚基通过其切口活性将 DNA 正超螺旋后链切开并形成缺口，由 *gyrB* 编码的 B 亚基介导 ATP 水解并负责提供能量，使 DNA 的前链经缺口后移；然后 A 亚基通过其封口活性再将切口封闭，使 DNA 正超螺旋变为 DNA 负超螺旋，细菌 DNA 复制和转录得以进行。氟喹诺酮类药物则作用于 DNA 回旋酶 A 亚基，形成 DNA-DNA 回旋酶 - 氟喹诺酮类复合物，抑制其切口和封口活性而阻碍细菌 DNA 复制和转录，最终起到杀菌作用。

2. 抑制细菌拓扑异构酶Ⅳ

拓扑异构酶Ⅳ（topoisomerase Ⅳ）是喹诺酮类抗革兰阳性菌的主要靶点。拓扑异构酶Ⅳ为 2 个 A 亚基和 2 个 B 亚基组成的四聚体，其在 DNA 复制姐妹染色体的分离中起到重要作用。其中 A 亚基由 *parC* 编码，负责 DNA 断裂和重接；B 亚基由 *parE* 编码，催化 ATP 水解和 DNA 前链的后移。喹诺酮类抗菌药通过抑制拓扑异构酶Ⅳ而阻碍革兰阳性菌的 DNA 复制而起到杀菌作用。

（四）耐药机制

细菌对喹诺酮类抗菌药产生耐药性的机制：①细菌靶位的改变。细菌 *gyrA* 基因突变引起药物与 DNA 回旋酶 A 亚基的亲和力降低。②菌体内药物浓度降低。一方面由于菌体细胞膜孔蛋白 *OmpF* 基因失活，细胞膜通透性降低，药物无法进入菌体；另一方面细菌还可通过主动外排系统将药物排出菌体外，使喹诺酮类在菌体内蓄积减少。

（五）临床应用

目前临床主要应用第三代、第四代氟喹诺酮类抗菌药。左氧氟沙星、加替沙星及莫西沙星可替代大环内酯类用于衣原体肺炎、支原体肺炎及军团菌病；左氧氟沙星、莫西沙星与万古霉素合用，可用于青霉素 G 或头孢菌素类高度耐药的肺炎链球菌感染；环丙沙星、氧氟沙星、左氧氟沙星可有效治疗结核病和非结核分枝杆菌感染。

（六）不良反应

1. 胃肠道反应

可见食欲减退、上腹不适、嗳气、恶心、呕吐、腹胀、腹痛、腹泻等。

2. 中枢神经系统毒性

轻者表现为头痛、眩晕、失眠及情绪不安等，严重者可出现精神异常、抽搐、惊厥等，与非甾体抗炎药或茶碱类合用时常见。癫痫病史、精神病史患者应避免使用此类药物。

3. 光敏反应

使用此类药物后可使光照部位皮肤区域出现瘙痒性红斑，甚至出现剥脱性皮炎。司氟沙星、洛美沙星等的光敏反应发生率相对较高，左氧氟沙星的光敏反应发生率最低（仅为 0.2%）。用药期间应避免直接暴露于阳光下，一旦发生此不良反应，应立即停药并进行对症治疗。

4. 心脏毒性

喹诺酮类抗菌药可引起 Q-T 间期延长、尖端扭转型心律失常甚至心室颤动，应避免与可引起 Q-T 间期延长的药物（如胺碘酮、奎尼丁、普鲁卡因胺、索他洛尔等）合用，心脏病患者慎用。

5. 软骨损害

氟喹诺酮类抗菌药与软骨组织中的 Mg^{2+} 形成的络合物沉积于关节软骨，造成软骨损伤。儿童用药后可出现关节痛和关节水肿。孕妇及 18 岁以下儿童不宜使用。

6. 其他

氟喹诺酮类抗菌药亦可引起肌腱炎甚至肌腱破裂，尤其在饮食中镁缺乏时此作用更加显著。少数患者出现肝、肾功能异常。

二、磺胺类抗菌药

磺胺类抗菌药（sulfonamides）是第一个系统用于预防和治疗人类细菌感染的抗菌药物。

（一）抗菌作用及机制

磺胺类抗菌药对多数革兰阳性菌和革兰阴性菌具有良好的抗菌活性，如肺炎链球菌、大肠埃希菌、脑膜炎奈瑟菌、淋病奈瑟菌、鼠疫耶尔森菌、诺卡菌属等，对沙眼

Note

衣原体、某些原虫也有抑制作用。磺胺嘧啶银对铜绿假单胞菌有效。

磺胺类抗菌药的作用靶点为细菌的二氢蝶酸合酶，从而干扰细菌叶酸的合成。四氢叶酸（FH4）作为一碳基团载体的辅酶参与细胞嘌呤和嘧啶核苷酸的合成。哺乳动物细胞可将食物中的叶酸还原为所需的 FH4，但许多细菌不能利用现成的叶酸，必须依赖二氢蝶酸合酶催化二氢蝶啶、对氨苯甲酸（PABA）和谷氨酸生成二氢叶酸（FH2），并在二氢叶酸还原酶作用下转变成 FH4。由于磺胺类抗菌药与 PABA 的化学结构相似，可与 PABA 竞争细菌体内的二氢蝶酸合酶，阻止 PABA 作为原料合成细菌所需的 FH2，从而抑制细菌的生长繁殖。

（二）体内过程

多数磺胺类抗菌药口服后主要在胃、小肠迅速吸收，吸收率可在 90% 以上，血药浓度达峰时间为 2～6 小时。血浆蛋白结合率为 60%～75%，广泛分布于组织及胸膜液、腹膜液和房水等细胞外液，可透过血脑屏障进入中枢神经系统和脑脊液，也能进入乳汁和透过胎盘屏障。主要在肝脏代谢，经肾小球滤过排泄，部分游离药物可经肾小管重吸收。在碱性尿液中排泄增多，在中性或酸性环境下易结晶析出。

（三）临床应用

临床主要用于敏感菌引起的轻度感染。磺胺嘧啶（sulfadiazine，SD）是预防和治疗流行性脑脊髓膜炎的首选药物，还可以治疗诺卡菌属等敏感菌导致的上呼吸道感染及肺部感染。磺胺甲噁唑（sulfamethoxazole，SMZ）与增效药甲氧苄啶（rimethoprin，TMP）联合应用，按照 5∶1 比例组成复方制剂，抗菌作用明显增强，甚至可以呈现杀菌作用。两者合用的优点：一是两者药代动力学过程相似，易于临床应用；二是 TMP 是二氢叶酸还原酶抑制剂，两者可通过双重阻断作用抑制细菌的叶酸合成；三是两者合用可扩大抗菌谱，减少耐药菌株出现。复方制剂主要用于治疗肺炎链球菌、大肠埃希菌等引起的呼吸道感染。

（四）不良反应

1. 肾脏损害

在中性或酸性环境下，磺胺类抗菌药易形成结晶，出现结晶尿、血尿、尿痛及尿闭等。应适当增加饮水量并同服碳酸氢钠以预防此类不良反应的发生，并定期检查尿常规。

2. 过敏反应

皮疹、荨麻疹、多形性红斑甚至剥脱性皮炎，有过敏史者禁用。

3. 血液系统反应

可引起血小板减少、粒细胞减少甚至再生障碍性贫血，用药期间需定期检查血象。葡萄糖 -6- 磷酸脱氢酶缺乏的患者易引起溶血性贫血。

4.肝损害

黄疸、肝功能减退，严重者可出现急性重型肝炎。肝功能受损者应避免使用。

5.其他

口服可引起恶心、呕吐、上腹部不适和食欲减退等胃肠道反应。

（孙　霞）

第七节　抗病毒感染药物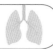

　　呼吸系统病毒感染可分别引起急性上呼吸道感染、气管－支气管炎和肺炎。其中流感病毒和冠状病毒会造成大规模的流行传染，且对人体健康产生很大影响，本部分主要介绍抗流感病毒药物和抗冠状病毒药物。

一、抗流感病毒药物

　　流感病毒是分节段的单股负链 RNA 包膜病毒。分为甲乙丙三型，其中甲型病毒对人类危害较大。流感病毒包含 9 种不同的结构蛋白。核蛋白（NP）与病毒 RNA 结合形成直径 9 nm 的核糖核蛋白（RNP）结构，三个大蛋白（PB1，PB2 和 PA）与病毒 RNP 结合，并负责 RNA 的转录和复制。脂质包膜来自宿主细胞，基质蛋白（M1）在病毒脂质包膜下，对维持病毒颗粒形态具有重要作用。血凝素（HA）和神经氨酸酶（NA）插入包膜，在病毒表面形成约 10 nm 长的尖刺，HA 和 NA 将甲型病毒分为不同的亚型。血凝素主要功能是附着在呼吸道细胞表面的 N- 乙酰神经氨酸（唾液酸，存在于细胞膜糖蛋白或糖脂的末端），促进流感病毒与宿主细胞的吸附。神经氨酸酶作用于血凝素受体，水解其末端神经氨酸，新形成的病毒颗粒通过其血凝素与神经氨酸结合，在细胞表面聚集，神经氨酸酶有助于流感病毒从受感染细胞释放新形成的病毒颗粒，进一步感染其他细胞；神经氨酸酶还可使呼吸道分泌物中的一种黏液蛋白失活，该蛋白可能与病毒血凝素结合，并阻止病毒吸附宿主细胞。M2 离子通道蛋白和 NS2 蛋白也存在于包膜中，M2 蛋白可调节膜内 pH，M2 蛋白允许氢离子流入病毒粒子内部，进而促进 RNP 片段的解离并释放到宿主细胞质中（脱壳）。流感病毒非结构蛋白 NS1 在病毒和细胞基因表达中具有转录后调节作用。流感病毒结构如图 10-7-1 所示。

Note

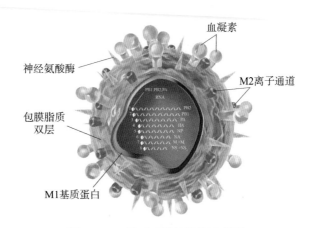

图 10-7-1　流感病毒的结构示意图

　　流感病毒感染人的细胞后复制周期（图 10-7-2）包括：①在受体介导的内吞作用后，病毒核糖核蛋白复合物被释放到细胞质中并运输到细胞核，在细胞核中进行复制和转录；②mRNA 被输出到细胞质中进行翻译；③复制和转录所需的早期病毒蛋白，包括核蛋白（NP）和聚合酶蛋白（PB1），NP 和 PB1 被运输回细胞核。PB1 根据基因组的单负链 RNA（–ssRNA）分子合成单正链 RNA（+ssRNA）；④ PB1 以 +ssRNA 为模板，复制单负链 RNA；⑤其中一些单负链 RNA 作为合成病毒 mRNA 的模板合成 mRNA，另一部分则成为子代基因组。内质网中的核糖体根据病毒 mRNA 编码合成病毒结构蛋白；⑥新的病毒颗粒装配成熟并从细胞内释放出来。

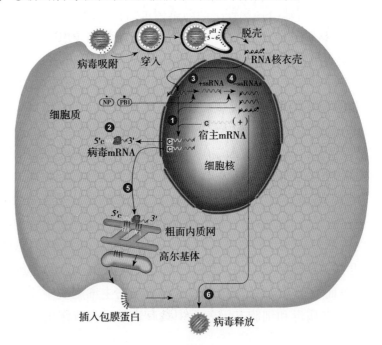

图 10-7-2　流感病毒的复制周期示意图

　　抗流感病毒药物根据其作用机制可分为 M2 离子通道阻滞剂（金刚烷胺和金刚乙胺）、神经氨酸酶抑制剂（奥司他韦、扎那米韦和帕拉米韦）和 CAP 依赖型核酸内切酶（cap-dependent endonuclease，CEN）抑制剂（玛巴洛沙韦）。

（一）金刚烷胺和金刚乙胺

1. 药理作用与机制

金刚烷胺（amantadine）和金刚乙胺（rimantadine）抑制病毒复制的早期步骤，阻断病毒的 M2 质子离子通道，从而干扰 pH 介导的血凝素构象的改变，抑制被感染宿主细胞内病毒基因组 RNA 的脱壳，发挥抗甲型流感病毒作用。流感病毒可通过编码 M2 蛋白跨膜域的 RNA 序列的突变产生耐药性。

2. 体内过程

金刚烷胺口服吸收快而完全，体内分布广，可分布至唾液、鼻分泌液、泪液及肺组织等，可透过胎盘和血脑屏障，可进入乳汁，大部分未经代谢随尿液排出，$t_{1/2}$ 为 12 ~ 18 小时。金刚乙胺口服吸收后在肝脏进行羟基化和葡萄糖醛酸化，然后经肾脏排泄，$t_{1/2}$ 为 24 ~ 36 小时。

3. 临床应用

金刚烷胺和金刚乙胺用于预防和治疗甲型流感病毒引起的感染。如果在症状出现后 2 天内开始治疗，金刚烷对甲型 H1N1 流感有效。对于无并发症的成人甲型流感疾病，早期金刚烷胺或金刚乙胺治疗（200 mg/d，持续 5 天）可使发热和全身不适的持续时间缩短 1 ~ 2 天，加速功能恢复。儿童（≥ 1 岁）通常方案是每天 5 mg/kg，最多 150 mg，每天 1 次或 2 次。

4. 不良反应与注意事项

金刚烷胺和金刚乙胺最常见的不良反应是与剂量相关的轻微中枢神经系统和胃肠道反应，包括紧张、头晕、注意力难以集中、失眠、食欲不振和恶心。有癫痫病史的人服用金刚烷胺或金刚乙胺可能加重症状。

（二）奥司他韦

1. 药理作用与机制

奥司他韦（oseltamivir）一般用其磷酸盐，磷酸奥司他韦在体内转化为活性代谢产物奥司他韦羧酸盐，奥司他韦羧酸盐是选择性的流感病毒神经氨酸酶抑制剂。羧酸奥司他韦与神经氨酸酶的相互作用导致酶的活性位点发生构象变化并抑制其活性。抑制神经氨酸酶活性可导致病毒聚集在细胞表面，抑制病毒颗粒释放，减少病毒在呼吸道内的传播。体外筛选的对羧酸奥司他韦耐药的流感变种含有血凝素或神经氨酸酶突变。

2. 体内过程

口服给药后，磷酸奥司他韦迅速被胃肠道吸收，经肝脏和肠壁酯酶迅速转化为其活性代谢产物奥司他韦羧酸盐。至少 75% 的口服剂量以活性代谢产物的形式进入体内循环，少于 5% 的药物以药物前体的形式存在。活性代谢产物的血浆浓度与服用剂量成比例，并且不受进食影响。奥司他韦羧酸盐主要由肾脏排泄，排泄方式包括肾小球滤过和肾小管主动分泌。活性代谢产物达到峰浓度后，血浆浓度下降半衰期为 6 ~ 10 小时。

3. 临床应用

用于成人和 1 岁以上儿童的甲型和乙型流感治疗。口服磷酸奥司他韦治疗流感，成人及 13 岁以上青少年，每次 75 mg，每天 2 次，连续 5 天。流感预防，口服每次 75 mg，每天 1 次，连续 10 天。儿童根据体重调整药量。患者应在首次出现症状 48 小时以内使用。

4. 不良反应与注意事项

口服奥司他韦可引起恶心、呕吐和头痛。

（三）扎那米韦

1. 药理作用与机制

扎那米韦（zanamivir）是一种唾液酸类似物，可有效抑制流感病毒的神经氨酸酶，从而导致病毒聚集在细胞表面，抑制病毒释放，减少病毒在呼吸道内的传播。病毒耐药与病毒血凝素或神经氨酸酶的突变有关。对扎那米韦耐药的流感病毒通常在动物实验中显示具有较低的传染性。

2. 体内过程

扎那米韦的口服生物利用度低于 5%，临床用剂型是含乳糖载体的扎那米韦吸入粉雾剂。吸入干粉后，约 15% 沉积在下呼吸道，约 80% 沉积在口咽。整体生物利用度为 4% ~ 17%。主要以原形的形式从肾脏排泄。

3. 临床应用

用于成人和 7 岁以上儿童的甲型和乙型流感治疗。本品给药方式为经口吸入，每天 2 次，每次 2 吸（2 × 5 mg），连续 5 天，每天的总吸入剂量为 20 mg。治疗应尽早开始，且不应晚于感染初始症状出现后 48 小时。每天吸入一次扎那米韦对社区获得性流感具有很强的保护作用，如果连续服用 10 天，可以防止家庭传播。

4. 不良反应与注意事项

扎那米韦通常具有良好的耐受性。据报道，在一些没有已知气道疾病的流感感染患者中，扎那米韦可能导致喘息和支气管痉挛，而在那些有哮喘或慢性阻塞性气道疾病的患者中，可能导致呼吸功能急性恶化。任何患者在使用扎那米韦后有呼吸功能减退和（或）支气管痉挛症状，应中止给药并及时就医。没有证据表明扎那米韦其具有诱变、致畸或致癌作用，但不排除其妊娠风险。

（四）帕拉米韦

1. 药理作用与机制

帕拉米韦（peramivir）是流感病毒神经氨酸酶抑制剂。从结构上讲，帕拉米韦与同类其他药物的不同之处是与神经氨酸酶有多个结合位点，有利于避免病毒产生交叉耐药。

2. 体内过程

帕拉米韦在单次静脉注射 600 mg 后，清除半衰期约为 20 小时。主要以原型经肾脏排泄。

3. 临床应用

用于甲型和乙型流感的治疗，出现流感症状 2 天内给药，用于不能口服或者口服不能吸收的流感患者。成人一般用量 300 mg，单次静脉滴注，滴注时间不少于 30 分钟，有严重并发症患者，600 mg 单次静脉滴注，滴注时间不少于 40 分钟。

4. 不良反应与注意事项

最常见的不良是腹泻，可能会引起中性粒细胞减少，另外可能会增加神经精神事件的风险，如幻觉、谵妄和异常行为。

（五）玛巴洛沙韦（巴洛沙韦玛波西酯）

1. 药理作用与机制

流感病毒的转录机制独特，需要宿主细胞的 RNA 聚合酶 Ⅱ 参与其中。流感病毒 mRNA 的合成需要从宿主细胞 mRNA 中截取引物，RNA 聚合酶 Ⅱ 合成宿主细胞的 mRNA，而流感病毒 RNA 聚合酶中的 PB2 与宿主细胞 mRNA 的 5'-cap 结合，流感病毒 RNA 聚合酶中的 PA 具有核酸内切酶活性，可截取宿主细胞 mRNA 的 5'-cap 结构，然后流感病毒 RNA 聚合酶以截取的 cap 结构作为引物用于病毒 mRNA 转录。玛巴洛沙韦（baloxavir marboxil）是一种口服前药，在吸收之后，通过水解转化为活性代谢产物巴洛沙韦，发挥抗流感病毒活性。巴洛沙韦抑制 PA 蛋白的核酸内切酶活性，通过抑制病毒 mRNA 合成的启动抑制流感病毒复制。巴洛沙韦具有抗奥司他韦耐药病毒的活性，并且由于其独特的作用机制，可能与其他药物产生协同作用。

2. 体内过程

玛巴洛沙韦口服给药后，主要通过芳基乙酰胺脱乙酰酶作用，在胃肠道、肠上皮细胞和肝脏中本品大量转化为其活性代谢物巴洛沙韦。单次口服 80 mg 本品后，巴洛沙韦的血浆浓度达峰时间约为空腹服药后 4 小时。巴洛沙韦主要由 UGT1A3 代谢，少量由 CYP3A4 代谢，主要由胆道排泄至肠道然后经粪便排出体外。应避免与乳制品、钙强化饮料、多价阳离子泻药、抗酸剂或口服补充剂（如钙、铁、镁、硒、锌）合用，因为与这些多价阳离子螯合可能会减少血药浓度并降低疗效。

3. 临床应用

玛巴洛沙韦适用于 12 周岁及以上单纯性甲型和乙型流感患者，包括既往健康的患者以及存在流感并发症高风险的患者。在流感症状出现两天之内单次服用。口服剂量：体重 40 ～ 80 kg 为 40 mg，体重 80 kg 或以上者为 80 mg。

4. 不良反应与注意事项

玛巴洛沙韦的主要不良反应为腹泻。

二、抗冠状病毒药物

冠状病毒是单股正链 RNA 包膜病毒，是目前已发现的基因组最大的 RNA 病毒。已知感染人类的冠状病毒有 7 种，Hu-CoV-229E、Hu-CoV-NL63、Hu-CoV-OC43 和 Hu-CoV-HKU1 4 种冠状病毒通过呼吸系统感染人体后一般不引起严重后果，而三种较为新型的病毒 SARS-CoV-1、SARS-CoV-2 和中东呼吸综合征（Middle-East respiratory syndrome，MERS）冠状病毒可引起严重急性呼吸系统疾病。抗新型冠状病毒药物为临床急需，但是研发时间较短，存在一定的争议，中国《新型冠状病毒感染诊疗方案》

（试行第十版）收录的阿兹夫定未被美国 NIH *COVID-19 Treatment Guidelines*（Last Updated: December 1，2022）收录；而美国 *COVID-19 Treatment Guidelines* 中收录的瑞德西韦未被中国《新型冠状病毒感染诊疗方案》收录。本部分主要介绍中国《新型冠状病毒感染诊疗方案》和美国 *COVID-19 Treatment Guidelines* 均收录的抗新型冠状病毒药物奈玛特韦 / 利托那韦组合（Paxlovid）和莫诺拉韦。中国和美国指南中均收录靶向刺突蛋白的单克隆抗体，理论上可抑制新型冠状病毒与细胞的吸附，但是新型冠状病毒变异后，S 蛋白结构改变，单抗对变异毒株的中和能力减弱甚至消失，因此本部分暂时不介绍抗体药物。

新型冠状病毒（图 10-7-3）（以下简称新冠病毒）为 β 属冠状病毒，有包膜，颗粒呈圆形或椭圆形，直径 60 ~ 140 nm，RNA 基因组包含近 3 万个核苷酸，编码 4 种结构蛋白，即 S（刺突）、E（包膜）、M（膜）和 N（核衣壳）蛋白，以及 1 个大的多蛋白，多蛋白在感染细胞中被蛋白酶切割成 16 个非结构蛋白。

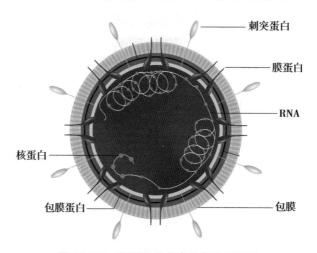

图 10-7-3　新型冠状病毒的结构示意图

新型冠状病毒通过呼吸道进入，鼻咽和口咽细胞是病毒进入和复制的初始靶点。随后在气道、支气管上皮细胞、肺泡上皮细胞、血管内皮细胞和肺泡巨噬细胞中繁殖。病毒刺突（S）蛋白的受体结合域与细胞 ACE2 结合，然后由细胞组织蛋白酶 L 和跨膜蛋白酶丝氨酸 2（TMPRSS2）切割 S1/S2，介导病毒进入质膜并形成内体囊泡。病毒进入细胞后，病毒基因组被释放到细胞质中，基因组 RNA 被翻译成一个大的多蛋白，该多蛋白被宿主和病毒蛋白酶裂解成几个单独的蛋白质，如 RNA 依赖 RNA 聚合酶（RdRp）和其他非结构蛋白质，包括一个具有校对功能的外切酶活性蛋白（ExoN），它可能控制突变。RdRp 指导基因组和亚基因组 RNA 的合成，亚基因组 RNA 被翻译成结构蛋白，如包膜蛋白和核衣壳蛋白。病毒在细胞质中组装，从内质网 – 高尔基膜获得包膜，然后从感染细胞中释放出来。新冠病毒与 ACE2 的结合亲和力也可能影响病毒的传染性和可能的传播效率。

（一）奈玛特韦 / 利托那韦组合包装

美国食品药品监督管理局（FDA）于 2021 年 12 月 22 日发布了利托那韦增强奈

玛特韦的紧急使用授权（EUA），用于治疗COVID-19。2022年2月11日，中国国家药监局根据《药品管理法》相关规定，按照药品特别审批程序，进行应急审评审批，附条件批准辉瑞公司新冠病毒治疗药物奈玛特韦（nirmatrelvir）/ 利托那韦（ritonavir）组合包装（即Paxlovid）进口注册并发证（国药准字HJ20220006）。

1. 药理作用与机制

奈玛特韦是一种SARS-CoV-2主要蛋白酶Mpro（也称为3C-样蛋白酶，3CLpro）的拟肽类抑制剂，抑制SARS-CoV-2 Mpro可使其无法处理多蛋白前体，从而阻止病毒复制。利托那韦本来是抗艾滋病毒药物（蛋白酶抑制剂），在本复方中，利托那韦抑制CYP3A介导的奈玛特韦代谢，从而升高奈玛特韦血药浓度。

2. 体内过程

奈玛特韦主要由CYP3A4代谢，利托那韦对CYP3A具有抑制作用。奈玛特韦 / 利托那韦口服吸收后，利托那韦能够抑制奈玛特韦的代谢，奈玛特韦在血浆中主要以原型存在，尿液和粪便存在少量的水解代谢产物M5（12.1%）和M8（4.2%）。与利托那韦联用时，奈玛特韦主要以原型经肾脏排泄。健康受试者单次空腹口服奈玛特韦混悬剂 / 利托那韦片300/100 mg后，尿液和粪便中的排泄量分别为剂量的49.6%和35.3%。利托那韦主要经肝胆系统清除，通过粪便排出体外。

3. 临床应用

适用人群为发病5天以内的轻、中型且伴有进展为重症高风险因素的成年患者。用法：奈玛特韦300 mg与利托那韦100 mg同时服用，每12小时1次，连续服用5天。

4. 不良反应与注意事项

常见不良反应为腹泻和味觉倒错，偶见消化不良、胃食管反流病、呕吐、肌痛、头晕、丙氨酸氨基转移酶（ALT）升高、天门冬氨酸氨基转移酶（AST）升高。不得与哌替啶、雷诺嗪等高度依赖CYP3A进行清除且其血浆浓度升高会导致严重和（或）危及生命的不良反应的药物联用。只有母亲的潜在获益大于对胎儿的潜在风险时，才能在妊娠期间使用，不建议在哺乳期使用。中度肾功能损伤者应将奈玛特韦减半服用，重度肝、肾功能损伤者不应使用。

（二）莫诺拉韦

美国食品药品监督管理局（FDA）于2021年12月23日发布了莫诺拉韦（molnupiravir）的紧急使用授权（EUA），用于治疗轻至中度COVID-19患者。2022年12月29日，中国国家药监局根据《药品管理法》相关规定，按照药品特别审批程序，进行应急审评审批，附条件批准默沙东公司新冠病毒治疗药物莫诺拉韦胶囊（商品名称：利卓瑞 /LAGEVRIO）进口注册并发证（国药准字HJ20220097）。

1. 药理作用与机制

冠状病毒基因组RNA的复制以及转录都是由RNA依赖的RNA聚合酶（RdRp）完成的。莫诺拉韦是一种胞嘧啶类似物，莫诺拉韦在体内代谢后的活性产物能够作为RdRp的底物掺入病毒RNA中，引起病毒复制错误，破坏病毒RNA功能，这种机制被称为致命突变。

2. 体内过程

莫诺拉韦是 β-D-N4 - 羟基胞苷（NHC）的前药，口服吸收后在体内后迅速转化为 NHC，并进一步形成 5'- 三磷酸盐的活性形式（MTP）。

3. 临床应用

适用人群为发病 5 天以内的伴进展为重症高风险因素的轻、中度新型冠状病毒感染成年患者。例如伴有高龄、肥胖或超重、慢性肾脏疾病、糖尿病、严重心血管疾病、COPD、活动性癌症等重症高风险因素的患者。用法：800 mg，每 12 小时口服 1 次，连续服用 5 天。

4. 不良反应与注意事项

莫诺拉韦最常见的不良反应是腹泻、恶心和头晕。作为胞嘧啶类似物，理论上莫诺拉韦也能掺入人细胞 DNA 中，引起突变，孕妇和哺乳期妇女慎用。

（赵云雪）

第八节　抗真菌感染药物

深部真菌病称为侵袭性真菌病（invasive fungal disease，IFD），肺是 IFD 最常见的靶器官。呼吸系统真菌感染包括白假丝酵母菌（白色念珠菌）、曲霉菌、新型隐球菌、肺孢子菌等。抗真菌药物的作用靶点：与真菌细胞膜麦角固醇结合，从而破坏真菌细胞膜；抑制真菌麦角固醇合成，引起真菌细胞膜损伤；抑制真菌 DAN 和 RAN 合成；抑制真菌细胞壁合成（图 10-8-1）。本部分主要介绍常用的抗真菌感染药物。

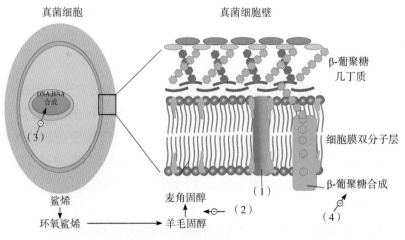

图 10-8-1　抗真菌药物的作用靶点

（1）与真菌麦角固醇结合；（2）抑制麦角固醇合成；
（3）抑制真菌 DNA 和 RNA 合成；（4）抑制真菌细胞壁合成

一、抗生素类抗真菌药——两性霉素 B

1. 药理作用与机制

两性霉素 B（amphotericin B）属多烯类广谱抗真菌药，对多种真菌感染有效。本药可与敏感真菌细胞膜特有脂质麦角固醇结合，损伤真菌细胞膜，使膜通透性增加，导致细胞内重要物质如钾离子、核苷酸和氨基酸等外漏，破坏真菌的正常代谢，抑制真菌生长，并导致其死亡。

2. 体内过程

口服、肌内注射均难以吸收，故临床常采用缓慢静脉滴注给药。体内分布广，有炎症的胸腔积液、腹腔积液、滑膜液和眼房水中的药物浓度接近同期血药浓度，通过肾脏缓慢排泄。

3. 临床应用

两性霉素 B 治疗各种深部真菌感染。静脉滴注，开始给药时可先从一次 1 ~ 5 mg 或按体重一次 0.02 ~ 0.1 mg/kg 给药，以后根据患者耐受情况每日或隔日增加 5 mg，当增加至一次剂量 0.6 ~ 0.7 mg/kg 时即可暂停增加剂量。最高单次剂量按体重不超过 1 mg/kg，每日或每隔 1 ~ 2 日给药一次，总累积量 1.5 ~ 3.0 g，疗程 1 ~ 3 个月。

4. 不良反应与注意事项

本品毒性大，不良反应较多，应限用于已确诊的深部真菌感染。常见寒战、高热、严重头疼、恶心、呕吐、血压下降、呼吸急促、眩晕、肾功能损害、贫血、低血钾等，偶可发生肝细胞坏死、急性肝衰竭。静滴速度过快可引起心室颤动或心脏骤停，亦可引起视物模糊、癫痫发作，鞘内注射可引起颈项强直、下肢疼痛、尿潴留等，严重者致下肢截瘫。偶有过敏性休克、皮疹等发生。

二、唑类抗真菌药

唑类抗真菌药包括咪唑类和三唑类。咪唑类中酮康唑（ketoconazole）、克霉唑（clotrimazole）、咪康唑（miconazole）、联苯苄唑（bifonazole）和益康唑（econazole）等目前主要作为局部用药，治疗浅部真菌感染。三唑类包括伊曲康唑（itraconazole）、氟康唑（fluconazole）、伏立康唑（voriconazole）和泊沙康唑（posaconazole）等，均可口服治疗全身真菌病。唑类为广谱抗真菌药，对念珠菌属、着色真菌属、球孢子菌属、组织胞浆菌属、孢子丝菌属和新型隐球菌等均有抗菌活性，对曲霉菌有一定的抗菌活性。唑类抗真菌药能选择性地抑制真菌 14-α- 脱甲基酶，导致 14-α- 甲基固醇蓄积，使细胞膜麦角固醇合成受阻，膜通透性增加，细胞内重要物质外漏，导致真菌死亡。14-α- 甲基固醇的蓄积还可损伤细胞膜上的 ATP 酶和参与电子传递系统的酶功能，干扰真菌的正常代谢，抑制真菌的生长。

（一）伊曲康唑

1. 药理作用与机制

伊曲康唑（itraconazole）属三唑类抗真菌药，抑制真菌 14-α- 脱甲基酶，对浅部、深部真菌感染均有效。

2. 体内过程

目前分别有胶囊剂、口服液、注射液可用，口服生物利用度较低。伊曲康唑在体内分布广泛，在肺脏、肾脏、肝脏、脾脏和肌肉中的浓度较高，脑脊液中浓度较低。主要在肝内代谢，可代谢为有抗真菌活性的羟基伊曲康唑。药物原形以及代谢产物可经尿液和粪便排泄。

3. 临床应用

治疗肺部及肺外芽生菌病、组织胞浆菌病、不能耐受两性霉素 B 或两性霉素 B 治疗无效的肺部或肺外曲霉病。胶囊剂，治疗芽生菌病、组织胞浆菌病和曲霉病，成人常用剂量为每天 200 ~ 400 mg，剂量超过 200 mg 时分两次给药。静脉注射液，成人常用剂量为第 1 ~ 2 天，每天 2 次，每次 200 mg；从第 3 天起，每天 1 次，每次 200 mg。每次静脉滴注时间至少 1 小时。静脉滴注疗程为 14 天，以后继以口服液每次 200 mg，每天 2 次。治疗芽生菌病、组织胞浆菌病和曲霉病，伊曲康唑静脉滴注继以口服液序贯疗法的总疗程为 3 个月或用药至真菌感染的临床症状、体征消失及实验室检查恢复正常。

4. 不良反应与注意事项

伊曲康唑偶可致严重肝毒性，表现为肝衰竭和死亡，其中某些病例用本品前并无肝病史，也无严重的原发肝脏疾病，因此使用本品时应检测肝功能。

（二）氟康唑

1. 药理作用与机制

氟康唑（Fluconazole）是三唑类抗真菌药物，抑制真菌 14-α- 脱甲基酶，抗菌谱较广，对大多数念珠菌、隐球菌等有良效；曲霉菌对氟康唑耐药，克柔念珠菌的大多数菌株对氟康唑耐药，氟康唑对光滑念珠菌抑制作用弱。

2. 体内过程

口服氟康唑后吸收迅速而完全，且不受食物或胃酸 pH 的影响，给药后 1 ~ 2 小时血药浓度达到峰值。血浆蛋白结合率为 11% ~ 12%，吸收后广泛分布于各组织和体液中，可透入正常或炎症的脑脊液中，其浓度可达血药浓度的 54% ~ 85%，氟康唑主要经肾小球滤过，给药量的 80% 以药物原形自尿中排出。血浆 $t_{1/2}$ 为 27 ~ 37 小时，肾功能减退时明显延长。

3. 临床应用

（1）念珠菌病：治疗口咽部或食道念珠菌感染，第 1 天 200 mg，此后 100 mg/d，疗程至少 2 ~ 3 周；阴道念珠菌感染，单剂口服 150 mg 即显效；400 mg/d 可显著减少艾滋病和其他免疫缺陷患者（如骨髓移植患者）发生深部真菌感染。因氟康唑以高浓度原形药从尿中排出，治疗念珠菌泌尿道感染有良效。

（2）隐球菌脑膜炎：艾滋病患者急性隐球菌脑膜炎首选，氟康唑与氟胞嘧啶可联合用药治疗隐球菌脑膜炎，并能减少其复发。

（3）某些地方流行性真菌病：氟康唑治疗皮炎芽生菌病、组织胞浆菌病和孢子丝菌病亦有效，但疗效略低于伊曲康唑，可作为备选药物。以往治疗粗球孢子菌性脑膜炎均采用鞘内注射两性霉素 B，现口服氟康唑（400 mg/d）有效。

（4）其他深部真菌病治疗：如白色念珠菌所致的肺部感染、腹腔感染、肝脓肿、肾盂肾炎和败血症，均有良效。

4. 不良反应与注意事项

氟康唑的不良反应较其他抗真菌药物少见，每天剂量大于 200 mg，可出现恶心、呕吐等症状。每天剂量大于 800 mg 或长程用药 7 天以上时，出现头痛、皮疹、腹痛和腹泻等反应，偶见脱发，可出现一过性血尿素氮、肌酐及转氨酶升高。氟康唑可显著增加苯妥英钠、环孢素、齐多夫定、华法林和磺酰脲类的血药浓度。

（三）伏立康唑

1. 药理作用与机制

伏立康唑（voriconazole）是氟康唑的衍生物，抑制真菌 14-α- 脱甲基酶。比氟康唑抗菌谱广，抗菌活性强。

2. 体内过程

口服伏立康唑吸收迅速而完全，给药后 1 ~ 2 小时达血药峰浓度。口服后绝对生物利用度约为 96%。主要通过肝脏代谢，代谢产物和原形经尿液排泄。

3. 临床应用

适用于侵袭性曲霉菌病、对氟康唑耐药的念珠菌引起的严重侵袭性真菌感染等。本品主要用于进展性、可能威胁生命的真菌感染患者的治疗。伏立康唑有静脉和口服两种给药方式，无论是静脉滴注还是口服给药，第一天均应给予首次负荷剂量，以使其血药浓度接近于稳态浓度。由于口服制剂的生物利用度很高（96%），在有临床指征时口服和静脉滴注两种给药方法可以互换。治疗持续时间视患者用药后的临床疗效及微生物学检测结果而定，静脉用药的疗程不宜超过 6 个月。

推荐剂量及其调整和治疗持续时间：成人及青少年（12 ~ 14 岁且体重 ≥ 50 kg 者；15 ~ 17 岁者）的推荐剂量见表 10-8-1。

表 10-8-1　伏立康唑的推荐给药方案

静脉滴注		口服	
		患者体重 ≥ 40 kg*	患者体重 < 40 kg*
负荷剂量（适用于第 1 个 24 小时）	每 12 小时给药 1 次，每次 6 mg/kg	每 12 小时给药 1 次，每次 400 mg	每 12 小时给药 1 次，每次 200 mg
维持剂量（开始用药 24 小时以后）	每天给药 2 次，每次 4 mg/kg	每天给药 2 次，每次 200 mg	每天给药 2 次，每次 100 mg

注：* 适用于 15 岁及 15 岁以上患者。

4. 不良反应与注意事项

常见的有视觉障碍、发热、皮疹、恶心、呕吐、腹泻、头痛、幻觉、周围性水肿和腹痛。最常导致中止治疗的用药相关不良反应为肝功异常、皮疹和视物障碍。

（四）泊沙康唑

1. 药理作用与机制

泊沙康唑（posaconazole）是伊曲康唑的衍生物，抑制真菌 14-α- 脱甲基酶。抗菌谱广，对曲霉属（烟曲霉、黄曲霉、土曲霉、构巢曲霉、黑曲霉、焦曲霉、赭曲霉）、念珠菌属（白念珠菌，光滑念珠菌，克柔念珠菌，近平滑念珠菌）、新生隐球菌、粗球孢子菌等多种真菌具有抗菌活性。泊沙康唑对某些唑类药物治疗无应答或对其他唑类药物耐药的酵母和霉菌具有广谱抗真菌活性：①念珠菌属（包括对氟康唑、伏立康唑和伊曲康唑耐药的白念珠菌分离株、对氟康唑治疗不敏感的克柔念珠菌和光滑念珠菌、对两性霉素 B 治疗不敏感的葡萄牙念珠菌）。②曲霉属（包括对氟康唑、伏立康唑、伊曲康唑和两性霉素 B 耐药的分离株）。③以往认定对唑类药物不敏感的微生物，如接合菌（如犁头霉属、毛霉属、根霉属和根毛霉属）。

2. 体内过程

泊沙康唑目前有口服混悬液、肠溶片和注射液三种剂型。食物可增加泊沙康唑口服混悬液的生物利用度，而对肠溶片影响不大，因此口服混悬液建议进餐期间服用或者餐后立即服用（20 分钟之内）。血浆蛋白结合率大于 98%，主要与白蛋白结合，具有高度组织穿透力。泊沙康唑在血浆中主要以原形药物的形式存在，部分通过 UDP 葡萄糖醛酸化作用形成的葡萄糖醛酸苷结合物，大部分药物以原形或代谢产物经过粪便排泄，部分经过尿液排泄。

3. 临床应用

本品适用于多种对两性霉素 B 不能耐受或难治性成人侵袭性真菌感染的治疗；对高危患者预防用药，用于 13 岁以上、免疫功能低下的患者，特别是患有移植物抗宿主病（graft versus host disease，GVHD）的造血干细胞移植者、白血病患者和由于化疗而长期白细胞减少的患者。本品比氟康唑和伊曲康唑更有效预防侵袭性曲霉菌感染并可降低侵袭性真菌感染相关的病死率。用于侵袭性曲霉菌和念珠菌感染，成人静脉注射剂量为第 1 天 2 次，每次 300 mg，此后每天 300 mg。肠溶片的剂量相同。口服悬液为 200 mg（5 ml），每天 3 次。疗程根据中性粒细胞减少症或免疫抑制的恢复程度而定。

4. 不良反应

本品不良反应与其他唑类药物相似，常见的不良反应包括恶心、呕吐、腹泻、腹痛和头痛。约 1/3 的患者用药期间发生不良反应，8% 的患者可能由于不良反应而停药。

三、嘧啶类抗真菌药——氟胞嘧啶

1. 药理作用与机制

氟胞嘧啶（flucytosine）对隐球菌属、念珠菌属具有较高抗菌活性。其作用机制在于药物通过真菌细胞的渗透酶系统进入细胞内，在胞嘧啶脱氢酶作用下，脱去氨基转化为 5- 氟尿嘧啶，替代尿嘧啶掺入 RNA 中，或代谢为 5- 氟尿嘧啶脱氧核苷，抑制胸腺嘧啶核苷合成酶，阻断真菌 DNA 合成。

2. 体内过程

本药口服吸收迅速而完全，广泛分布于肝、肾、脾、心和肺组织中，可进入感染的腹腔、关节腔和房水中，可透过血脑屏障。

3. 临床应用

氟胞嘧啶主要用于念珠菌病、隐球菌病和其他敏感真菌所致的感染，常与两性霉素 B 等抗真菌药物联合应用。口服，每天按体重 0.1 ~ 0.15 g/kg，分 4 次服；静脉给药，剂量同口服，分 2 ~ 3 次静脉滴注。

4. 不良反应与注意事项

本药有骨髓抑制作用，可致白细胞或血小板减少，偶见全血细胞减少，可导致肝毒性反应，因此应定期检查周围血象和肝功能，动物实验有致畸作用，孕妇慎用。

四、棘白菌素类抗真菌药

棘白菌素类常用药物有卡泊芬净（caspofungin）、米卡芬净（micafungin）和阿尼芬净（anidulafungin）等。作用机制为抑制真菌细胞壁生成，通过非竞争性抑制 β-（1, 3）-D- 葡聚糖合成酶，导致真菌细胞生长过程中细胞壁 β-（1, 3）-D- 葡聚糖缺乏，渗透压失常而引起真菌细胞破坏。对大多数念珠菌具有快速的杀真菌作用，对大多数曲霉菌有抑制作用。

（一）卡泊芬净

1. 药理作用与机制

卡泊芬净（caspofungin）是第一个棘白菌素类抗真菌药物。抑制 β-（1, 3）-D- 葡聚糖合成，破坏曲霉菌属和念珠菌属细胞壁。

2. 体内过程

本品口服不吸收，需静滴给药，血浆蛋白结合率 96%，由肝脏水解和乙酰化代谢，经粪便和尿液排泄。

3. 临床应用

卡泊芬净用于侵袭性念珠菌病，以及不能耐受或其他抗真菌药物疗效不佳的曲霉菌病。念珠菌血症和其他念珠菌感染（腹腔脓肿、腹膜炎和胸膜腔感染）：第 1 天单次 70 mg 负荷剂量，随后每天单次 50 mg，疗程应取决于患者的临床和微生物学反应，通常抗真菌治疗应持续至末次阳性培养后至少 14 天，在中性粒细胞减少持续存在的患者中，治疗时间可能会更长直至中性粒细胞减少症恢复。侵袭性曲霉菌病：第 1 天单次 70 mg 负荷剂量，随后每天单次 50 mg，疗程应取决于患者病情的严重程度、免疫抑制的恢复情况以及临床反应。

4. 不良反应与注意事项

常见的不良反应有发热、寒战、头疼、恶心、呕吐、皮疹以及静脉炎。

（二）米卡芬净

1. 药理作用与机制

米卡芬净（mcafungin）竞争性抑制真菌细胞壁的必需成分 1, 3-β-D 葡聚糖的合成。米卡芬净对深部真菌感染的主要致病真菌曲霉菌属和念珠菌属有广谱抗真菌活性。在体外试验中，对耐氟康唑或伊曲康唑的念珠菌属有强效。米卡芬净对小鼠播散性念珠菌病、口腔和食道念珠菌病、播散性曲霉菌病和肺部曲霉菌病具有有效的保护和治疗作用。

2. 体内过程

米卡芬净静脉滴注后，经肝脏代谢为多个产物，可分别经过粪便和尿液排泄。

3. 临床应用

由曲霉菌和念珠菌引起的下列感染：真菌血症、呼吸道真菌病、胃肠道真菌病。曲霉病：成人一般每天单次剂量为 50 ~ 150 mg 米卡芬净钠，每天 1 次静脉输注。对于严重或者难治性曲霉病患者，根据患者情况剂量可增加至 300 mg/d。念珠菌病：成人一般每天单次剂量为 50 mg 米卡芬净钠，每天 1 次静脉输注。对于严重或者难治性念珠菌病患者，根据患者情况剂量可增加至 300 mg/d。静脉输注本品时，应将其溶于生理盐水、葡萄糖注射液或者补充液，剂量为 75 mg 或以下时输注时间不少于 30 分钟，剂量为 75 mg 以上时输注时间不少于 1 小时。

4. 不良反应与注意事项

不良反应有胃肠道反应、发热、血胆红素升高、肝酶增高、白细胞减少等。个别患者对本品发生严重过敏反应，应立即停药，并予适当治疗。肝功能不全患者慎用。

（赵云雪）

Note

第十一章　呼吸功能不全

- ■ 呼吸衰竭的诊断标准和分类
- ■ 呼吸功能不全的病因和发病机制
  - ◎ 肺通气功能障碍的病因和机制
  - ◎ 肺通气功能障碍相关实验室检查
  - ◎ 肺换气功能障碍
- ■ 呼吸衰竭的主要功能代谢变化
  - ◎ 酸碱平衡及电解质紊乱
  - ◎ 呼吸系统变化
  - ◎ 心血管系统变化
  - ◎ 中枢神经系统变化
  - ◎ 肾功能变化
  - ◎ 胃肠变化
- ■ 急性呼吸窘迫综合征
  - ◎ ARDS 的常见原因

- ◎ ARDS 的病理变化
- ◎ ARDS 引起呼吸衰竭的机制
- ◎ ARDS 的临床表现
- ■ 慢性阻塞性肺疾病
  - ◎ 常见病因
  - ◎ COPD 引起呼吸衰竭的机制
  - ◎ 临床表现
  - ◎ 实验室检查
- ■ 呼吸衰竭防治的病理生理基础
  - ◎ 原发疾病治疗
  - ◎ 改善缺氧
  - ◎ 降低 $PaCO_2$
  - ◎ 改善内环境及重要器官的功能

患者，男，69 岁，因"反复咳嗽、咳痰 6 年余，活动后气促 1 年余，加重 1 天"就诊。患者 6 年前开始出现咳嗽、咳痰，多为白色黏痰，冬春季节发病，每年持续 3 个月。1 年前开始出现活动后气促，休息后可缓解。1 天前出现活动后气促加重，伴发热、咳嗽、咳黄痰。既往吸烟史 40 年，约 20 支 / 日。查体：神志清，球结膜水肿，口唇发绀。桶状胸，听诊双肺呼吸音低，可闻及干湿啰音。心率 103 次 / 分，律齐，各瓣膜听诊区未闻及病理性杂音。双下肢无水肿。辅助检查：动脉血气 pH 7.30，$PaCO_2$ 67 mmHg，PaO_2 58 mmHg。胸部 CT 如图 11-0-1 所示。

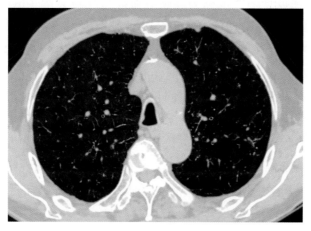

图 11-0-1　胸部 CT

问题：

（1）患者血气检查提示有何病理改变？

（2）该病理改变发生的原因和机制是什么？

影响外呼吸功能的疾病发展过程中，肺功能储备力下降，在静息时尚能维持较为正常的血气水平，但在体力活动、发热等因素致呼吸负荷加重时，血气指标异常，PaO_2 降低或伴有 $PaCO_2$ 升高，继而出现相应的体征与症状，称为呼吸功能不全（respiratory insufficiency）。一旦外呼吸功能严重障碍，机体在静息状态吸入空气也出现 PaO_2 降低或伴有 $PaCO_2$ 升高，出现一系列临床表现，这一病理过程称为呼吸衰竭（respiratory failure）。呼吸功能不全涵盖了外呼吸功能障碍的全过程，呼吸衰竭是呼吸功能不全的严重阶段。

第一节　呼吸衰竭的诊断标准和分类

生理条件下 PaO_2 随年龄、运动及所处海拔高度而异，成人在海平面静息时 PaO_2 的正常范围为 $(100-0.32 \times$ 年龄$) \pm 4.97$ mmHg，正常人在静息时 PaO_2 为 80 ~ 100 mmHg。$PaCO_2$ 极少受年龄影响，正常范围为 36 ~ 44 mmHg。在海平面静息状态吸入空气的情况下，将成人 PaO_2 低于 60 mmHg（8 kPa）作为诊断呼吸衰竭的标准。当吸入气的氧浓度（FiO_2）不足 21% 时，以氧合指数或呼吸衰竭指数（respiratory failure index，RFI）作为评价外呼吸功能的指标，RFI= PaO_2/FiO_2，RFI ≤ 300 mmHg 为呼吸衰竭。

呼吸衰竭有多种分类方法。根据动脉血气指标的改变，呼吸衰竭分为两类，仅有 PaO_2 降低而 $PaCO_2$ 正常或降低的呼吸衰竭称为 I 型呼吸衰竭，也称为低氧血症型呼吸衰竭（hypoxemic respiratory failure）；PaO_2 降低同时伴有 $PaCO_2$ 高于 50 mmHg 的呼吸衰竭称为 II 型呼吸衰竭，也称为高碳酸血症型呼吸衰竭（hypercapnic respiratory failure）。呼吸衰竭是外呼吸功能严重障碍所致，根据发病机制的不同，可分为换气功能障碍型和通气功能障碍型呼吸衰竭：前者仅有 PaO_2 降低，$PaCO_2$ 往往正常或偏低，血气指标特点为 I 型呼吸衰竭；后者同时伴有 $PaCO_2$ 升高，血气指标表现为 II 型呼吸衰竭。根据呼吸衰竭发生快慢和持续时间长短，分为急性呼吸衰竭和慢性呼吸衰竭。急性呼吸衰竭由于发病急速，体内往往来不及启动代偿；慢性呼吸衰竭发病缓慢，病程较长，在早期或轻症时机体一般可以代偿，只有代偿失调时才发生严重的病理生理变化。根据原发病变部位不同，呼吸衰竭可分为中枢性和外周性呼吸衰竭。中枢性呼吸衰竭多由颅脑或脊髓病变所引起，外周性呼吸衰竭常与呼吸器官或胸腔疾病有关。

第二节　呼吸功能不全的病因和发病机制

外呼吸包括肺通气和肺换气两个基本过程，从呼吸中枢到肺泡、外周气道，任何引起通气和（或）换气功能障碍的因素均可能引起外呼吸功能障碍，使得流经肺泡的毛细血管静脉血动脉化过程受阻，动脉血气指标异常，发生呼吸功能不全。呼吸功能不全的病因在不同年龄组有所差别，例如新生儿呼吸功能不全以新生儿窒息、ARDS、颅脑损伤、新生儿肺炎等多见；异物吸入、溺水、重症肺炎、哮喘持续状态、脑炎、败血症等因素是婴幼儿呼吸功能不全的常见病因；成人呼吸功能不全多由于COPD、ARDS、肺水肿、肺栓塞及胸腹手术后并发肺部感染等所致。呼吸功能不全的发病机制涉及肺通气和肺换气各个环节，肺换气功能障碍包括弥散障碍、肺泡通气与血流比值失调和解剖分流增加。

一、肺通气功能障碍的病因和机制

肺通气是指通过呼吸运动使肺泡气与外界气体进行交换的过程。肺通气功能障碍包括肺泡扩张受限所致的限制性通气不足（restrictive hypoventilation）和呼吸道阻力增加引起的阻塞性通气不足（obstructive hypoventilation）。

（一）限制性通气不足

吸气时肺泡扩张受限制引起的肺泡通气不足称为限制性通气不足。正常吸气相，吸气肌主动收缩带动肺泡扩张，呼气相是肺泡弹性回缩和胸廓复位的被动过程，吸气相比呼气相更易发生障碍。呼吸肌活动障碍、胸廓和肺的顺应性异常以及胸腔异常等均可以引起肺部扩张受限而导致限制性通气不足（图 11-2-1）。

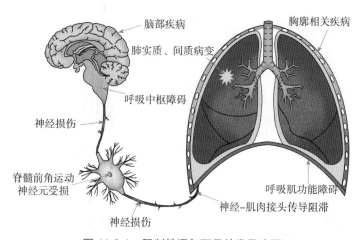

图 11-2-1　限制性通气不足的常见病因

1. 呼吸肌活动障碍

呼吸肌收缩是肺泡扩张的原动力，呼吸肌活动障碍引起肺泡扩张受限，肺泡通气不足。呼吸肌收缩依赖于呼吸中枢、神经冲动传导及呼吸肌自身性能的完整。

（1）中枢、脊髓病变和神经传导障碍：①过量镇静药、安眠药、麻醉药引起的呼吸中枢抑制，脑外伤、脑血管意外、脑炎等引起的中枢器质性病变，一旦累及呼吸中枢均可抑制呼吸运动。②脊髓灰质炎、脊髓横断等脊髓病变，多发性神经炎、吉兰 - 巴雷综合征（Guillain-Barre syndrome）等引起的神经病变也可以引起呼吸肌运动障碍。③运动神经元病。④神经 - 肌肉接头部位功能障碍，例如重症肌无力，因为神经冲动不能传导到呼吸肌而引起呼吸肌活动障碍。

（2）呼吸肌功能障碍：①营养不良所致呼吸肌萎缩。②低钾血症、缺氧、酸中毒等所致呼吸肌无力。③呼吸肌疲劳：呼吸肌（膈肌）长期超负荷运转，不能产生及维持一定的肌力，即收缩无力和（或）收缩速度降低，称为呼吸肌疲劳。COPD 患者由于反复呼吸道感染，呼吸负荷加重，可发生呼吸肌疲劳，成为引起呼吸衰竭的一个重要机制。

2. 胸廓和肺的顺应性降低

顺应性指单位压力变化所引起的容量变化，为弹性阻力的倒数，常用来表示胸廓和肺的可扩张性。如弹性阻力大，则顺应性小，引起肺泡扩张受限；反之亦然。

（1）胸廓顺应性减低：严重的胸廓畸形、胸膜纤维化等可限制胸部的扩张，进而影响肺泡扩张。

（2）肺顺应性下降：①肺的弹性阻力增加：见于严重的肺纤维化（石棉肺、硅肺、弥漫性肺间质纤维化等）、肺不张、肺水肿、肺实变或肺叶（肺段）的广泛切除等。②肺泡表面活性物质的减少：正常情况下，吸气末时肺泡表面积增大引起表面活性物质的分布密度下降，降低表面张力的作用减弱，表面张力增加，肺泡回缩力增加；呼气末时，肺泡表面积减小，表面活性物质的分布密度增加，则其降低表面张力的能力增强，有利于肺泡的再次扩张（图 11-2-2）。表面活性物质减少使得肺泡表面张力增加，肺泡弹性回缩力增加，破坏肺泡稳定性，是 ARDS 发生肺不张的重要机制之一。

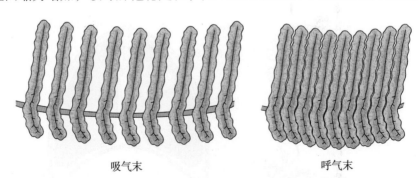

吸气末　　　　　　　　　　呼气末

图 11-2-2　吸气、呼气相肺泡表面活性物质分布变化

肺泡表面活性物质减少主要见于：①合成与分泌减少，例如早产儿Ⅱ型肺泡上皮细胞发育不完善，不能产生足够的表面活性物质，致使婴儿出生后肺泡不能扩张，易发生新生儿呼吸窘迫综合征，或称肺透明膜病。肺泡Ⅱ型上皮细胞合成与分泌表面活

Note

性物质是个耗能的过程，任何造成肺组织缺血、缺氧的原因，都可能引起Ⅱ型肺泡上皮细胞表面活性物质生成减少。②消耗与破坏过多，肺过度通气、肺水肿、肺部炎症等可使肺泡表面活性物质消耗、破坏过多或被过度稀释。

3. 胸腔积液或气胸

胸腔大量积液时，肺严重受压，造成肺扩张受限；开放性气胸时，胸内负压消失，在回缩力的作用下，导致肺塌陷，发生限制性通气障碍。

（二）阻塞性通气不足

呼吸道狭窄或阻塞导致的气道阻力增加引起的通气障碍，称为阻塞性通气不足。气体流动时，气体分子之间和气体与呼吸道内壁产生摩擦而形成气道阻力。气道内径、长度和形态、气流速度和形式等均可以影响气道阻力，其中气道内径是影响气道阻力的主要因素。当气流为层流时，根据泊肃叶定律 $R=8\eta L/\pi r^4$ 可知气道阻力（R）与气体黏滞度（η）、气道的长度（L）成正比，与气道的内半径（r）四次方成反比。气道口径或气流方向突然发生改变时，气流变为湍流，气流阻力比层流时明显增加，一般认为此时气道阻力与气道内径五次方成反比。管壁痉挛（如支气管哮喘）、肿胀或纤维化，管腔被黏液、渗出物、异物等阻塞，管壁外的肿瘤压迫等，都可引起气道痉挛或内径不规则，发生湍流，而致气道阻力增加。

生理情况下气道阻力 80% 以上产生于直径 > 2 mm 的支气管与气管，直径小于 2 mm 的外周小气道阻力占总气道阻力不足 20%。但是，小气道病变早期不易察觉，等症状明显时，往往成为不可逆的病理变化，故称为肺的"沉默区"（silent zone）。准确检测小气道阻力的改变，是能否早期诊断肺部疾病的关键因素。气道的高阻力妨碍吸气或呼气，根据气道阻塞部位不同可分为中央性气道阻塞和外周性气道阻塞，不同部位气道阻塞发生不同形式的呼吸困难（图 11-2-3）。

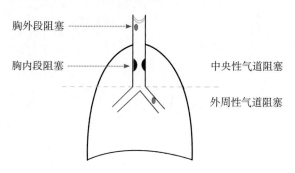

图 11-2-3　气道阻塞位置模式图

1. 中央性气道阻塞

中央气道指从环状软骨下缘至气道分叉处的气道，中央性气道阻塞往往为急性发作，情况十分危急。根据阻塞位置又分为胸外段与胸内段阻塞，按照阻塞的程度和性质不同，分为可变型阻塞与固定型阻塞。在可变型梗阻中，梗阻部位气道内径可因气道内外壁压力的变化而改变。

（1）可变型胸外段中央气道阻塞：正常情况下，胸腔外中央气道外壁的压力在整个呼吸周期均为大气压,吸气时气道内压低于大气压,气道外壁的大气压趋向于压迫胸腔外气道(图11-2-4)。气道阻塞时,吸气时阻塞部位气道口径的减小以及气体流经狭窄气道凸面产生湍流,均引起气道阻力增加,使得阻塞部位气道内压降低显著高于正常情况,跨壁压增加,大气压对气道的压迫更为严重,气道狭窄程度加重,患者在吸气相出现明显的呼吸困难;呼气时,气道内压大于气管外壁的大气压,跨壁压产生扩张气管的作用,使得气道阻塞减轻,可不表现呼吸困难(图11-2-5)。为克服气道阻力,吸气相呼吸肌做功增加,患者可表现三凹征(图11-2-6)。可变型胸外段中央气道阻塞常见于气道软化、声带麻痹、炎症、水肿、扁桃体肿大以及气道异物等。

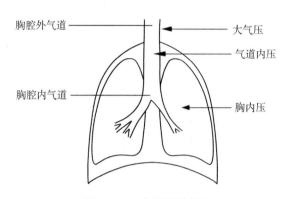

图 11-2-4　气道外壁压力

胸腔外气道外壁压力为大气压,胸腔内气道外壁压力为胸内压

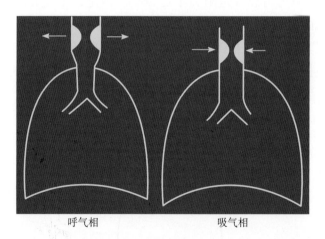

图 11-2-5　可变型胸外段中央气道阻塞气道口径随呼吸改变模式图

吸气相气道内压小于大气压,气道狭窄加重,发生吸气性呼吸困难;
呼气相气道内压大于大气压,气道狭窄减轻,无呼吸困难表现

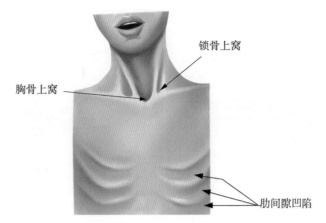

图 11-2-6　三凹征（吸气相做功增加，胸骨上窝、锁骨上窝和肋间隙凹陷）

（2）可变型胸内段中央气道阻塞：胸腔内上气道外壁的压力为胸内压（图 11-2-4）。吸气时胸内压相对于管腔内压力为负压，跨壁压趋向于使胸内气道扩张；呼气时，胸内压相对于气道内压为正压，跨壁压趋向于使胸内气道缩窄。气道炎症、肿瘤等引起可变型胸内段中央气道阻塞时，用力呼气，胸内压增加，对气道压迫增强，加重病变处气道口径狭窄，发生呼吸困难；而吸气相，跨壁压扩张气道使得气道狭窄减轻，患者可不表现呼吸困难（图 11-2-7）。

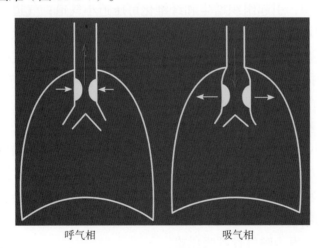

图 11-2-7　可变型胸内段中央气道阻塞气道口径随呼吸改变模式图

呼气相，跨壁压倾向于压迫气道，气道狭窄加重，发生呼吸困难；
吸气相，跨壁压倾向于扩张气道，气道狭窄减轻，无呼吸困难表现

（3）固定型上气道阻塞：气道狭窄、甲状腺肿、瘢痕形成等引起的气道阻塞，病变部位僵硬固定，呼吸时的跨壁压变化不能引起阻塞区气道壁的收缩或扩张。这种阻塞无论发生在胸腔外或胸腔内的气道，吸气与呼气时气流均明显受限，且下降程度相似（图 11-2-8）。

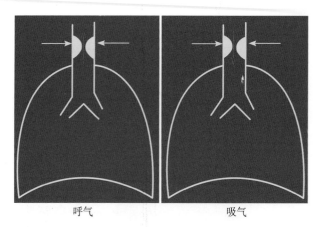

图 11-2-8　固定型上气道阻塞气道口径随呼吸改变模式图

气道狭窄程度不随呼吸时相发生改变

2. 外周性气道阻塞

外周性气道阻塞又称为小气道阻塞，常发生于内径小于 2 mm 的细支气管，从终末细支气管到呼吸性细支气管。外周性气道阻塞的原因：慢性支气管炎气管内黏液腺增生，小气道壁炎性充血水肿、炎症细胞浸润、上皮细胞与成纤维细胞增生、细胞间质增多，引起气道管壁增厚狭窄；气道高反应性和炎症介质可引起支气管痉挛；炎症累及小气道周围组织，引起组织增生和纤维化可压迫小气道；气道炎症使表面活性物质减少，表面张力增加，使小气道缩小而加重阻塞；黏液腺及杯状细胞分泌增多可加重炎性渗出物形成黏痰堵塞小气道。慢性支气管炎以及 COPD 除了引起小气道的狭窄和阻塞，肺泡壁的损坏还可降低肺泡扩张对细支气管的牵引力，小气道阻力大大增加，患者主要表现为呼气性呼吸困难。

外周性气道阻塞引起呼气性呼吸困难的机制如下。

（1）呼气时小气道狭窄：由于小气道无软骨支撑、管壁薄，与管周围的肺泡结构紧密相连，胸内压及周围弹性组织的牵引力均可影响其内径。吸气时，胸内压下降（负值增大），肺泡扩张，管周弹性组织被拉紧，管壁受牵拉而使管径增大；呼气时，胸内压增高，肺泡回缩，管周弹性组织松弛，对小气道的牵拉力减小，管径变小。故外周小气道阻塞患者会发生呼气性呼吸困难。

（2）呼气时等压点（isobaric point，IP）移向小气道：胸内压随着呼吸时相周期性变化。吸气时，胸内压负值增加，均匀地作用于肺泡和胸内气道，促进肺泡和气道扩张；呼气时，胸内压负值减少构成压迫气道的力量，气道内压、管壁硬度和周围弹性组织的牵张力，是抵抗胸内压对气道压缩的力量。生理条件下，用力呼气时，肺泡内压、气道内压高于大气压，推动肺泡气沿气道呼出，从肺泡到鼻、口腔气道内压进行性下降，因此在呼气相气道上有一点气道内压与胸内压相等，这一点被称为 IP。从 IP 到肺泡上游端，气道内压大于胸内压，气道不被压缩；从 IP 到鼻、口腔的下游端，气道内压低于胸内压，气道受压，但是正常人的 IP 位于有软骨支撑的大气道，IP 下游端的气道也不致被压缩。

慢性支气管炎、肺气肿时，呼气时 IP 上移（向肺泡侧偏移）（图 11-2-9）：①气道内压下降速度增加：小气道阻塞，气道阻力异常增加，患者在用力呼气时，气体流过狭窄的气道耗能增加；肺气肿患者肺泡扩大而数量减少，使细支气管壁上肺泡的附着点（alveolar attachments）减少，肺泡壁通过密布的附着点牵拉细支气管壁是维持细支气管的形态和口径的重要因素，附着点减少则牵拉力减少，可引起细支气管缩小变形，气道狭窄程度加重，以上因素均可以导致患者在呼气时气道内压下降速度增加。②肺气肿时，蛋白酶与抗蛋白酶失衡，如炎症细胞释放的蛋白酶过多或抗胰蛋白酶不足，可导致细支气管与肺泡壁中弹性纤维降解，肺泡壁弹性回缩力减弱，肺内压降低。以上两种因素共同作用引起呼气时 IP 向肺泡侧偏移，称为 IP 上移。当 IP 移至无软骨支撑的膜性气道时，胸膜腔内压大于小气道内的压力，压迫气道，加重气道阻塞，甚至使小气道动力性压缩而闭合，患者发生呼吸困难。

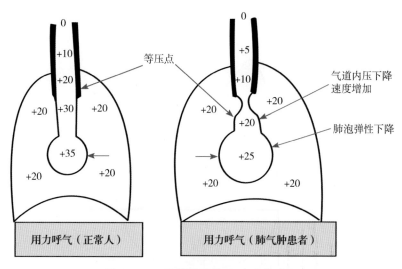

图 11-2-9　肺气肿患者 IP 上移模式图

二、肺通气功能障碍相关实验室检查

（一）血气指标的变化

肺通气功能障碍，氧的吸入和二氧化碳的排出均受阻，导致肺泡气氧分压降低、二氧化碳分压增高，流经肺泡毛细血管的血液不能充分动脉化；限制性通气功能障碍需要克服肺弹性阻力，阻塞性通气不足需要克服气道阻力，呼吸肌做功增加，氧耗量和二氧化碳生成量也随之增多。因此，肺通气功能障碍引起的呼吸衰竭为 II 型呼吸衰竭，PaO_2 降低合并 $PaCO_2$ 升高。脊髓灰质炎引起的神经肌肉疾患、麻醉药过量所致的呼吸衰竭引起单纯性通气不足时，$PaCO_2$ 升高与 PaO_2 降低成一定比例关系。

（二）最大呼气流量 – 容积曲线

受试者深吸气至肺总量（TLC）位后以最大的力量、最快的速度用力呼气，将该过程中呼出的气体容量及相应的呼气流速进行描记，就形成最大呼气流量 – 容积曲线（maximum expiratory flow volume curve，MEFV 或 F-V 曲线），在呼气结束后立即以最快速度进行用力吸气直至 TLC 位,即形成流量容积环。

1. 正常人 F-V 曲线形态特点(图 11-2-10)

正常情况下 F-V 环的吸气支对称并呈凸面性,呼气支呈直线形,呼气流量随肺容积而改变。从肺总量开始,呼气很快达到流量峰值,以后随着更多气体的呼出,其下降支呈直线或微凹弧线直至残气位。

F-V 曲线前半部分的最大呼气流量取决于受试者呼气时用力大小,即"用力有关"部分,指在大于 75% 肺活量时,胸内压增加使呼气流量也相应增加,即流量和"用力有关",受呼气肌收缩和意志的影响。后半部分的最大呼气流量与受试者呼气用力大小无关,即"用力无关"部分,指在小于 75% 肺活量时,每一肺容积均有一最大流量点,到达此点后,即使胸内压继续增加,呼气流量变成与"用力无关"而仍保持不变,主要取决于肺弹性回缩力和外周气道的生理性能。

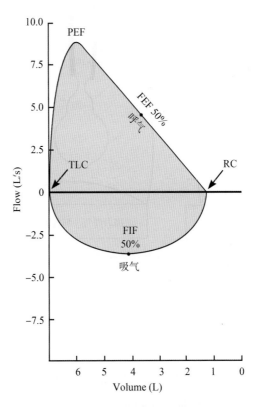

图 11-2-10 正常 F-V 曲线

PEF:最高呼气流量;TLC:肺总量;RC:残气量;FEF 50%:用力呼出 50% 肺流量时的瞬间呼气流量;FIF 50%:用力吸入 50% 肺流量时的瞬间吸气流量

2. F-V 曲线对气道狭窄部位和性质的判断

F-V 曲线对于隆突以上气道狭窄部位和性质的判断具有重要价值,狭窄的部位和性质不同,可以表现为不同类型的 F-V 曲线:①胸腔外可变型中央气道阻塞主要影响吸气过程,吸气时气道阻力增加致吸气流量受限明显,呼气时气流受限可不明显,因此呼气相 F-V 曲线基本正常,吸气相 F-V 曲线呈特征性的平台样改变(图 11-2-11A)。②胸腔内可变型气道阻塞主要影响呼气过程,呼气时气道阻力增加使原有的阻塞加重,表现为呼气流量明显受限,F-V 曲线表现为呼气相特征性的平台样改变,

Note

而吸气相F-V曲线基本正常（图11-2-11B）。③气道固定型狭窄：患者的吸气流速和呼气流速均受限，呼气相和吸气相F-V曲线均呈平台状改变（图11-2-11C）。

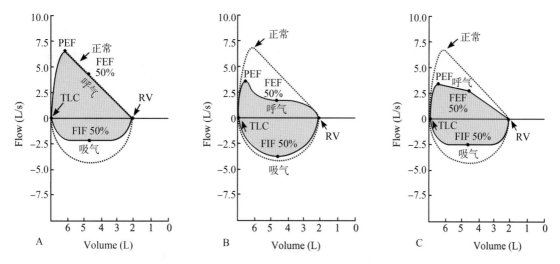

图 11-2-11 不同位置气道狭窄典型 F-V 曲线

A.可变型胸外段气道阻塞，吸气流速受限出现吸气平台，提示吸气异常

B.可变型胸内段气道阻塞，呼气流速受限出现呼气平台，提示呼气异常

C.固定型气道阻塞，呼气、吸气流速均明显受限而呈现呼气、吸气平台

三、肺换气功能障碍

肺换气功能障碍包括弥散障碍、肺泡通气/血流比值失调及解剖分流增加。

（一）弥散障碍

弥散障碍（diffusion impairment）指因肺泡表面积减少或呼吸膜异常增厚和弥散时间缩短引起的气体交换障碍。肺泡气与肺泡毛细血管血液之间的气体交换是一个物理弥散过程，气体弥散速度取决于呼吸膜两侧的气体分压差、气体分子量和溶解度、肺泡的表面积和呼吸膜厚度，气体弥散量还与血液与肺泡接触的时间有关。弥散障碍主要见于：

1. 呼吸膜面积减少

正常成人肺泡组织的总重量只有250 g，呼吸膜面积为60 ~ 100 m^2，但平静呼吸时，参与气体交换的呼吸膜面积只有35 ~ 40 m^2。因此呼吸膜面积有很大储备量，只有当呼吸膜面积减少一半以上时，才可能因呼吸膜面积过少而发生弥散障碍引起呼吸衰竭。临床上引起呼吸膜面积减少的原因常见于肺叶切除、肺实变、肺不张、肺水肿等。

2. 呼吸膜厚度增加

呼吸膜非常薄，由肺泡上皮、毛细血管内皮及两者共有的基底膜所构成，平均厚度不到 1 μm，是气体交换的部位。肺水肿、肺泡透明膜形成、肺纤维化及肺泡毛细血管扩张或稀血症导致血浆层变厚时，可因呼吸膜增厚而减慢气体弥散速度。

3. 弥散时间减少

血流速度加快，肺毛细血管血液流经肺泡时间缩短使肺泡气与血液之间的气体交换时间缩短。生理情况下，静息时血液流经肺泡毛细血管的时间大致为 0.75 秒，剧烈运动血流速度加快，大约为 0.34 秒，O_2 需要 0.2 秒可以完成气体交换，而 CO_2 仅需要 0.13 秒（图 11-2-12）。因肺泡表面积减少或呼吸膜厚度增加发生单纯弥散障碍的患者，虽然弥散速率减慢，在静息时仍可在充足的血液和气体接触时间内完成气体交换，不出现血气的异常；但是在体力负荷增加、情绪激动等使心输出量增加和肺血流速度加快时，血液和肺泡气接触时间则明显缩短，就易出现气体交换不充分。

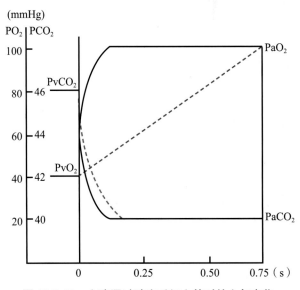

图 11-2-12　血液通过肺泡毛细血管时的血气变化

单纯弥散障碍主要影响氧由肺泡弥散到血液的过程，发生低氧血症，但是一般无 $PaCO_2$ 升高。这是由于 CO_2 虽然分子量比 O_2 大，但其在血液中的溶解度比 O_2 大 24 倍，所以 CO_2 的弥散能力比 O_2 大 20 倍。因而单纯性弥散障碍时，CO_2 依然可以较快地从血液弥散入肺泡，$PaCO_2$ 维持正常，甚至可因低氧血症刺激呼吸发生代偿性过度通气，使 $PaCO_2$ 低于正常。

（二）肺泡通气 / 血流比值失调

肺泡与血液之间的气体交换，不仅取决于足够的肺泡通气和有效的气体弥散，还取决于肺泡通气量与肺血流量的比例配合，即通气 / 血流比值。只有适宜的通气 / 血流比值才能实现适宜的肺换气，通气 / 血流比值增大或减小，都表明两者匹配不佳，气体交换的效率均会降低。当肺发生病变时，由于肺病变轻重程度与分布的不均匀，可能造成严重的肺泡通气 / 血流比值失调，导致换气功能障碍。这是肺部疾患引起呼吸衰竭最常见也是最重要的机制之一。

1. 部分肺泡通气不足

部分肺泡因阻塞性或限制性通气障碍而引起严重通气不足，但血流量未相应减少，通气 / 血流比值降低，流经该部分肺泡的静脉血未经充分氧合便掺入动脉血中，称为静脉血掺杂（venous admixture）（图 11-2-13B）。这种情况类似动 – 静脉短路，故又称功能性分流（functional shunt）。生理条件下也存在功能性分流，但仅约占肺血流量的 3%，对动脉血气不会产生影响，严重通气不足时功能性分流占比增加，例如严重的 COPD 时，功能性分流可以增至肺血流量的 30% ～ 50%，从而影响换气功能。

流经通气不足肺泡的血液得不到充分的气体交换，血液氧分压降低，二氧化碳分压升高，而健全肺泡通气量代偿性增加，流经健全肺泡的血液气体交换更加充分，氧分压升高。由于氧解离曲线 S 形的特点（图 7-3-1），氧分压达 100 mmHg（13.3 kPa）时，血氧饱和度已高达 95% 以上，处于氧离曲线上端的平坦段，因此即使健全肺泡因通气加强进一步提高了氧分压，但血氧含量的增加也有限，无法代偿通气不足肺泡所造成的低氧血症。相反，由于二氧化碳解离曲线的特性（图 7-3-4），当 $PaCO_2$ 在 37.5 ～ 60 mmHg（5 ～ 8 kPa）范围内，血液二氧化碳含量与 $PaCO_2$ 几乎呈直线关系，因此代偿性通气增强的肺泡，血中的二氧化碳可得以大量排出，使 $PaCO_2$ 保持在正常水平，甚至可因代偿过度，而致 $PaCO_2$ 低于正常，只有在严重障碍和代偿不足时，$PaCO_2$ 才会高于正常。

2. 部分肺泡血流不足

生理死腔气量包括解剖死腔（不参与气体交换的气管及支气管管腔容积）和肺泡死腔（有通气而无血流灌注的肺泡容量），健康人生理死腔气量与潮气量之比低于 30%，严重肺疾患时死腔通气量与潮气量比值可达 60% ～ 70%。肺动脉栓塞、炎症、弥散性血管内凝血、肺血管收缩等，引起部分肺泡血流减少，通气 / 血流比值可显著大于正常，该部分肺泡内的气体不能与血液进行有效的气体交换，肺泡通气不能充分被利用，称为死腔样通气（dead space like ventilation）（图 11-2-13C）。血流不足的病变肺泡通气量相对增加，通气 / 血流比值增加，该处血液气体交换更充分，氧分压显著增高，血氧含量也增加但很少（氧离曲线特性决定）；健全肺泡因血流量增加，通气 / 血流比值小于正常，流经此处的血流量虽多却不能充分进行气体交换，氧分压和血氧含量下降，最终导致 PaO_2 和氧含量都明显降低。由于二氧化碳解离曲线的特性，与肺泡通气不足一致，部分肺泡血流不足时 $PaCO_2$ 可正常或降低，极严重时也可升高。

3. 解剖分流增加

解剖分流（anatomic shunt）指一部分静脉血经支气管静脉和极少的肺内动 – 静脉吻合支直接流入肺静脉，解剖分流的血液完全未经气体交换过程，称为真性分流（true shunt）（图 11-2-13D）。解剖分流增加常见于以下情况：支气管扩张症可伴有支气管血管扩张和肺内动 – 静脉吻合支开放；肺小血管栓塞时肺动脉压增高导致的肺内动 – 静脉吻合支开放；COPD 时，支气管静脉与肺静脉之间形成的吻合支等，都使相当多的静脉血掺入动脉血中。肺实变、肺不张时，病变部位肺泡完全无通气功能，流经的血液完全未进行气体交换而掺入动脉血，类似解剖分流，也属于真性分流。由解剖分流增加所引起的换气障碍，其血气变化仅有 PaO_2 降低。鉴别功能性分流与真性分流的一个有效方法是吸入纯氧，若吸入纯氧 30 分钟能提高 PaO_2，则为功能性分流；而吸入纯氧无明显提高真性分流 PaO_2 的作用。

从发生机制上来说，呼吸功能不全包括肺通气功能障碍和肺换气功能障碍，呼吸中枢、气道、肺、胸廓等多个环节异常均可能成为呼吸功能不全的原因。但在引起呼吸功能不全的各种疾病中，单纯通气不足或单纯弥散障碍、通气 / 血流比值失衡引起呼吸功能不全的情况较少，常常是几个因素共同或相继发生作用。例如，COPD、ARDS 引起呼吸功能不全的机制均涉及多个方面（详见本章第四节、第五节）。

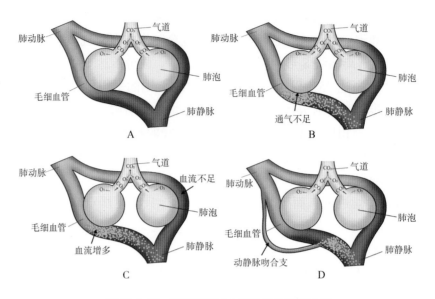

图 11-2-13　肺泡通气 / 血流比值失调模式图

A. 正常；B. 部分肺泡通气不足；C. 部分肺泡血流不足；D. 解剖分离增加

（薛　冰　王　晖）

第三节　呼吸衰竭的主要功能代谢变化

呼吸衰竭的血气特征是低氧血症伴或不伴高碳酸血症，低氧血症和高碳酸血症对机体的影响主要取决于发生速度、严重程度、持续时间和机体本身的功能状态，是机体功能和代谢变化的基础。低氧血症和高碳酸血症首先触发机体启动一系列代偿适应性反应，以改善组织的供氧，调节酸碱平衡和改变组织器官的功能、代谢以适应新的内环境。如果机体代偿不全，则可出现严重的代谢功能紊乱。

低氧血症造成的缺氧，是急性呼吸衰竭最严重的死亡原因之一。一旦呼吸骤停，体内所储备的氧在数分钟内被耗尽，如不及时采取给氧措施，可在短时间内导致死亡。动脉血氧分压的高低决定低氧血症的程度，动脉血氧分压在 60 mmHg（8 kPa）时，血氧饱和度在 90% 左右，仍能满足组织细胞的供氧；动脉血氧分压一旦低于 60 mmHg，血氧饱和度则明显降低而导致机体组织细胞的缺氧。因此，常以动脉血氧分压低于 60 mmHg 作为判断呼吸衰竭的标准之一。

高碳酸血症导致的二氧化碳潴留，多发生于慢性呼吸衰竭，因为机体对二氧化碳有较大的缓冲作用。一般认为二氧化碳分压高于 100 mmHg（13.3 kPa）为危险水平，不过机体呼吸停止后，需 10 ～ 15 分钟才能达到此水平。因此低氧血症对机体功能代谢的影响比高碳酸血症更加严重。

一、酸碱平衡及电解质紊乱

（一）酸碱平衡紊乱

1. 呼吸性酸中毒

限制性通气不足、阻塞性通气不足以及严重的通气 / 血流值失调，二氧化碳排出受阻，血浆中 CO_2 潴留，产生高碳酸血症。

2. 代谢性酸中毒

Ⅰ型和Ⅱ型呼吸衰竭均发生低氧血症，缺氧引起组织细胞无氧酵解加强，乳酸等酸性代谢产物增多，发生代谢性酸中毒。呼吸衰竭常累及肾脏，一旦合并肾功能不全，固定酸排出减少，促进代谢性酸中毒的发生。此外，各种导致呼吸衰竭的原发病或病理过程，例如感染、休克等也可导致代谢性酸中毒。

3. 代谢性碱中毒

常见于慢性Ⅱ型呼吸衰竭患者，体内肾脏代偿反应引起血浆 HCO_3^- 增加，如果在治疗过程中过多过快排出血液中二氧化碳（例如人工呼吸机使用不当），血浆中碳酸浓度迅速下降，而 HCO_3^- 来不及排出，则发生代谢性碱中毒。

4. 呼吸性碱中毒

常见于Ⅰ型呼吸衰竭患者，因严重缺氧造成肺过度通气，CO_2 排出过多，$PaCO_2$ 明显下降，发生呼吸性碱中毒。

呼吸衰竭可引起单纯性的酸碱平衡紊乱，但更多的是混合性酸碱平衡紊乱，甚至三重酸碱失衡。例如Ⅰ型呼吸衰竭代偿性通气过度，可发生代谢性酸中毒并呼吸性碱中毒；Ⅱ型呼吸衰竭时低氧血症和高碳酸血症并存，可发生代谢性酸中毒并呼吸性酸中毒；ARDS 患者由于代偿性呼吸加深加快，可出现代谢性酸中毒和呼吸性碱中毒；COPD 患者应用人工呼吸机、过量利尿或 $NaHCO_3$ 等则可发生呼吸性酸中毒并代谢性碱中毒。

（二）电解质紊乱

1. 高钾血症

呼吸衰竭累及肾脏，发生肾功能不全，可导致肾脏钾排泄障碍。酸中毒可使细胞内 K^+ 外移及肾小管排 K^+ 减少，引起血清钾浓度增加。

2. 低钾血症

Ⅰ型呼吸衰竭代偿性通气过度，发生呼吸性碱中毒时，血清钾离子浓度下降。

二、呼吸系统变化

呼吸困难是呼吸衰竭最先出现的症状，主要表现为呼吸频率和节律的改变。当 PaO_2 低于 60 mmHg（8 kPa）时，刺激颈动脉体与主动脉体外周化学感受器，反射性引起呼吸加快加深；当 PaO_2 进一步下降低于 30 mmHg（4 kPa）时，直接抑制呼吸中枢，抑制作用大于外周化学感受器引起的反射性兴奋作用，表现为呼吸抑制。$PaCO_2$ 升高刺激中枢化学感受器，反射性增强呼吸运动；但当 $PaCO_2$ 超过 80 mmHg（10.7 kPa）时，抑制呼吸中枢，使呼吸变浅、变慢，此时主要依靠低 PaO_2 对外周化学感受器的刺激来维持呼吸运动。

不同病因所致的呼吸功能不全，呼吸节律的变化也不同。呼吸中枢功能障碍引起呼吸功能不全时，主要表现为呼吸节律的紊乱，如陈 - 施呼吸（潮式呼吸）、间停呼吸、抽泣样呼吸、叹气样呼吸等，以陈 - 施呼吸最为多见。陈 - 施呼吸的机制可能是缺氧时呼吸中枢兴奋性降低，因而正常浓度的 CO_2 不能使其兴奋，呼吸活动减慢减弱，甚至暂停；呼吸抑制引起 CO_2 潴留后，高碳酸血症刺激呼吸中枢，呼吸活动逐步加强，促进 CO_2 排出，CO_2 排出后呼吸中枢又转为抑制，呼吸再次减慢减弱，周而复始，形成周期性呼吸运动。肺顺应性降低或呼吸肌疲劳引起的限制性通气障碍，通过刺激牵张感受器或肺毛细血管旁感受器（J 感受器），反射性引起呼吸变浅变快，呼吸浅则肺泡通气量减少，加重呼吸衰竭。阻塞性通气障碍时，气流阻力增大，患者呼吸深而慢，由于气道阻塞部位的不同而表现吸气性呼吸困难或呼气性呼吸困难。

三、心血管系统变化

一定程度的缺氧和 CO_2 潴留通过兴奋交感神经和心血管运动中枢，引起心率加快、心肌收缩力加强、外周血管收缩，血压升高，体内发生血流重新分配，尽可能保证心、脑的血液供应。这些代偿反应对急性呼吸衰竭有一定的代偿作用。但严重的缺氧和 CO_2 潴留则抑制和损害心血管运动中枢，心率减慢、心肌收缩力下降，并直接损害心肌，CO_2 浓度升高扩张血管，导致血压下降，甚至发生休克。呼吸衰竭时通常会累及心脏，常见的是呼吸功能不全引起的慢性肺源性心脏病，主要表现为右心衰竭。

（一）慢性肺源性心脏病发生机制

1. 肺动脉高压

肺动脉高压（pulmonary hypertension）是由多种原因引起的肺动脉压异常升高的一种病理生理状态，在海平面、静息状态下，右心导管测量平均肺动脉压持续超过 25 mmHg 即称为肺动脉高压。肺动脉高压引起右心室射血阻力增加，右心室肥大，这是肺源性心脏病右心衰竭的主要原因。

呼吸功能不全导致肺动脉高压的主要原因包括：①肺血管收缩。缺氧直接引起肺血管收缩，而高碳酸血症和酸中毒增加血管对缺氧的敏感性，使肺血管收缩更为显著，引起肺动脉高压。缺氧性肺血管收缩的机制尚未完全明确，局部舒和（或）缩血管活性物质的平衡失调，如一氧化氮、一氧化碳等舒血管的气体小分子产生不足，内

皮素 -1、血管紧张素 Ⅱ 等缩血管活性物质产生增加，被认为是重要机制之一。②肺小动脉重建。长期缺氧刺激肺血管内皮细胞和平滑肌细胞产生和释放生长因子，促使肺血管内皮细胞、平滑肌细胞和成纤维细胞增生、肥大，胶原蛋白与弹性蛋白合成增加，导致肺血管壁增厚、硬化，管腔变窄，引起持久与稳定的肺动脉高压。③肺毛细血管床减少。原发性肺疾病引起肺血管壁增厚、狭窄，肺毛细血管内皮细胞肿胀，微血栓阻塞，使毛细血管床大量破坏和减少，肺血管阻力增加。长期缺氧使循环血液中红细胞生成代偿性增多，血液黏滞度增加，血流阻力加大，增加心脏射血阻力。

2. 心肌受损

低氧血症和高碳酸血症以及由此引起的酸中毒和电解质紊乱（如高血钾）可直接损害心肌，抑制心肌舒缩性。

3. 妨碍心脏舒缩活动

呼吸困难时，用力吸气使胸内压负值增加，心脏外面的负压增大，限制心脏收缩；用力呼气则使胸内压升高，压迫心脏，妨碍心脏的舒张。

除了右心衰竭，目前观点认为呼吸衰竭也可累及左心。肺源性心脏病患者心功能失代偿时有半数肺动脉楔压增高，提示可有左心功能不全，也可能有部分病例合并有冠心病。左心衰竭的机制包括：①低氧血症和酸中毒使左心室心肌收缩性降低。②与对右心室的影响一致，胸膜腔内压的变化也制约左心室舒缩功能。③右心扩大和右心室压增高将室间隔推向左心侧，降低左心室的顺应性，导致左心室舒张功能障碍。

（二）病理变化

1. 肺部病变

除原有肺疾病病变外，肺源性心脏病肺内的主要病变是肺小动脉的变化，表现为肌型肺小动脉内膜和中膜弹力纤维和胶原纤维增生，无肌型细动脉肌化，镜下以肺小动脉及细动脉受累最为明显，表现为中膜平滑肌增厚、内膜纤维增生、血管管腔狭窄。此外，还可见肺小动脉炎、血栓形成和机化以及肺泡间隔毛细血管数量显著减少等。

2. 心脏病变

以右心室的病变为主，右心室肥厚，心腔扩张，扩大的右心室占据心尖部，外观钝圆。心脏重量增加，可达 850 g。右心室前壁肺动脉圆锥显著膨隆，右心室内乳头肌和肉柱显著增粗，室上嵴增厚。通常以肺动脉瓣下 2 cm 处右心室前壁肌层厚度超过 5 mm（正常 3 ~ 4 mm）作为诊断肺源性心脏病的病理形态标准。镜下可见右心室壁心肌细胞肥大，核增大、深染；也可见缺氧引起的心肌纤维萎缩、肌浆溶解、横纹消失、间质水肿和胶原纤维增生等。

（三）慢性肺源性心脏病的症状和体征

1. 肺、心功能代偿期

（1）症状：咳嗽、咳痰、气促，活动后可有心悸、呼吸困难、乏力和劳动耐力下降。少有胸痛或咯血。

（2）体征：可有不同程度的发绀，原发肺脏疾病体征，如肺气肿体征，干、湿啰音，$P_2 > A_2$，三尖瓣区可出现收缩期杂音或剑突下心脏搏动增强，提示有右心室肥厚。部分患者因肺气肿使胸内压升高，阻碍上、下腔静脉回流，可有颈静脉充盈甚至怒张或使横膈下降致肝界下移。

2. 肺、心功能失代偿期

（1）呼吸衰竭：呼吸困难加重，夜间为甚，常有头痛、失眠、食欲下降，白天嗜睡，甚至出现表情淡漠、精神恍惚、谵妄等肺性脑病的表现。发绀明显，球结膜充血、水肿，严重时可有视网膜血管扩张、视盘水肿等颅内压升高的表现。腱反射减弱或消失，出现病理反射。因高碳酸血症可出现周围血管扩张的表现，如皮肤潮红、多汗。

（2）右心衰竭：症状主要为明显气促、心悸、食欲缺乏、腹胀、恶心等；有明显发绀，颈静脉怒张，心率增快，可出现心律失常，剑突下可闻及收缩期杂音，甚至出现舒张期杂音。肝大且有压痛，肝颈静脉回流征阳性，下肢水肿，重者可有腹腔积液。少数患者可出现肺水肿及全心衰竭的体征。

四、中枢神经系统变化

中枢神经系统对缺氧和二氧化碳增高十分敏感。一般认为当 PaO_2 降至 60 mmHg 时，中枢神经系统的症状较轻；当 PaO_2 降至 40 ~ 50 mmHg 以下时，患者出现一系列精神神经症状，如失眠头痛、精神恍惚、神志淡漠、记忆障碍、精神错乱、惊厥昏迷等；当 PaO_2 降至 20 mmHg 可造成中枢神经系统不可逆性损伤，甚至危及生命。

慢性呼吸衰竭时，除了缺氧对中枢的损害，二氧化碳潴留对中枢的损害更加严重。当 $PaCO_2$ 超过 80 mmHg 时，轻者出现表情淡薄、头痛头晕、烦躁不安、记忆力下降等，重者表现为定向力丧失、肌肉震颤、嗜睡、木僵甚至昏迷等中枢神经系统功能障碍，称之为"二氧化碳麻醉"。由慢性呼吸衰竭引起的中枢神经系统功能障碍称为肺性脑病（pulmonary encephalopathy），与高碳酸血症和低氧血症所致的脑血管损伤和脑细胞功能障碍有关。肺性脑病的发生机制如下。

（一）缺氧和高碳酸血症对脑血管的作用

缺氧和无氧酵解引起的酸中毒可扩张脑血管，引起脑血流增加。二氧化碳是脂溶性气体分子，血液中潴留的二氧化碳通过血脑屏障进入脑脊液，一方面二氧化碳可以直接扩张脑血管；另一方面引起脑脊液 pH 下降和酸中毒，引起脑血管扩张。缺氧和酸中毒共同损伤血管内皮细胞，增加毛细血管通透性。脑血流和血管内皮细胞通透性增加，引起脑间质水肿，进而导致颅内压增高，患者表现颅内高压的相关症状。颅内压升高还可以压迫脑血管，加重脑缺氧，形成恶性循环，严重时可导致脑疝形成。脑血管内皮损伤可引起血管内凝血，这也是肺性脑病的发病因素之一。

（二）缺氧和酸中毒对脑细胞的作用

生理情况下，脑脊液的 pH 比血液低（7.33 ~ 7.40），缓冲作用也较弱。呼吸衰竭 CO_2 进入血脑屏障，引起脑脊液 pH 下降，而血液中的 HCO_3^- 不易通过血脑屏障，无法缓冲脑脊液 pH 的改变，脑脊液的 pH 比血液 pH 更低。当脑脊液 pH 低于 7.25 时，脑电波变慢，pH 低于 6.8 时脑电活动完全停止。H^+ 进入神经细胞内，一方面，可增加谷氨酸脱羧，使抑制性神经递质 γ- 氨基丁酸生成增多，引起中枢抑制；另一方面，增强磷脂酶活性，溶酶体水解酶释放，引起神经细胞和组织的损伤。缺氧使脑细胞内能量代谢发生障碍，ATP 生成减少，以致脑细胞能量供应不足，使细胞膜泵功能降低，不能维持正常的膜电位，如钠泵失灵，引起细胞内钠、水增多，导致细胞毒性脑水肿。

五、肾功能变化

呼吸衰竭可累及肾脏，发生肾功能不全，轻者尿中出现蛋白、红细胞、白细胞及管型等，严重时可发生急性肾衰竭，出现少尿、氮质血症和代谢性酸中毒。缺氧与高碳酸血症反射性地兴奋交感神经使肾血管收缩，导致血流量严重减少引起肾衰竭，但此时肾脏结构往往并无明显改变，属于功能性肾衰竭。但是，长期肾血流改变，也可能会引起肾脏结构的损伤，而导致器质性肾衰竭。

六、胃肠变化

严重缺氧可使胃壁血管收缩，降低胃黏膜的屏障作用。二氧化碳潴留可增强胃壁细胞碳酸酐酶活性，促进胃酸分泌。有的患者还可合并弥散性血管内凝血、休克等，因此呼吸衰竭时可出现胃肠黏膜糜烂、坏死、出血与溃疡形成等。

（薛 冰 李 丽）

第四节 急性呼吸窘迫综合征

ARDS 是指在多种原发病过程中，因急性肺损伤（acute lung injuiy，ALI）引起的急性呼吸衰竭，以进行性呼吸困难和顽固性低氧血症为特征。急性肺损伤是各种直接或间接致伤因素导致的肺泡上皮细胞及毛细血管内皮细胞损伤，造成弥漫性肺间质及肺泡水肿，发生急性低氧性呼吸功能不全。

一、ARDS 的常见原因

凡能引起肺泡 - 毛细血管膜损伤的因素，均可成为 ARDS 的原因，包括直接肺损伤因素和间接肺损伤因素两大类。

（一）直接肺损伤因素

常见为严重肺部感染（细菌性、病毒性、真菌性）、胃内容物吸入与淹溺、创伤、车祸等引起的肺损伤，肺栓塞、肺栓子清除或肺移植后的再灌注性肺水肿，氯气、光气、

Note

SO_2、NO_2等有毒气体吸入等。例如2002年涉及多个国家地区的由冠状病毒家族新成员引起的SARS以及2019年出现并波及全球的新型冠状病毒感染，重症死亡患者多数为ARDS所致。

（二）间接肺损伤因素

常见为肺外严重感染及脓毒症（各种病原菌感染，尤以革兰阴性菌感染多见）、严重胸外创伤伴休克、急重症胰腺炎、多次大量输血、DIC及药物过量（如阿司匹林、巴比妥盐）等。如果多个原因同时存在，患者病情将更严重。

二、ARDS 的病理变化

双肺肿胀、重量增加，暗红色、湿润，可有散在出血点或出血斑。肺切面膨隆，含血量多，可有实变区或萎陷灶。镜下主要表现为肺间质毛细血管扩张、充血，肺泡腔和肺间质内有大量富含蛋白质的浆液（肺水肿）。在呼吸性细支气管、肺泡管及肺泡的内表面可见薄层红染的膜状物被覆，即透明膜形成。透明膜的成分为血浆蛋白及坏死的肺泡上皮碎屑。间质内可有点状出血和灶性坏死，微血管内常见透明血栓和白细胞栓塞，肺泡上皮弥漫性损伤。电镜下见损伤的Ⅱ型肺泡上皮细胞的线粒体因线粒体嵴被破坏而呈空泡变，内质网扩张，板层小体变性、坏死。发病数日后即可见肺间质内成纤维细胞及Ⅱ型肺泡上皮细胞大量增生，透明膜机化和胶原沉着，导致肺泡和肺间质弥漫性纤维化。患者常在上述病变的基础上并发支气管肺炎而死亡。

三、ARDS 引起呼吸衰竭的机制

ARDS引起呼吸衰竭的机制是由于肺泡 - 毛细血管膜的损伤及炎症介质的分泌。

（一）弥散障碍

肺泡 - 毛细血管膜受损，毛细血管内皮与肺泡上皮的通透性增高，引起肺间质和肺泡水肿（非心源性肺水肿）及肺透明膜形成，呼吸膜厚度增加，导致气体弥散障碍。

（二）通气 / 血流比值失衡

1.部分肺泡通气量减少
肺泡Ⅱ型上皮损伤、水肿液的稀释以及肺泡过度通气消耗等引起肺泡表面活性物质减少，肺泡扩张受限，造成肺萎陷、肺不张，发生限制性通气不足。炎症介质引起支气管痉挛、炎性渗出物形成黏痰堵塞小气道引起阻塞性通气不足。病变肺泡通气量不足，流经肺泡的静脉血不能充分氧合，导致功能性分流增加。

2.部分肺泡血流量减少
肺血管栓塞、炎性介质引起的肺血管收缩、DIC等引起病变部位血流减少，导致病变肺泡血流量减少，死腔通气量增加。

3.解剖分流增加
肺小血管的收缩与栓塞，使肺循环阻力增大，在某些活性物质的作用下，肺内动 -

静脉吻合支大量开放，从而使解剖分流明显增加。

（三）肺通气功能障碍

1. 限制性通气障碍
①肺间质与肺泡水肿，使肺泡壁增厚，肺的扩张受限。②肺泡表面活性物质减少，使表面张力增加，肺泡萎陷。③后期的肺泡上皮增生和纤维化。SARS 的早期就可能出现明显的肺纤维化。

2. 阻塞性通气障碍
炎症引起支气管痉挛、炎性渗出物引起的气道阻塞可引起阻塞性通气障碍。

四、ARDS 的临床表现

ARDS 患者往往在发病前存在一定诱发因素，如创伤、肺部感染、休克等，大多数于原发病起病后 72 小时内发生，几乎不超过 7 天。除原发病相应症状和体征外，呼吸频速、呼吸窘迫是 ARDS 的主要临床表现，并呈进行性加重的呼吸困难，常伴有发绀、烦躁、焦虑、出汗等。呼吸频速的特点是呼吸深快、费力，呼吸频率大于 20 次 / 分，并进行性加重，可达 30 ~ 50 次 / 分。患者常感到胸廓紧束、严重憋气，即呼吸窘迫，不能用常规的吸氧疗法改善，亦不能用其他原发心肺疾病（如气胸、肺气肿、肺不张、肺炎、心力衰竭）解释。早期体征可无异常，或仅在双肺闻及少量细湿啰音；后期多可闻及湿啰音，可有管状呼吸音。

ARDS 患者主要表现为低氧血症所致的呼吸困难和多脏器功能障碍。早期因过度通气，主要表现为 PaO_2 的降低与 $PaCO_2$ 的下降，患者甚至出现呼吸性碱中毒，为 I 型呼吸衰竭；但重度 ARDS 晚期，因广泛的肺部病变（图 11-4-1），肺总通气量降低，可出现 $PaCO_2$ 的升高，出现 II 型呼吸衰竭。

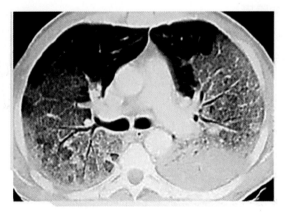

图 11-4-1 ARDS 影像学表现

胸部 CT 示病变分布不均匀性，双肺弥漫性浸润影伴磨玻璃影

（薛　冰　李　丽　马汉宸）

第五节　慢性阻塞性肺疾病

　　COPD 指由慢性支气管炎和阻塞性肺气肿引起的慢性气道阻塞，是一种以不完全可逆的通气气流受阻为特性、进行性发展的慢性肺部疾病，简称"慢阻肺"。COPD 的共同特征是管径 < 2 mm 的小气道阻塞和阻力增高，最常见的症状是呼吸困难、痰过多和慢性咳嗽。COPD 可以预防，但无法治愈，治疗有助于减缓病情发展，但通常在一段时间之后会逐渐恶化。COPD 具有较高的致残致死率，由于多发且发病率持续上升而被世界卫生组织高度关注，每年 11 月第三周的周三为"世界慢阻肺日"。

一、常见病因

　　COPD 的病因不清，与慢性支气管炎和阻塞性肺气肿发生有关的因素都可能参与 COPD 的发生。环境因素如吸烟（尤其是二手烟）、空气污染和化学物质、呼吸道感染等是 COPD 的危险因素，遗传、气道反应性增高、先天因素等是 COPD 的个体易患因素。支气管哮喘是一种特殊的气道炎症性疾病，其气流受限具有可逆性，不属于 COPD。但某些患者出现慢性支气管炎合并支气管哮喘，表现为气流受限不完全可逆，则属于 COPD。

二、COPD 引起呼吸衰竭的机制

　　COPD 是引起慢性呼吸衰竭（chronic respiratory failure）的常见原因。

　　1. 阻塞性通气功能障碍

　　炎细胞浸润、充血、水肿、黏液腺及杯状细胞增生、肉芽组织生成引起的支气管壁肿胀，黏液分泌多引起的支气管腔堵塞，以及炎性介质引起的支气管痉挛，引起气道狭窄，气道阻塞、肺泡弹性下降引起等压点上移。

　　2. 限制性通气功能障碍

　　Ⅱ型肺泡上皮损伤及表面活性物质消耗，营养不良、缺氧、酸中毒、呼吸肌疲劳等引起呼吸动力减弱，肺组织的炎症、间质和肺的纤维化以及累及胸膜引起肺和胸廓顺应性的降低，抑制肺泡扩张，导致限制性肺通气功能障碍。

　　3. 弥散功能障碍

　　肺泡的纤维化、炎症等引起呼吸膜损伤、弥散面积减少和弥散距离增加，导致弥散障碍。肺泡壁损伤引起的肺泡弥散面积减少和呼吸膜炎性增厚，导致弥散障碍。

　　4. 通气 / 血流比值失衡

　　部分肺泡的通气减少或丧失，造成功能性分流增加；毛细血管床的破坏及血管的重建使部分肺泡的肺血流明显减少，造成死腔样通气增加；支气管静脉与肺静脉之间形成的吻合支，引起真性分流显著增多。

三、临床表现

（一）症状

缓慢起病，病程长，反复急性发作而使病情加重。主要症状为咳嗽、咳痰或伴有喘息。急性加重主要由呼吸道感染引起，表现为咳嗽、咳痰及喘息症状突然加重。

1. 咳嗽

通常为首发症状，以晨间咳嗽为主，睡眠时有阵咳或排痰。

2. 咳痰

通常为白色黏液性痰，部分患者因晨起体位变动排痰较多。合并感染时痰量增多，常有脓性痰。

3. 气短或呼吸困难

为 COPD 的标志性症状。初期仅于劳力后出现，后逐渐加重，以致日常活动甚至休息时也感气短。

4. 喘息

非 COPD 特异性症状，部分患者特别是重度患者有喘息。

（二）体征

1. 视诊

胸廓前后径增大，肋间隙增宽，剑突下胸骨下角增宽，称为桶状胸。患者常有呼吸变浅，频率增快，辅助呼吸肌如斜角肌及胸锁乳突肌参与呼吸运动，严重者可有缩唇呼吸、胸腹矛盾运动等。

2. 触诊

双侧触觉语颤减弱。

3. 叩诊

肺部过清音，心浊音界缩小，肺下界和肝浊音界下降。

4. 听诊

双肺呼吸音减弱，呼气延长，部分患者可闻及湿啰音和（或）干啰音。

四、实验室检查

肺功能是判断持续气流受限的主要客观指标，对 COPD 的诊断、严重程度评估、治疗反应及预后等有重要意义。第 1 秒用力呼气容积占用力肺活量百分比（FEV_1/FVC）是评价气流受限的敏感指标。吸入支气管扩张剂后，FEV_1/FVC < 70% 可确定为不完全可逆的气流受限。气流受限可使肺过度充气，使肺总量（TLC）、功能残气量（FRC）和残气量（RV）增高，肺活量（VC）减低（图 11-5-1）。

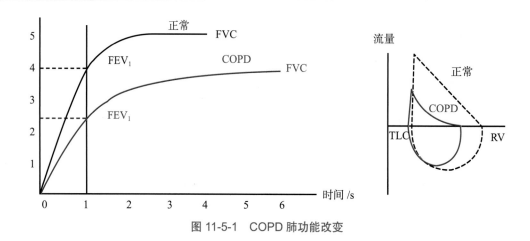

图 11-5-1 COPD 肺功能改变

（一）胸部 X 线检查

COPD 早期胸部 X 线可无变化，后期可出现肺纹理增粗、紊乱等非特异性改变，也可出现肺气肿改变。

（二）胸部 CT 检查

CT 检查可见 COPD 小气道病变的表现、肺气肿的表现以及并发症的表现（图 11-5-2）。

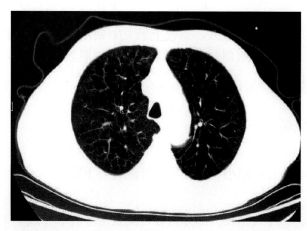

图 11-5-2 COPD 胸部 CT 影像（双肺透光度增加、肺纹理稀疏，肺气肿表现）

（三）血气检查

COPD 患者常规做血气检查，结果对确定是否发生低氧血症、高碳酸血症、酸碱平衡失调以及判断呼吸衰竭的类型有重要价值。

（薛　冰　马汉宸）

第六节　呼吸衰竭防治的病理生理基础

　　呼吸衰竭一般是基于呼吸系统疾病发展而来的，其基本病理生理改变为低氧血症伴有或不伴有高碳酸血症，因此除对原发病的治疗外，尚需对呼吸衰竭进行治疗。其原则是提高 PaO_2 及 SaO_2 和降低 $PaCO_2$，同时缺氧、高碳酸血症和酸碱平衡紊乱以及肺循环障碍会引起循环系统、肾脏、中枢神经系统和胃肠道功能异常，也需要及时纠正，以保护和改善器官功能。

一、原发疾病治疗

　　引起呼吸衰竭的病因多而复杂，如呼吸中枢抑制、神经肌肉病变、呼吸道阻塞、胸廓及肺部疾患等，寻找并针对原发病的治疗是防治呼吸衰竭的关键。但是慢性呼吸衰竭的原发病，如 COPD、尘肺等，出现呼吸衰竭时原发病往往已经不可逆转，此时应该针对呼吸衰竭本身对症治疗，以缓解病情。

　　慢性呼吸功能不全的患者，会因为某些诱因引起急性呼吸衰竭或慢性呼吸衰竭加重。例如，COPD 的患者若发生上呼吸道感染与急性支气管炎，可诱发呼吸衰竭和右心衰竭，故应注意预防，一旦发生呼吸道感染应积极进行抗感染治疗。

二、改善缺氧

　　呼吸衰竭患者均有缺氧，低氧血症是危及生命的最重要因素，通过氧疗纠正缺氧对任何类型呼吸衰竭都是必需的。一般而言，应尽快将呼吸衰竭患者 PaO_2 提高到 50 mmHg 以上，从而使血红蛋白携带的氧量能够基本满足机体代谢需求。Ⅰ型呼吸衰竭只有缺氧而无二氧化碳潴留，氧疗目的是尽快把 PaO_2 提高到 60 mmHg 以上，因此可吸入较高浓度的氧（一般不超过 50%）。慢性Ⅱ型呼吸衰竭患者 $PaCO_2$ 大于 80 mmHg 时，通过低氧刺激来维系呼吸中枢兴奋性，因此氧疗目的是使 PaO_2 维持在 50 ~ 60 mmHg 左右，吸氧浓度不宜超过 30%，持续给氧且控制流速，鼻导管吸氧时一般氧流量在 1 ~ 2 L/min。

三、降低 $PaCO_2$

　　提高肺泡通气是降低 $PaCO_2$ 的关键。保持呼吸道通畅，减少通气阻力，药物或机械通气改善通气功能，可以帮助排出 CO_2，改善肺泡通气 / 血流比值，减少呼吸肌耗氧量。

　　增加肺通气的方法包括：①解除呼吸道阻塞：控制感染，抗生素治疗气道炎症，减轻呼吸道黏膜肿胀，减少分泌物；解痉平喘药以解除支气管痉挛、扩张支气管；祛痰药或体位引流以促进痰液排出，清除气道分泌物；必要时可行气管插管或气管切开，建立人工气道，保持气道通畅。②增强呼吸动力：呼吸中枢兴奋剂尼可刹米等可用于呼吸中枢抑制所致限制性通气障碍，但对非中枢抑制引起的慢性呼吸衰竭患者不用中枢兴奋剂，因为在增加肺通气的同时增加呼吸肌耗氧量、加重呼吸肌疲劳，得不偿失。③人工辅助通气：用人工呼吸维持必需的肺通气量，同时使呼吸肌得以休息，有利于呼吸肌功能的恢复，这也是治疗呼吸肌疲劳的主要方法。对 ARDS 等分流明显增加的患者，可采用呼气末正压呼吸，使萎陷的小气道和肺泡张开，恢复通气和换气功能。④补充营养：慢性呼吸衰竭患者由于呼吸困难影响进食量和胃肠消化及吸收功能差，常有营养不良，导致体重和膈肌重量减轻，膈肌萎缩也可使其收缩无力，更易发生呼吸肌疲劳，故除呼吸肌休息外，还应补充营养，以改善呼吸肌功能。

四、改善内环境及重要器官的功能

注意纠正水、电解质及酸碱平衡紊乱，保护心、脑、肾等其他重要器官的功能，预防与治疗肺源性心脏病、肺性脑病等。

（薛　冰）

第十二章　呼吸系统疾病相关症状

■ **呼吸困难**
　　◎ 概念和病因
　　◎ 呼吸困难的发生机制及临床表现
　　◎ 呼吸困难的伴随症状、体征及临床意义
■ **胸痛**

■ **发绀**
　　◎ 概念和病因
　　◎ 发生机制
　　◎ 伴随症状

第一节　呼吸困难

一、概念和病因

（一）概念

呼吸困难（dyspnea）是指患者主观感到空气不足、呼吸费力，客观上表现为呼吸运动用力，严重时可出现张口呼吸、鼻翼扇动、端坐呼吸，甚至发绀、呼吸辅助肌参与呼吸运动，并且可有呼吸频率、深度、节律的改变。

（二）病因

引起呼吸困难的原因繁多，主要为呼吸系统和循环系统疾病。

1. 呼吸系统疾病

（1）气道阻塞：如喉、气管、支气管的炎症、水肿、肿瘤或异物所致的狭窄或阻塞及支气管哮喘、COPD 等。

（2）肺部疾病：如肺炎、肺气肿、肺结核、肺不张、肺淤血、肺水肿、弥漫性肺间质疾病、弥漫型肺癌等。

（3）胸壁、胸廓、胸膜腔疾病：如胸壁炎症、严重胸廓畸形、胸腔积液、气胸、广泛胸膜粘连、结核、外伤等。

（4）神经肌肉疾病：如脊髓灰质炎病变累及颈髓、急性多发性神经根神经炎和重症肌无力累及呼吸肌、药物导致呼吸肌麻痹等。

（5）膈肌运动障碍：如膈肌麻痹、大量腹腔积液、腹腔巨大肿瘤、胃扩张和妊娠末期等。

2. 循环系统疾病

常见于各种原因所致的左心和（或）右心衰竭、心脏压塞、肺栓塞和原发性肺动脉高压等。

3. 中毒

如糖尿病酮症酸中毒、吗啡类药物中毒、有机磷杀虫药中毒、氢化物中毒、亚硝酸盐中毒和急性一氧化碳中毒等。

4. 神经精神性疾病

如脑出血、脑外伤、脑肿瘤、脑炎、脑膜炎、脑脓肿等颅脑疾病引起呼吸中枢功能障碍和精神因素所致的呼吸困难，如焦虑症、癔症等。

5. 血液疾病

常见于重度贫血、高铁血红蛋白血症、硫化血红蛋白血症等。

二、呼吸困难的发生机制及临床表现

根据发生机制及临床表现特点，将呼吸困难归纳分为以下五种类型。

（一）肺源性呼吸困难

主要是呼吸系统疾病引起的通气、换气功能障碍导致缺氧和（或）二氧化碳潴留引起。临床上常分为三种类型。

1. 吸气性呼吸困难

表现为吸气显著费力，严重者吸气时可见三凹征，表现为胸骨上窝、锁骨上窝和肋间隙明显凹陷（图 11-2-6），此时亦可伴有干咳及高调吸气性喉鸣，三凹征的出现主要是由于呼吸肌极度用力，胸腔负压增加所致，常见于喉部、气管、主支气管的狭窄与阻塞。

2. 呼气性呼吸困难

表现为呼气费力、呼气缓慢、呼吸时间明显延长，常伴有呼气期哮鸣音。主要是由肺泡弹性减弱和（或）小支气管的痉挛或炎症所致。常见于慢性支气管炎（喘息型）、COPD、支气管哮喘、弥漫性泛细支气管炎等。

3. 混合性呼吸困难

表现为吸气及呼气时均感呼吸费力，呼吸频率增快、呼吸幅度变浅，可伴有呼吸音异常或病理性呼吸音。主要是由于肺或胸膜腔病变使呼吸面积减少导致换气功能障碍，常见于重症肺炎、重症肺结核、大面积肺栓塞（梗死）、弥漫性肺间质疾病、大量胸腔积液、气胸、广泛性胸膜增厚等。

（二）心源性呼吸困难

主要是由左侧和（或）右侧心力衰竭引起，尤以左心衰竭时呼吸困难更为严重。

1. 左侧心力衰竭引起的呼吸困难特点

（1）有引起左侧心力衰竭的基础病因，如风湿性心瓣膜病、高血压性心脏病、冠状动脉粥样硬化性心脏病等。

（2）呈混合性呼吸困难，活动时呼吸困难出现或加重，休息时减轻或消失，卧位明显，坐位或立位时减轻，故而当患者病情较重时，往往被迫采取半坐位或端坐呼吸。

（3）两肺底部或全肺出现湿啰音。

（4）应用强心剂、利尿剂和血管扩张剂改善左心功能后呼吸困难症状随之好转。急性左侧心力衰竭时，常可出现夜间阵发性呼吸困难，表现为夜间睡眠中突感胸闷气急，被迫坐起，惊恐不安。轻者数分钟至数十分钟后症状逐渐减轻、消失，重者可见端坐呼吸，面色发绀、大汗、咳浆液性粉红色泡沫痰，有哮鸣音，两肺底有较多湿啰音，心率加快，可有奔马律。

2. 右侧心力衰竭引起的呼吸困难特点

右侧心力衰竭严重时也可引起呼吸困难，但程度较左侧心力衰竭轻，其主要原因为体循环淤血。临床上主要见于慢性肺源性心脏病、某些先天性心脏病或由左侧心力衰竭发展而来。另外，也可见于各种原因所致的急性或慢性心包积液，其发生呼吸困难的主要机制是大量心包渗液致心脏压塞或心包纤维性增厚、钙化、缩窄，使心脏舒张受限，引起体循环静脉淤血所致。

（三）中毒性呼吸困难

主要是由代谢性酸中毒、药物中毒、化学毒物中毒等引起。

1. 代谢性酸中毒

此时血中酸性代谢产物增多，刺激颈动脉窦、主动脉体化学感受器或直接刺激呼吸中枢引起呼吸困难。其特点为：①有引起代谢性酸中毒的基础病因，如尿毒症、糖尿病酮症等。②出现深长而规则的呼吸，可伴有鼾音，称为酸中毒深大呼吸（库斯莫尔呼吸）。

2. 药物中毒

某些药物如吗啡类、巴比妥类等中枢抑制药物和有机磷杀虫药中毒时，可抑制呼吸中枢引起呼吸困难。其特点为：①有药物中毒史。②呼吸缓慢、变浅伴有呼吸节律异常的改变，如潮式呼吸或间停呼吸（比奥呼吸）。

3. 化学毒物中毒

常见于一氧化碳中毒、亚硝酸盐和苯胺类中毒、氰化物中毒使机体缺氧引起呼吸困难。其发生机制分别为：一氧化碳中毒时，吸入的一氧化碳与血红蛋白结合形成碳氧血红蛋白，失去携带氧的能力导致缺氧而产生呼吸困难；亚硝酸盐和苯胺类中毒时，使血红蛋白变为高铁血红蛋白失去携带气体的能力导致缺氧；氰化物中毒时，氰离子抑制细胞色素氧化酶的活性，影响细胞呼吸作用，导致组织缺氧引起呼吸困难，严重时引起脑水肿抑制呼吸中枢。

（四）神经精神性呼吸困难

主要由神经系统疾病和精神因素引起。

1. 神经性呼吸困难

主要是由于呼吸中枢受增高的颅内压和供血减少的刺激，使呼吸变为慢而深，并常伴有呼吸节律的改变。如双吸气（抽泣样呼吸）、呼吸遏制（吸气突然停止）等。

临床上常见于重症颅脑疾病，如脑出血、脑炎、脑膜炎、脑脓肿、脑外伤及脑肿瘤等。

2.精神性呼吸困难

主要表现为呼吸快而浅，伴有叹息样呼吸或出现手足搐搦。临床上常见于焦虑症、癔症患者，患者可突然发生呼吸困难。其发生机制多为过度通气而发生呼吸性碱中毒所致，严重时也可出现意识障碍。

（五）血源性呼吸困难

多由红细胞携氧量减少，血氧含量降低所致。表现为呼吸浅，心率快。临床常见于重度贫血、高铁血红蛋白血症、硫化血红蛋白血症等。此外，大出血或休克时，因缺氧和血压下降刺激呼吸中枢，也可使呼吸加快。

三、呼吸困难的伴随症状、体征及临床意义

1.发作性呼吸困难伴哮鸣音

多见于支气管哮喘、心源性哮喘，心源性哮喘时患者可表现为端坐呼吸，咳粉红色泡沫痰，严重时听诊可闻及奔马律；突发性重度呼吸困难见于急性喉水肿、气管异物、大面积肺栓塞、自发性气胸等。

2.呼吸困难伴发热

多见于肺炎、肺脓肿、肺结核、胸膜炎、急性心包炎等。呼吸困难伴一侧胸痛见于大叶性肺炎、急性渗出性胸膜炎、肺栓塞、自发性气胸、急性心肌梗死、支气管肺癌等。

3.呼吸困难伴咳嗽、咳痰

常见于 COPD，肺炎、支气管扩张、肺脓肿等；伴大量泡沫痰可见有机磷中毒；伴粉红色泡沫痰见于急性左侧心力衰竭。

4.呼吸困难伴意识障碍

见于脑出血、脑膜炎、糖尿病酮症酸中毒、尿毒症、肺性脑病、急性中毒、休克型肺炎等引起的呼吸困难。

引起呼吸困难的疾病很多，了解各种疾病引起呼吸困难的特点及其伴随症状，有助于诊断和鉴别诊断。引起呼吸困难的常见疾病、呼吸困难的表现特点和伴随症状列于表 12-1-1，以供参考。

表 12-1-1　引起呼吸困难的常见疾病、呼吸困难的特点和伴随症状

疾病	呼吸困难	伴随症状
哮喘	发作性，两次发作期间无症状	喘息、胸闷、咳嗽、咳痰
肺炎	起病逐渐，劳力性	咳嗽、咳痰、胸膜炎性疼痛
肺水肿	突发	呼吸增快，咳嗽，端坐呼吸和阵发性夜间呼吸困难
肺纤维化	进行性	呼吸增快，干咳
气胸	突然发作，中至重度呼吸困难	突感胸痛
慢性阻塞性肺疾病	起病逐渐，重度呼吸困难	当疾病进展时可出现咳嗽

续表

疾病	呼吸困难	伴随症状
肺栓塞	突发或逐渐，中至重度呼吸困难	胸痛、咯血、静脉血栓征象
肥胖	劳力性	—

（马晓斌　吴　珍）

第二节　胸痛

（一）概念

胸痛（chest pain）是临床上常见的症状，主要由胸部疾病所致，少数由其他疾病引起。胸痛的程度因个体痛阈的差异而不同，与疾病病情轻重程度不完全一致。

（二）病因

引起胸痛的原因主要为胸部疾病。

1. 胸壁疾病

急性皮炎、皮下蜂窝织炎、带状疱疹、肋间神经炎、肋软骨炎、流行性肌炎、肋骨骨折、多发性骨髓瘤、急性白血病等。

2. 心血管疾病

冠状动脉粥样硬化性心脏病（心绞痛、心肌梗死）、肥厚型心肌病、主动脉狭窄、急性心包炎、胸主动脉夹层动脉瘤、肺梗死、肺动脉高压等。

3. 呼吸系统疾病

胸膜炎、胸膜肿瘤、自发性气胸、血胸、支气管炎、肺癌等。

4. 纵隔疾病

纵隔炎、纵隔气肿、纵隔肿瘤等。

5. 其他疾病

通气过度综合征、痛风、食管炎、食管癌、食管裂孔疝、膈下脓肿、肝脓肿、脾梗死以及神经官能症等。

（三）发生机制

各种化学、物理因素及刺激因子均可刺激胸部的感觉神经纤维产生痛觉冲动，并传至大脑皮质的痛觉中枢引起胸痛。胸部感觉神经纤维有肋间神经感觉纤维，支配主动脉的交感神经纤维，支配气管与支气管的迷走神经纤维以及膈神经的感觉纤维。另外，除患病器官的局部疼痛外，还可见远离该器官某部体表或深部组织疼痛，称牵涉痛（referred pain）。其原因是内脏病变与相应区域体表的传入神经进入脊髓同一节段并在后角发生联系，故来自内脏的感觉冲动可直接激发脊髓体表感觉神经元，引起相应体表区域的痛感。如心绞痛时除了出现心前区、胸骨后疼痛外，也可放射至左肩、左臂内侧或左颈、左侧面颊部。

（四）临床表现

1. 发病年龄

青壮年胸痛多考虑结核性胸膜炎、自发性气胸、心肌炎、心肌病、风湿性心瓣膜病，40 岁以上则需注意心绞痛、心肌梗死和肺癌的可能。

2. 胸痛部位

大部分疾病引起的胸痛常有一定部位。例如胸壁疾病所致的胸痛常固定在病变部位，且局部有压痛，若为胸壁皮肤的炎症性病变，局部可有红、肿、热、痛表现；带状疱疹所致胸痛，可见成簇的水泡沿一侧肋间神经分布伴剧痛，且疱疹不超过体表中线；肋软骨炎引起胸痛，常在第 1、2 肋软骨处见单个或多个隆起，局部有压痛、但无红肿表现；心绞痛及心肌梗死的疼痛多在胸骨后方和心前区或剑突下，可向左肩和左臂内侧放射，甚至达无名指与小拇指，也可放射至左颈或面颊部，易误认为牙痛；夹层动脉瘤引起疼痛多位于胸背部，向下放射至下腹、腰部与两侧腹股沟和下肢；胸膜炎引起的疼痛多在胸侧部；食管及纵隔病变引起的胸痛多在胸骨后；肝胆疾病及膈下脓肿引起的胸痛多在右下胸，侵犯膈肌中心部时疼痛放射至右肩部；肺尖部肺癌（肺上沟癌、Pancoast 癌）引起疼痛多以肩部、腋下为主，向上肢内侧放射。

3. 胸痛性质

胸痛的程度可呈剧烈、轻微和隐痛。胸痛的性质可有多种多样。例如，带状疱疹呈刀割样或灼热样剧痛；食管炎多呈烧灼痛；肋间神经痛为阵发性灼痛或刺痛；心绞痛呈绞榨样痛并有重压窒息感，心肌梗死则疼痛更为剧烈并有恐惧、濒死感；气胸在发病初期有撕裂样疼痛；胸膜炎常呈隐痛、钝痛和刺痛；夹层动脉瘤常突然发生，胸背部撕裂样剧痛或锥痛；肺梗死亦可突然发生胸部剧痛或绞痛，常伴呼吸困难与发绀。

4. 疼痛持续时间

平滑肌痉挛或血管狭窄缺血所致的疼痛为阵发性，炎症、肿瘤、栓塞或梗死所致疼痛呈持续性。如心绞痛发作时间短暂（持续数分钟），而心肌梗死疼痛持续时间很长（数小时或更长）且不易缓解。

5. 影响疼痛因素

主要为疼痛发生的诱因、加重与缓解的因素。例如心绞痛发作可在劳力或精神紧张时诱发，休息后或含服硝酸甘油或硝酸异山梨酯后于数分钟内缓解，而对心肌梗死所致疼痛以上药物效果较差；食管疾病多在进食时发作或加剧，服用抗酸剂和促动力药物可减轻或消失；胸膜炎及心包炎的胸痛可因咳嗽或用力呼吸而加剧。不同疾病的胸痛特点见表 12-2-1。

表 12-2-1　不同疾病的胸痛特点

疾病	年龄	疼痛部位	疼痛性质	影响疼痛因素
自发性气胸	青壮年	病侧胸部	呈撕裂样疼痛	因咳嗽或呼吸而加剧
结核性胸膜炎、心包炎	青壮年	病侧胸部、腋下	呈隐痛、钝痛、刺痛	因咳嗽或呼吸而加剧
心绞痛	40 岁以上	胸骨后或心前区	呈绞榨样痛、濒死感	时间短暂，休息或含服硝酸酯类药后缓解
心肌梗死	40 岁以上	胸骨后或心前区	呈绞榨样痛、濒死感	持续时间长，休息或含服硝酸酯类药后不易缓解
肋间神经痛	不定	沿肋间神经呈带状分布	刀割样、触电样灼痛	服用止痛药可短暂缓解
支气管肺癌	40 岁以上	受累胸膜或胸壁	持续、固定、剧烈	因咳嗽或呼吸而加剧
食管疾病	不定	食管或胸骨后	呈隐痛	进食时发作或加剧，服用抗酸剂和促动力药物可减轻或消失

（五）伴随症状

1. 咳嗽、咳痰和（或）发热
常见于气管、支气管和肺部疾病。

2. 呼吸困难
常提示病变累及范围较大，如大叶性肺炎、自发性气胸、渗出性胸膜炎和肺栓塞等。

3. 咯血
主要见于肺栓塞、肺癌。

4. 苍白、大汗、血压下降或休克
多见于心肌梗死、夹层动脉瘤、主动脉窦动脉瘤破裂和大块肺栓塞。

5. 吞咽困难
多提示食管疾病，如反流性食管炎等。

（吴　珍）

第三节　发绀

一、概念和病因

（一）概念

发绀是指血液中去氧血红蛋白增多使皮肤和黏膜呈青紫色改变的一种表现，也称紫绀。常发生在皮肤较薄、色素较少和毛细血管较丰富的部位，如口唇、指（趾）、甲床等。

（二）病因

引起发绀的原因很多，可分为以下几类。

1.血液中去氧血红蛋白增加

这种发绀又称为真性发绀，可分为以下三种类型。

（1）中心性发绀：其特点是发绀为全身性，除颜面及四肢外，也累及躯干，但受累部位的皮肤是温暖的。发绀多由心、肺疾病引起呼吸衰竭、肺氧合作用不足导致SaO_2降低所致。主要包括①肺性发绀：由呼吸功能不全、肺氧合作用不足所致，常见于各种严重的呼吸系统疾病，如喉、气管、支气管的阻塞、肺炎、COPD、弥漫性肺间质纤维化、肺淤血、肺水肿、ARDS、肺栓塞、原发性肺动脉高压等。②心性混合性发绀：由于异常通道分流，使部分静脉血未通过肺的氧合作用而进入体循环动脉，如分流量超过心输出量的1/3，即可出现发绀。常见于发绀型先天性心脏病，如法洛四联症（Fallot syndrome）、艾森曼格综合征（Eisenmenger's syndrome）等。

（2）周围性发绀：其特点是发绀常出现于肢体末端与下垂部位，受累部位的皮肤是冷的，但若给予按摩或加温，使皮肤转暖，发绀可消退。发绀的原因是周围循环血流障碍。主要见于①淤血性周围性发绀：常见于引起体循环淤血、周围血流缓慢的疾病，如右侧心力衰竭、渗出性心包炎心脏压塞、缩窄性心包炎、血栓性静脉炎、上腔静脉阻塞综合征、下肢静脉曲张等。②缺血性周围性发绀：常见于引起心排血量减少和局部血流障碍的疾病，如严重休克、暴露于寒冷中和血栓闭塞性脉管炎、雷诺病、肢端发绀症、冷球蛋白血症等。

（3）混合性发绀：中心性发绀与周围性发绀同时存在，可见于心力衰竭等。

2.血液中存在异常血红蛋白衍生物

（1）高铁血红蛋白血症：包括先天性和后天获得性。先天性高铁血红蛋白血症是指自幼即有发绀，而无心、肺疾病及引起异常血红蛋白的其他原因。通常有家族史，身体一般状况较好；后天获得性高铁血红蛋白血症最常见于各种化学物质或药物中毒引起血红蛋白分子中二价铁被三价铁所取代，使其失去与氧结合的能力，常见于苯胺、硝基苯、伯氨喹、亚硝酸盐、磺胺类等中毒所致，例如大量进食含亚硝酸盐的变质蔬菜引起的"肠源性发绀"。发绀的特点是急剧出现，抽出的静脉血呈深棕色，虽给予氧疗但发绀不能改善，只有给予静脉注射亚甲蓝或大量维生素C，发绀方可消退，用分光镜检查可证实血中高铁血红蛋白存在。

（2）硫化血红蛋白血症：为后天获得性。服用某些含硫药物或化学品后，使血液中硫化血红蛋白达到5 g/L即可出现发绀。但一般认为本病患者需同时有便秘或服用含硫药物在肠内形成大量硫化氢为先决条件。发绀的特点是持续时间长，可达数月以上，血液呈蓝褐色，分光镜检查可证明有硫化血红蛋白的存在。

二、发生机制

发绀是由血液中去氧血红蛋白的绝对量增加所致。去氧血红蛋白浓度可用血氧的未饱和度来表示。正常血液中含血红蛋白 150 g/L，能携带 20 Vol/dl 的氧，此种情况称为 100% 氧饱和度。正常情况下，从肺毛细血管流经左心至体动脉的血液，其氧饱和度为 96%（19 Vol/dl），而静脉血的氧饱和度为 72% ～ 75%（14 ～ 15 Vol/dl），氧未饱和度为 5 ～ 6 Vol/dl，在周围循环毛细血管血液中，氧未的饱和度平均约为 3.5 Vol/dl。当毛细血管内的还原血红蛋白超过 50 g/L 时（即血氧未饱和度超过 6.5 Vol/dl）皮肤黏膜可出现发绀。

三、伴随症状

1. 呼吸困难

常见于重症肺、心疾病及急性呼吸道梗阻、气胸等。

2. 杵状指（趾）

常见于发绀型先天性心脏病及某些慢性肺部疾病。

3. 意识障碍

常见于肺性脑病、某些药物或化学物质中毒、休克、急性肺部感染或急性心力衰竭等。

（王　晖）

参考文献

［1］王建枝，钱睿哲.病理生理学［M］.9版.北京：人民卫生出版社，2018.

［2］王建枝，钱睿哲.病理生理学［M］.3版.北京：人民卫生出版社，2015.

［3］肖献忠.病理生理学［M］.4版.北京：高等教育出版社，2018.

［4］杨宝峰，陈建国.药理学［M］.9版.北京：人民卫生出版社，2018.

［5］郑煜，陈霞.呼吸系统［M］.北京：人民卫生出版社，2017.

［6］李为民，陈霞.呼吸系统与疾病［M］.北京：人民卫生出版社，2022.

［7］王庭槐.生理学［M］.9版.北京：人民卫生出版社，2018.

［8］信文君，周光纪.生理学［M］.4版.北京：科学出版社，2020.

［9］丁文龙，刘学政.系统解剖学［M］.9版.北京：人民卫生出版社，2018.

［10］张朝佑.人体解剖学［M］.3版.北京：人民卫生出版社，2009.

［11］［英］Susan Standring.格氏解剖学［M］.41版.丁自海，刘树伟，译.济南：山东科技出版社，2017.

［12］高英茂.组织学与胚胎学［M］.3版.北京：高等教育出版社，2016.

［13］李和，李继承.组织学与胚胎学［M］.北京：人民卫生出版社，2015.

［14］李继承，曾园山.组织学与胚胎学［M］.北京：人民卫生出版社，2018.

［15］万学红，卢雪峰.诊断学［M］.9版.北京：人民卫生出版社，2018.

［16］葛均波，徐永健，王辰.内科学［M］.9版.北京：人民卫生出版社，2018.

［17］陈昌荣，钟南山，刘又宁.呼吸病学［M］.3版.北京：人民卫生出版社，2022.

［18］陈杰，李甘地.病理学［M］.2版.北京：人民卫生出版社，2010.

［19］步宏，李一雷.病理学［M］.9版.北京：人民卫生出版社，2018.

［20］刘彤华.诊断病理学［M］.4版.北京：人民卫生出版社，2018.

［21］Kenneth J. Ryan. Sherris , Ryan's Medical Microbiology［M］. 8th ed. McGraw-Hill Education, 2022.

［22］Anthony L. Mescher. Junqueira's Basic Histology［M］. 14th ed. McGraw-Hill Education, 2013.

［23］Laurence L. Brunton, Björn C. Knollm ann. Goodman & Gilman's: The Pharmacological Basis of Therapeutics［M］. 14th ed. McGraw Hill LLC, 2023.

［24］Bertram G. Katzung, Todd W. Vanderah. Basic & Clinical Pharmacology［M］. 15th ed. McGraw Hill, 2021.

［25］Stefan Riedel, Jeffery A. Hobden, Steve Miller, et al. Jawetz, Melnick, & Adelberg's Medical Microbiology［M］. 28th ed. McGraw-Hill Education, 2019.

［26］Vinay Kumar, Abul K. Abbas, Jon C. Aster. Robbins Basic Pathology［M］. 10th ed. Elsevier Publisher, 2018.

［27］《新型冠状病毒感染诊疗方案》（试行第十版）.

［28］COVID-19 Treatment Guidelines（Last Updated: December 1, 2022）.

中英文索引

Note

E

F

Note

Note

G

Note

Note

J

Note

K

L

M

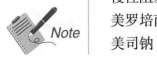

Note

Note

T

W

Note

X

Note

Y

Note